华西医学大系

U0254908

解读"华西现象"

讲述华西故事

展示华西成果

家庭成人常见疾病护理

JIATING CHENGREN CHANGJIAN JIBING HULI

主　编　高永莉　刁冬梅

四川科学技术出版社
·成都·

图书在版编目（CIP）数据

家庭成人常见疾病护理 / 高永莉，刁冬梅主编.
--成都 :四川科学技术出版社, 2023.4
ISBN 978-7-5727-0949-4

Ⅰ.①家… Ⅱ.①高… Ⅲ.①常见病 – 护理 Ⅳ.
①R47

中国国家版本馆CIP数据核字(2023)第065092号

家庭成人常见疾病护理

主　编　高永莉　刁冬梅

出 品 人　程佳月
责任编辑　罗小燕
封面设计　经典记忆
版式设计　大　路
责任出版　欧晓春
出版发行　四川科学技术出版社
地　　址　四川省成都市锦江区三色路238号新华之星A座
　　　　　传真：028-86361756　邮政编码：610023
成品尺寸　156mm×236mm
印　　张　21.75　字　数 435 千
印　　刷　四川墨池印务有限公司
版　　次　2023年9月第 1 版
印　　次　2023年9月第 1 次印刷
定　　价　69.00元
ISBN 978-7-5727-0949-4

邮购: 四川省成都市锦江区三色路 238 号新华之星 A 座 25 层
电话: 028-86361770　邮政编码: 610023

《华西医学大系》顾问

《华西医学大系》编委会

主任委员

副主任委员

委　员

秘书组

本书编委会

主　　编：高永莉　　刁冬梅

副 主 编：兰富霞　　唐　璘

编委成员（排名不分先后）：

黄　茜　杨　丹　杨　媛　唐小娟

《华西医学大系》总序

　　由四川大学华西临床医学院/华西医院（简称"华西"）与新华文轩出版传媒股份有限公司（简称"新华文轩"）共同策划、精心打造的《华西医学大系》陆续与读者见面了，这是双方强强联合，共同助力健康中国战略、推动文化大繁荣的重要举措。

　　百年华西，历经120多年的历史与沉淀，华西人在每一个历史时期均辛勤耕耘，全力奉献。改革开放以来，华西励精图治、奋进创新，坚守"关怀、服务"的理念，遵循"厚德精业、求实创新"的院训，为践行中国特色卫生与健康发展道路，全心全意为人民健康服务做出了积极努力和应有贡献，华西也由此成了全国一流、世界知名的医（学）院。如何继续传承百年华西文化，如何最大化发挥华西优质医疗资源辐射作用？这是处在新时代站位的华西需要积极思考和探索的问题。

　　新华文轩，作为我国首家"A+H"出版传媒企业、中国出版发行业排头兵，一直都以传承弘扬中华文明、引领产业发展为使命，以坚持导向、服务人民为己任。进入新时代后，新华文轩提出了坚持精准出版、精细出版、精品出版的"三精"出版发展思路，全心全意为推动我国文化发展与繁荣做出了积极努力和应有贡献。如何充分发挥新华文轩的出版和渠道优势，不断满足人民日益增长的美好生活需要？这是新华文轩一直以来积极思考和探索的问题。

基于上述思考，四川大学华西临床医学院/华西医院与新华文轩出版传媒股份有限公司于2018年4月18日共同签署了战略合作协议，启动了《华西医学大系》出版项目并将其作为双方战略合作的重要方面和旗舰项目，共同向承担《华西医学大系》出版工作的四川科学技术出版社授予了"华西医学出版中心"铭牌。

人民健康是民族昌盛和国家富强的重要标志，没有全民健康，就没有全面小康，医疗卫生服务直接关系人民身体健康。医学出版是医药卫生事业发展的重要组成部分，不断总结医学经验，向学界、社会推广医学成果，普及医学知识，对我国医疗水平的整体提高、对国民健康素养的整体提升均具有重要的推动作用。华西与新华文轩作为国内有影响力的大型医学健康机构与大型文化传媒企业，深入贯彻落实健康中国战略、文化强国战略，积极开展跨界合作，联合打造《华西医学大系》，展示了双方共同助力健康中国战略的开阔视野、务实精神和坚定信心。

华西之所以能够成就中国医学界的"华西现象"，既在于党政同心、齐抓共管，又在于华西始终注重临床、教学、科研、管理这四个方面协调发展、齐头并进。教学是基础，科研是动力，医疗是中心，管理是保障，四者有机结合，使华西人才辈出，临床医疗水平不断提高，科研水平不断提升，管理方法不断创新，核心竞争力不断增强。

  《华西医学大系》将全面系统深入展示华西医院在学术研究、临床诊疗、人才建设、管理创新、科学普及、社会贡献等方面的发展成就；是华西医院长期积累的医学知识产权与保护的重大项目，是华西医院品牌建设、文化建设的重大项目，也是讲好"华西故事"、展示"华西人"风采、弘扬"华西精神"的重大项目。

  《华西医学大系》主要包括以下子系列：

  ①《学术精品系列》：总结华西医（学）院取得的学术成果，学术影响力强；②《临床实用技术系列》：主要介绍临床各方面的适宜技术、新技术等，针对性、指导性强；③《医学科普系列》：聚焦百姓最关心的、最迫切需要的医学科普知识，以百姓喜闻乐见的方式呈现；④《医院管理创新系列》：展示华西医（学）院管理改革创新的系列成果，体现华西"厚德精业、求实创新"的院训，探索华西医院管理创新成果的产权保护，推广华西优秀的管理理念；⑤《精准医疗扶贫系列》：包括华西特色智力扶贫的相关内容，旨在提高贫困地区基层医院的临床诊疗水平；⑥《名医名家系列》：展示华西人的医学成就、贡献和风采，弘扬华西精神；⑦《百年华西系列》：聚焦百年华西历史，书写百年华西故事。

  我们将以精益求精的精神和持之以恒的毅力精心打造《华西医学大系》，将华西的医学成果转化为出版成果，向西部、全国乃至海外传播，提升我国医疗资源均衡化水平，造福更多的患者，推动我国全民健康事业向更高的层次迈进。

《华西医学大系》编委会

2018 年 7 月

前　言

近日，笔者所在医院收治了一名头面颈烫伤的患儿。据悉患儿烫伤后，家中老人欲用民间土方对患儿进行紧急处理，也就是在烫伤处涂抹猪油。所幸，患儿的母亲及时制止并采取了家庭烫伤的正确处置方式，将患儿烫伤处置于流动水下冲洗降温30分钟后再紧急送往医院急诊科进行治疗。在患儿母亲前期的正确处理及医院的治疗下，患儿最终未留下任何瘢痕。众所周知，持续降温是治疗烫伤至关重要的一环，那么这位母亲为何能做到正确处理呢？原来，患儿母亲前不久刚好阅读过四川大学华西医院公众号关于烫伤急救措施的科普推文。

当然，在感到庆幸的同时也引发了我们的思考。随着人们对医疗需求的增加，医疗资源短缺的问题日渐突出。加之现有三甲医院推出"快康出院"政策，缩短患者住院时间，提高床位周转率，缓解医院资源紧缺问题，这就使得许多疾病的康复和护理转到了社区医疗或是家庭康养中。社区医疗是拥有相应设施和资源的，那家庭护理该如何解决呢？这就意味着家庭护理人员需要掌握一些常见疾病的康复护理知识，在家对患者进行疾病后期的护理工作。这也是本书编写的初衷。

《礼记·中庸》有言："凡事预则立，不预则废。"编写本书不仅是想解所需之人的燃眉之急，更是希望社会各群体未雨绸缪，防患于未然。因此，此书在内容编排上力求广而新、详而实。本书涵盖成人常见慢性疾病、心血管疾病、自身免疫性疾病、常见的癌症以及患者心理护理等方面的知识。编者们期望通过此书进一步提升慢性疾病患者的家庭护理水平，提高患者的生存质量以及减轻医疗负担。

希望本书能对我国家庭护理的快速发展起到推动作用，这也是编者们的共同心愿，由于疾病的发展和护理日新月异，加之编写时间有限，不足之处恳请读者不吝指正。

编委会

2023 年 1 月

目　录

第一章
常见疾病的家庭护理

第一节　慢性阻塞性肺疾病患者的家庭护理

慢性阻塞性肺疾病简称慢阻肺（COPD），是一种具有气流阻塞性特征的肺气肿和（或）慢性支气管炎，可以进一步发展成为呼吸衰竭和肺心病的常见慢性疾病。其与有害气体以及有害颗粒的异常炎症反应有关系，致残率和病死率很高。我国患此病的人数已有约1亿，其发病率已高达约10%，且一直高于全球平均水平。伴随着我国逐步进入老龄化社会，COPD的患病率依旧还会呈上升的趋势。

一、案例分享

患者张某，男，65岁，因慢性咳嗽、咳痰5年，伴急性呼吸困难1月就诊。现病史：患者5年来一直反复咳嗽、咳痰，晨起咳痰比较多，以白黏痰为主；1月前患者出现咳嗽、咳痰加重且伴有呼吸困难，无寒战发热，夜间喘憋，不能平卧。遂就诊于当地医院，给予抗感染、雾化等治疗，未见好转。现患者及家属为求进一步诊治急诊入院。

急诊诊断：①慢性阻塞性肺病伴有急性加重；②肺部感染；③胸腔积液；④低蛋白血症。治疗期间患者焦虑且暴躁，拒绝配合治疗。通过医护人员对慢性阻塞性肺疾病及治疗方案的详细讲解，做好心理护理与心理建设，同时在家属的精心照顾以及家庭的支持和陪伴下，患者最终树立了对慢性阻塞性肺疾病的正确认识，并调整心态，积极配合医生，经过20天的住院治疗，病情得到缓解，好转后出院。门诊随访5年来，患者遵医嘱口服药物治疗，无复发现象。

二、病理机制

慢性阻塞性肺疾病的发病机制主要包括四个方面。

（1）炎症机制。主要是指气管、肺血管以及肺实质的慢性炎症。慢性阻塞性肺疾病炎症过程的一个非常重要的环节是中性粒细胞的聚集和活化。

（2）抗蛋白酶失衡机制。抗蛋白酶不足或蛋白酶增多都可导致组织结构的损坏，从而产生肺气肿。

（3）氧化应激机制。

（4）其他机制。如一些自主神经功能失调、营养不良、气候变化等。其中，这些机制共同作用，可以产生如下两种重要的病变：

第一是小气道病变，包括小气道炎症、小气道纤维组织形成、小气道管腔黏液栓等，使小气道阻力明显升高。

第二是肺气肿病变，使肺泡对小气道的正常牵拉力减小，小气道较易塌陷，同时肺气肿使肺泡弹性回缩力明显降低，与肺气肿病变共同作用，造成慢性阻塞性肺疾病特征性的持续气流受限。

三、临床表现

1.慢性咳嗽

慢性咳嗽通常是慢性阻塞性肺疾病最早出现的症状，但是伴随着病程发展可能终身不愈，晨间咳嗽较明显，夜间会出现阵咳或者排痰。而当气道严重阻塞时，通常会出现呼吸困难，但没有表现出咳嗽症状。

2.咳痰

一般为白色黏液或者浆液性泡沫痰，偶尔咳痰带有血丝，清晨排痰比较多。急性发作期痰量会增多，还可有脓性痰。急性加重期症状：如呼吸困难加重、痰量增加、脓痰增多，需合理吸入支气管扩张剂、糖皮质激素和抗生素治疗来缓解症状。

3.气短或呼吸困难

这是慢性阻塞性肺炎患者的主要症状，由于有个体差异的原因，部分人可耐受。

4.喘息和胸闷

部分患者，特别是重度患者在急性加重时出现。呼吸困难加重会出现严重二氧化碳潴留，导致酸中毒、休克等。

5.其他

比如疲乏、消瘦、焦虑等，疲乏、无力可诱发肿瘤、骨质疏松、心血管疾病，常在慢性阻塞性肺疾病病情严重时出现，但并非慢阻肺的典型表现。查体可见桶状胸、肺部叩过轻音、双肺呼吸音减低，有时可闻及干湿性啰音，有心浊音界缩小、心音遥远等阳性体征。以上为慢阻肺患者最主要的临床表现。

6.晚期症状

右心功能严重受损，导致全身水肿。

四、家庭护理

1.提高疾病认识

患者及家属应该正确认识疾病相关知识，提高自我保健意识，才能改善患者的临床表现症状，从而提高患者的治疗配合度，更有效地控制病情，达到预防疾病复发的目的。

2.规律用药

对于患有慢性阻塞性肺疾病的患者来说，按照医嘱用药，在慢性阻塞性肺疾病的稳定期坚持用支气管扩张剂长期规律治疗是目前药物治疗最为有效的方式。而支气管扩张剂治疗优先选用雾化吸入治疗，一般不推荐预防性使用抗生素。

3.家庭氧疗

一般以鼻导管持续低流量吸氧，氧流量1~2 L/min，提倡每天15小时以上的长期家庭氧疗。慢性阻塞性肺疾病患者由于肺功能障碍，渐渐会导致长期严重缺氧，而缺氧又会导致脑、心、肝、肾等重要器官功能损害。长期氧疗的目的是纠正低氧血症，改善呼吸困难等心肺症状，改善生活质量和精神状态，减少红细胞增多，预防夜间低氧血症，增加运动耐力，改善睡眠质量，降低肺动脉高压，预防或延缓肺心病发生，降低入院率，减少住院天数，降低住院费用，延长生存期，提高生活质量。

4.呼吸锻炼

呼吸肌锻炼是慢性阻塞性肺疾病患者稳定期治疗的一个重要内容，包括：①缩唇呼吸，将嘴唇缩住做成鱼嘴状，尽全力缓慢地将肺内的气体向外呼出。类似这种锻炼是缩唇呼吸：先放松，再进行缩唇呼吸，快吸慢呼。②腹式呼吸，女性多是胸式呼吸，男性是腹式呼吸，通过加强锻炼腹式呼吸来锻炼呼吸肌、膈肌，让膈肌发挥辅助呼吸肌的功能；可以通过鼓肚子深吸气，然后呼出气体，呼吸时可以感觉腹部有明显起伏。③锻炼肺功能，吹气球。可以选择一个大小适中的气球，连续吹3~4次，然后休息1~2小时，之后再重复一遍，1天重复3~4次，对于肺功能的锻炼是十分好的，对恢复肺功能有很大的好处。④呼吸器训练，呼吸训练器分为吸气训练器和呼气训练器。家用的可分为单球型和三球型。相比于单球型，三球型可调节的呼吸运动的阻力更大。患者可根据实际自身情况来选择，帮助改善呼吸深度和持续时间。主要是采用阻抗训练的基本原理训练，从而提高肺活量。⑤加强咳痰，有些患者表现为咳痰无力。由于呼吸肌萎缩，可以建议患者深吸气咳嗽来帮助排痰。

5.运动锻炼

常见的锻炼方式有步行、慢跑、登梯、踏车、做园艺、做家务劳动、打太极拳、做广播体操、做柔软操、练气功等。对于患有慢性阻塞性肺疾病的患者来说，平常需要多休息，同时还需要适量地活动，比如去室外散步，这样能够呼吸新鲜的空气，但以活动时不感到疲劳为好。

6.戒烟

吸烟是导致慢性阻塞性肺疾病发生、发展和加重的重要原因，戒烟和保持室内空气洁净能有效改善慢性阻塞性肺疾病的症状。

7.无创通气治疗法

很多慢性阻塞性肺疾病患者在接受药物治疗和氧气疗法等传统疗法后，早上头痛、嗜睡、气促、呼吸肌疲劳等症状仍然出现。此时可使用家用无创呼吸机辅助通气。无创呼吸机在慢性阻塞性肺疾病稳定期发挥的作用也越来越明显，可降低血液里过高的二氧化碳，提升血管含氧量，改善呼吸肌疲劳，从而减少入院次数，提高生活质量。

8.饮食建议

应摄取营养丰富的食物和有充足蛋白质、热量、维生素和微量元素的食物；时刻注意"八分饱"，不要吃得太饱，不然会影响到呼吸肌的运动，引起呼吸困难。

9.心理调节

慢性阻塞性肺疾病患者一定要适当地进行心理调节。因为良好的心情能够令患者勇敢积极地面对疾病，增加治疗的顺从性，也对建立起良好的人际关系更加有利，对于疾病的恢复也有很大的好处。

参考文献

[1] 王爱迪. 优质护理对老年慢性阻塞性肺疾病患者肺功能和生活质量的影响 [J]. 中国继续医学教育, 2021, 13 (04)：158-161.

[2] 俞浩, 武鸣, 罗鹏飞, 等. 1990—2017 年江苏省居民慢性阻塞性肺疾病的疾病负担分析 [J]. 疾病监测, 2020, 35 (06)：478-482.

[3] 秦国双, 温昊于, 宇传华. 中国 COPD 的患病发病及 YLD 现状及趋势 [J]. 公共卫生与预防医学, 2019, 30 (02)：4-8.

[4] Macrea M, Oczkowski S, Rochwerg B, et al. Long-term noninvasive ventilation in chronic stable hypercapnic chronic obstructive pulmonary disease. An official American Thoracic Society clinical practice guideline[J]. American journal of respiratory and critical care medicine, 2020, 202(4): e74-e87.

[5] OrrJeremyE, ColemanJohnM, McSparron Jakob I, et al. Summary for Clinicians: Clinical Practice Guideline for Long-Term Noninvasive Ventilationin ChronicStable Hypercapnic Chronic Obstructive Pulmonary Disease.[J]. Ann Am Thorac Soc, 2021, 18: 395-398.

[6] Macrea Madalina, OczkowskiSimon, Rochwerg Brametal. Long-Term Noninvasive Ventilationin Chronic Stable Hypercapnic Chronic Obstructive Pulmonary Disease. An Official American Thoracic Society Clinical Practice Guideline.[J]. Am J Respir Crit CareMed, 2020, 202: e74-e87.

[7] Wiles Samuel P, Aboussouan Loutfi S, Mireles-Cabodevila Eduardo, Noninvasivepositivepressureventilationinstablepatientswith COPD.[J]. Curr Opin PulmMed, 2020, 26: 175-185.

[8] Liao Hao, Pei Wendi, Li Hong fuetal. Efficacyoflong-termnoninvasiveposi-tivepressureventilationinstablehypercapnic COPD patientswithrespiratoryfailure:

ameta–analysisofrandomizedcontrolledtrials.[J]. Int J Chron Obstruct PulmonDis,
2017， 12: 2977–2985.

第二节 支气管扩张患者的家庭护理

支气管扩张顾名思义就是支气管变大了。在我国，支气管扩张最主要的原因是感染，比如小时候患过麻疹或者得过肺结核，随着疾病的发展，它们就会在原有的病灶上面产生一些瘢痕，这个疤痕是收缩性的，这样就会牵拉到瘢痕周围的一些支气管，引起支气管扩张。值得注意的是，支气管扩张不是一个独立的疾病，它是一个肺部影像学现象。很多病都可以引起支气管扩张，只是支气管扩张后有一些共同的特点，我们才把这个病叫作支气管扩张。

一、案例分享

邱某，女， 31岁，因"反复咳嗽、咳痰6年，加重3月"就诊。现病史：6年前患者出现反复咳嗽、咳痰、痰多，偶有痰中带血丝，偶有发热，伴心累气促，活动耐量进行性下降，无头痛呕吐，无腹痛腹泻，无便血。反复住院治疗，考虑"支气管扩张伴感染"，输液后症状可稍有改善，但仍反复发作。3月前上述症状出现加重，反复输液治疗效果不佳，伴呼吸困难，伴活动后心累气促加重，伴畏寒发热，体温最高不详，伴咳嗽后胸闷、胸痛不适，无腹痛、腹泻，无呕吐、咯血，无咽痛不适，为求进一步治疗遂至笔者所在医院就诊，诊断为支气管扩张。

邱女士在得知自己因为支气管扩张伴感染反复发作后，焦虑、暴躁、爱发火，拒绝与人沟通，认为是绝症治不好。性格变得孤僻，严重影响了其生活质量和工作。通过医护人员对支气管扩张疾病及治疗方案的详细讲解，做好心理护理与心理建设，同时在家属的精心照顾以及支持和陪伴下，最终邱女士树立了对支气管扩张的正确认识，调整心态，积极配合治疗。门诊随访1年来,遵医嘱口服药物治疗,无复发现象。

二、病理机制

支气管扩张是支气管树的异常扩张,为一种常见的慢性支气管化脓性疾病。大多数继发于呼吸道感染和支气管阻塞,尤其是儿童和青少年时期的麻疹、百日咳以后易患支气管肺炎。由于支气管及其周围的肺组织的炎症损坏了管壁,引起支气管管腔变形,导致持久扩张。

三、临床表现

支气管扩张常见的临床表现是咳嗽、咳痰,往往出现咳脓性痰的症状。如果病变广泛,还有可能引起胸闷、呼吸困难的症状。咳痰在晨起、傍晚和就寝的时候最多,每天可达到100~400 ml。通常痰液引流不通畅的患者,还会出现全身乏力、胸闷等严重症状。痰液多为呈黄绿色的脓性痰液,在合并厌氧菌感染的同时还会有臭味,甚至会有体味的改变。

也有一些支气管扩张的患者可能还会伴有咯血症状,甚至有些患者咳嗽、咳痰的临床症状表现并不明显,仅仅表现为反复咯血,这种特殊的情况叫作干性支气管扩张。支气管扩张咯血如果不能得到及时有效的治疗及护理, 患者将面临生命危险。

支气管扩张患者有可能会逐渐进展的病情,从而引起慢性呼吸衰竭,甚至导致慢性肺源性心脏病等。如果患者出现慢性肺源性心脏病,可能会出现下肢水肿、腹胀、食欲下降等相关情况。

四、家庭护理

90%的支气管扩张患者常有咯血症状,且程度不等。对于支气管扩张患者来说，大量地咳痰、咯血，自身遭受的痛苦可想而知，那么家人应该怎样对其进行护理呢？下面对支气管扩张患者的日常护理常识作详细介绍。

1.环境

使患者处于空气清新、流通的环境下，但应注意身体保暖。寒冷刺激可降低支气管黏膜局部的抵抗力，因此，患者要注意根据气温变化及时增减衣物，尤其是睡眠时要盖好被子，使体温保持在36.5℃以上，避免感冒。保持室内温度和湿度，一般相对湿度在60%~65%，且空气清新、流通。

2.饮食

首先，患者应戒烟，避免接触烟雾以及其他刺激性气体。其次，由于患有支气管扩张的患者营养物质消耗较大，加之发热及细菌毒素影响胃肠功能，消化吸收不良，易导致患者营养缺乏。对此，患者应采取少量多餐的措施，每餐只吃七八分饱；家属应该给予患者高热量、高蛋白、多维生素的饮食，多食清淡、营养充分、均衡易消化吸收的半流质或流质饮食。同时应注意患者喜好的口味，以增进食欲。支气管扩张时有不同程度的发热，水分蒸发较大，患者应注意多喝水，忌饮浓茶、咖啡等刺激性饮料，以增加体内水分，满足机体需要，防止痰液太过黏稠不易咳出。咯血者应食用温凉、易消化的半流质饮食。大咯血的患者需要绝对卧床休息，且以患侧卧位休息；在发生大咯血时应该暂时禁食，小量咯血时可进食少量的温凉食物，应该避免刺激性饮食。如果患者在家庭发生大咯血窒息，家属需要立即协助患者采取头低足高的俯卧位，且头侧向一边，以避免血液误吸引起窒息，并轻拍其背部，以利于血块的排出，但严禁患者屏气。

3.活动

患者的日常活动中应注意劳逸结合，保持适当的休息，特别是有肺气肿的患者，要进行呼吸运动锻炼。

4.观察患者痰液的变化

家属应观察患者的痰液以及咳嗽的变化，如果患者的痰液突然增多，颜色增重，考虑有感染的情况，应及时就医。

5.排痰

患者痰液较多，排出不畅时，家属可以协助其进行体位引流。家属及患者可根据病变的不同，采取不同的体位引流。引流宜在饭前进行，原则上抬高患肺位置，引流支气管开口向下，通过重力作用使痰液排出。引流时间可从每次5~10分钟加到15~30分钟，嘱患者间歇做深呼吸后用力咳痰，同时叩击患部以提高引流效果。除此以外，家属可以为患者翻身、拍背排痰，即每1~2小时翻身1次。痰量多的人应每10~20分钟翻身1次，促进排痰。

6.治疗

在治疗上，要为患者及时清除上呼吸道慢性病灶，同时要对患者的痰液进行消毒、灭菌处理，并对患者的餐具用消毒液浸泡。

7.心理指导

使患者保持情绪稳定，精神不要过度紧张，比如让患者深呼吸、听听音乐等。

8.遵医嘱规律服药

抗菌药物应该在医师指导下用药，切记不能自己滥用或者长期使用一种药物，避免产生药物的耐药性。

参考文献

[1] 朱晓辉. 大剂量普鲁卡因与止血药联合治疗支气管扩张大咯血的护理体会 [J]. 中国现代药物应用, 2017, 11 (24)：170–172.

[2] 李树庆, 庞艳华. 酚妥拉明联合垂体后叶素治疗支气管扩张咯血的临床效果

分析 [J]. 世界最新医学信息文摘，2017, 17（19）：73, 85.

[3] 罗解萍，谢琛红，郑友法，等 . 云南白药加珍珠粉治疗 60 例支气管扩张咯血患者的临床观察及护理 [J]. 中国现代医生，2016, 54（16）：156-159.

第三节 肺结核患者的家庭护理

肺结核也被人们称之为肺痨病，是由结核分枝杆菌引起的一种呼吸道的传染病。肺结核主要发生的病变部位在胸膜、肺组织、支气管以及气管部位。结核分枝杆菌的传染源主要是肺结核患者通过呼吸道排菌进行传播，因此要注意保护与患者密切接触来往的人群。在我国，肺结核疾病属于国家乙类法定报告传染性疾病，严重威胁人类的身体健康，当人体的免疫力下降时极易感染和复发。近年来，肺结核的发病率呈上升趋势。

一、案例分享

患者陈某，男，40岁。因"反复咳嗽，咳痰5年，午后低热1年伴胸痛2月"就诊。患者5年前重感冒后出现咳嗽，咳少量黏稠痰液，持续1年余不愈。曾在当地医院按肺部感染给予抗炎、对症治疗，效果不佳。患者1年前开始午后至午夜常发热，但均未超过38℃。两月前出现胸痛，呈针刺样，随咳嗽和深呼吸加重。近月余来上述症状加重，因夜间咳嗽入睡困难，并渐感乏力、消瘦，遂来院就诊。来院时诊断为开放性肺结核。在得知自己患肺结核后的一个月里，陈先生自卑、恐惧、忧虑，拒绝与人接触沟通，性格变得孤僻，严重影响生活质量和工作。通过医护人员对肺结核疾病及治疗方案的详细讲解，同时在家属的精心照顾及支持陪伴下，最终陈先生树立了对肺结核的正确认识，并调整心态，积极配合医生，实行早期联合、适量规律、全程的治疗原则，疾病很快就得到了控制。门诊随访2年来，患者遵医嘱口服药物治疗后无复发现象。

二、病理机制

原发性肺结核多见于儿童，在成人中也有发生。患者初期感染肺结核是由于早期特异性的免疫力尚未形成，结核分枝杆菌沿淋巴管侵入肺门淋巴结，甚至早期引起菌血症，形成播散病灶，在其他脏器中潜伏下来。大多数较轻的肺部原发病灶淋巴管炎以及淋巴结炎症可以自愈。

少数病例由于机体免疫力明显下降或者是结核分枝杆菌数量大以及机体剧烈的变态反应，可发展为原发性肺结核病。

三、临床表现

各种类型肺结核的特点如下：

1.原发性肺结核

原发性肺结核的临床症状表现有低热、咳嗽、咳痰。部分患者发病比较急，特别是婴儿及幼儿，其体温升高，甚至可能高达39～40℃；儿童还可能伴有睡眠不好、神经易受刺激，更甚者可能出现消化不良、腹泻等临床表现症状。肺部的检查没有什么明显变化，仅仅在因为支气管受压，造成部分或者病灶周围有大片浸润以及全肺不张的时候可以叩出浊音，听到局限性干湿啰音或者呼吸音减低。

2.血行播散型肺结核

血行播散型肺结核可分为两种情况：

（1）急性播散型血液性肺结核，又称为急性粟粒型肺结核。其起病急性，发病快，症状较严重，患者体温可达39℃以上，呼吸症状明显；急性播散型肺结核并存脑膜炎患者可达到67.7%左右，并常常有恶心、呕吐、头疼及头晕等临床症状表现。

（2）亚急性或慢性播散型肺结核。其以呼吸道症状为主，发展过程经过较为缓慢，通过影像学检查容易扩散到神经系统，引起结核性脑膜炎和结核性脑脊膜炎；它还能引起骨骼和关节功能障碍。

3.继发性肺结核

继发性肺结核是肺结核常见的一种类型，在初期临床症状表现不明显，病变在发生发展过程中可能会出现食欲不振、消瘦、倦怠、疲乏、盗汗、微热等结核中毒的一些临床症状。但是大多数患者因为临床症状不明显而忽略疾病的发生发展。如果疾病不断地发展变化及恶化，患者才有可能会出现常见的局部以及全身症状表现，比如胸痛、胸闷、咯血、发热、吐痰和咳嗽等临床症状。

4.结核性胸膜炎

大部分的结核性胸膜炎都是急性疾病，主要临床表现就是结核病的全身中毒临床症状，如食欲不振、消瘦、倦怠、疲乏、盗汗和微热等，以及胸腔积液所导致的局部临床症状，如胸痛、胸闷、干咳以及呼吸困难等症状。由于胸腔里积液不断增多，持续几天后胸痛会逐渐减轻甚至消失。而积液对胸膜的刺激可能引起患者的反射性干咳症状，其体位改变转动的时候会更加明显。胸腔积液量较少的时候，患者可能只有胸闷、气促症状，但是如果大量积液压迫肺脏、心脏以及纵隔的时候，患者就有可能会发生呼吸困难。胸腔积液聚集和产生得越多、越快的时候，呼吸困难就表现得越明显，更甚者可能会发生发绀以及端坐呼吸。

四、家庭护理

结核病是一种慢性疾病，经住院强化治疗病情好转后，可以在家进行治疗和休养。家庭疗养的注意事项包括：

1. 消毒隔离护理

居住环境舒适，一人一间房，条件不允许的患者需要做到分床睡，严禁同床共枕；对70岁以上的老人以及15岁以下的儿童都应该做到与患者分室居住。每天给房间定时通风换气，流通空气，需要每周给房间消毒一次。室内保持良好的通风并每日进行空气消毒。患者打喷嚏、咳嗽时用双层纸巾捂住口鼻，用后将纸集中到带盖容器内统一焚烧，接触痰液后用流水清洗双手。患者传染期间尽量不要去公共场所玩耍、聚会等，如果必须去一定要戴好口罩，保护好自己，也保护好别人，不能随地吐痰，有痰时请将痰吐在卫生纸上用火烧掉。患者的餐具应煮沸后消毒，被褥、书籍经常在阳光下暴晒，衣服、毛巾等消毒后再清洗。对痰中结核杆菌阳性的患者，应该给予配置专人专用的用具，还需定时消毒。

2. 呼吸道护理

对于咯血患者，要及时清理呼吸道，保持呼吸道通畅，密切观察患者的咯血量、颜色、性质，并记录咯血情况；大量咯血的患者应注意绝对卧床休息，少量咯血患者以静卧休息为主，取患侧卧位，避免活动，减少肺活动度。如果患者出现痰液黏稠不容易咳出时，家属应该手握空心拳从下至上，从外到内轻拍患者的背部。患者如果出现胸闷、呼吸困难，家属应该帮助患者采取半卧位姿势，如果有氧气在床旁，应该立即给予患者吸氧。

3. 饮食护理

家属应指导患者戒烟限酒，为其提供高蛋白食物，如肉类、蛋类、牛奶等，以补充营养，提高免疫力。注意饮食结构科学，搭配合理，可以适量地补充含有高热量、维生素、高蛋白的食物，无机盐食物（如藕、胡萝卜、百合、山芋、青菜、大白菜），多吃一些新鲜水果、蔬菜，营养应均衡，不能暴饮暴食。

4.用药护理

家属及患者要了解抗结核药物对控制结核病起决定性作用，并督促患者遵医嘱服药，勿随意增减药物。每天服药要认真做好记录，如果漏服可以在24小时内补服。需要按照医嘱坚持全疗程（通常需要9个月或者更长时间）规律服用药物。患者服利福平后小便会呈现出橘红色，这属于正常现象，如果出现肝区不适、食欲减退、呕吐、恶心、重听、耳鸣、视觉异常、口周发麻、视觉异常等，应该及时告知医生，以便发现疾病问题。抗结核药卷曲霉素、链霉素、卡那霉素等对前庭功能、听力以及肾脏均有一定的毒性功能；利福平、异烟肼、吡嗪酰胺、丙硫异烟胺以及对氨基水杨酸等对肝脏有一定的毒性功能；乙胺丁醇可能会引起视力障碍；吡嗪酰胺还可引起机体关节疼痛；利福平较大剂量治疗时还可能会出现腹痛、紫癜、哮喘以及流感综合征等免疫反应。在这里需要强调的是，虽然抗肺结核药物都有不同程度的副作用产生，但是并不是每个患者都会出现，因个体差异不同。所以，在患者使用抗肺结核药物的治疗过程中一定要遵守医嘱用药，还需要观察其副作用的发生、发展，并定期去医院复查肝、肾功能，在必要的时候应该在医生的指导下对抗结核药物进行减量或停止使用。

5.加强身体锻炼

每天坚持30分钟的慢跑或散步。注意规律生活，病情较轻的患者可以适当做一些力所能及的劳动。活动性肺结核患者应多卧床休息，恢复期可循序渐进地适当活动及进行体育锻炼。

6.心理护理

患者家属应该协助患者树立战胜疾病的信心。很多患者认为自己患有传染病从而产生自卑感，不愿意与其他人接触交流，而且结核病的病程又比较长，更是直接增加了患者的社交孤立感。结核病患者的家属、亲人、朋友应给予他们精神和生活上的关心及关怀，让患者感觉到温暖，增强信心去战胜疾病，同时督促患者按时完成医院给予的治疗。

参考文献

［1］严桢.延续护理对肺结核患者护理的临床效果研究［J］.全科口腔医学杂志（电子版），2019，6（36）：118，122.

［2］赵忠侠.杨浦区重点人群结核病知信行现况及影响因素研究［D］.上海：复旦大学，2012.

［3］符彩虹，卢燕飞.健康教育护理在社区肺结核患者中的应用效果观察［J］.山西医药杂志，2017，46（10）：1235–1237.

第四节　哮喘患者的家庭护理

哮喘是一种慢性呼吸道疾病，是一种由淋巴细胞嗜酸性粒细胞以及肥大细胞产生的气道慢性炎症性疾。该病大多随季节的变化而产生，且常常在夜间或凌晨时出现，或症状加重，大部分患者可以自行得到缓解，或经治疗后症状得到减轻。哮喘的临床症状表现没有什么规律可循，发作时间也不同，可于数分钟、数小时甚至数天内发作变化，一般患者可以自行缓解，也可用支气管舒张剂帮助缓解，但还是有一部分患者在得到缓解后的数小时内又反复发作。

一旦发现患有哮喘，一定要到医院及时查明病因对症治疗，可以快速缓解哮喘症状，减少对生活和工作的影响。哮喘患者平常应多注意防寒保暖。

一、案例分享

患者张某，女，67岁，因"发作性喘息10年，再发加重3天"就诊。10多年前患者出现发作性喘息，吸入烟雾、粉尘及受凉后易诱发，发作时胸闷、呼吸困难，偶伴口唇发绀，无大汗。给予吸入药物（具体不详）后症状可缓解。近7年多来发作频繁，持续时间长，3天前受凉后再次出现喘息，胸闷、呼吸困难，给予吸入药物后症状缓解不明显。为进一步诊治，来笔者所在医院就诊。急诊诊断：支气管哮喘。张某因为长期性哮喘一直郁郁寡欢，不愿与人交谈，性格变得孤僻，严重影响了她及家人的生活质量。通过医护人员对哮喘疾病及治疗方案的详细讲解，同时在家属细心、温暖的照顾下，最终患者有了对哮喘的正确认识，并调整心态，积极配合医生，接受治疗。门诊随访4年来，遵医嘱口服药物治疗，疾病控制良好。

二、病理机制

支气管哮喘是遗传因素和环境因素共同导致的一种复杂的呼吸系统疾病，其病理、生理基础包括气道免疫炎症机制和神经调节机制。当患者接触外源性的变应原时，可以激活机体内的肥大细胞、嗜酸性粒细胞及巨噬细胞等，并使这些细胞聚集在气道内，分泌各种炎症因子，从而导致气道慢性炎症。此外，气道对各种病原具有高度敏感性也会刺激哮喘发作。而神经因素也是哮喘发病的重要机制，由于支气管受自主神经支配，当患者吸入变应原时，由于气道反应性的显著增高也会使胆碱能神经张力增加，当神经源性的炎症通过局部轴突反射释放感觉神经肽，也会引起患者的哮喘发作。

三、临床表现

哮喘就是慢性支气管炎，是一种慢性疾病，发作前常伴有鼻痒、打喷嚏、喉咙肿痛、胸闷、咳嗽等征兆。其发作时，主要表现为心悸、气喘以及哮鸣音等病症；严重者还会出现呼吸困难，脸色苍白，四肢冰冷等临床症状表现。

哮喘的典型临床表现是发作性喘息或伴有哮鸣音的呼气性呼吸困难，一部分轻症患者表现为发作性胸闷、咳嗽，还有一部分重症患者表现为端坐呼吸、干咳、咳大量白色泡沫痰。夜间及凌晨发作和加重常是哮喘的特征之一。哮喘发作时胸部呈过度充气状态，有广泛的哮鸣音，呼气音延长。轻度哮喘或非常严重哮喘发作，哮鸣音可不出现。严重哮喘患者可出现心率增快、奇脉、胸腹反常运动和发绀。非发作期体检可无异常。

四、家庭护理

哮喘患者日常的护理很重要。下面介绍支气管哮喘患者日常生活注意事项。

（1）患者哮喘发作时需要调整体位，家属或陪同应协助患者采取半卧位。家属及陪同应密切观察患者的神志意识变化、呼吸状态变化。

（2）饮食护理：忌酒，忌过咸的食物。酒和过咸食物的刺激会加强支气管的反应，加重咳嗽、气喘、心悸等病症，诱发哮喘。多吃含有维生素A、维生素C及钙的食物；多吃蔬菜以及水果等含膳食纤维较多的食物，有助于患者保持大便通畅。哮喘患者可适量饮用咖啡，对支气管哮喘有益。

（3）患者及家属应了解哮喘发作前常常会有先兆出现，比如鼻炎发作，鼻及眼部出现瘙痒，不停地打喷嚏、流鼻涕及咳嗽等，如果发现异常应该及时处理，以控制病情的发展。

（4）远离过敏源。过敏源是诱发支气管哮喘的重要原因，要做到远离过敏源。支气管哮喘患者要养成良好的卫生和饮食习惯。家中不宜种植花草；地毯、毛绒玩具等尽量不用；被褥、衣物也要常常清洗、晾晒，室内要常常开窗通风，维持室内干燥。

（5）患者外出时带好治疗哮喘的药物。有鼻塞、呼吸困难表现的患者应该立即使用药物，往口里喷一喷，可以很好地改善症状。患者在使用激素类药物吸入剂时应该注意在使用前漱口，以防止口腔内真菌感染。使用呼吸兴奋剂后，应观察意识、呼吸情况，须保持呼吸道通畅。使用茶碱类药物后，患者及家属应观察其有无心律失常和恶心等临床症状。使用糖皮质激素药物后，应观察患者是否有消化性溃疡等副作用表现。使用 β2 受体激动剂后，应该注意观察患者有无心悸或者骨骼肌震颤等副作用表现，如果症状未能缓解应立即就近医治。

（6）心理护理。家属应该密切观察患者的情绪变化，帮助患者进行疾病专业知识学习，缓解患者的消极情绪，给予患者心理疏导，使患者减轻压力，放松心情配合治疗。如果患者紧张焦虑，需要更加关注患者，帮助其缓解症状，使其情绪慢慢稳定下来。

参考文献

[1] 曹华平, 孙莉, 周妍君. 支气管哮喘护理中应用临床护理路径价值探究 [J]. 实用临床护理学电子杂志, 2019, 4（15）: 25, 27.

[2] 石艳萍. 护理干预对支气管哮喘缓解期患者临床治疗效果及治疗依从性的影响评价 [J]. 世界最新医学信息文摘, 2019, 19（29）: 270, 274.

第五节　甲亢患者的家庭护理

甲状腺功能亢进症简称甲亢，是由增多的甲状腺激素进入血液循环中，作用于全身组织和器官，造成机体的各系统兴奋性增高和代谢亢进为主要表现的疾病总称。据统计，目前以甲亢为代表的多种甲状腺疾病悄悄吞噬着千万国人的健康，我们惊讶地发现，它已成为仅次于糖尿病的内分泌科第二大疾病。甲亢可发生于任何年龄，男女均可发病，但以中青年女性多见，大多数年龄在20～40岁，甲亢的发病率呈现逐年升高及低龄化的趋势，不同地区甲亢发病率不同。我国的一组流行病学调查表明，甲亢总发病率为3%，男性为1.6%，女性为4.1%。我国对北京、成都、广州、贵阳、济南、南京、上海、沈阳、武汉、西安10所城市的甲状腺流行病学调查结果显示，甲亢患病率为3.7%。

甲亢是一种慢性疾病，早期没有症状或症状不典型，如得不到及时治疗，病情持续发展会出现甲亢危象和甲亢性心脏病等危及生命的并发症，即使得到正规治疗仍有部分患者经过短期治疗得不到较好的疗效。甲亢患者只有很好地遵从医嘱，才能较好地控制疾病，预防并发症的发生，提高生活质量。但由于疗程长，患者又意识不到这种疾病带来的严重后果，极易产生消极情绪。

一、案例分析

张某，男，55岁，因"心率增加"就诊。现病史：患者近一个月来脾气暴躁，体重降低，心率增快，遂就诊于当地医院。体格检查：体温37.3℃，心率128次/分，呼吸22次/分，血压109/69 mmHg，指尖血氧饱和度96%。查血示：T3、T4增高。急诊诊断：甲亢。治疗期间，患者焦虑且暴躁，拒绝配合治疗。通过医护人员对甲亢疾病的详细讲解，在家属的精心照顾以及支持和陪伴下，最终张先生有了对甲亢的正确认识，并调整心态，积极配合医生，病情得到的缓解并好转并出院。门诊随访5年来，患者遵医嘱口服药物治疗，病情控制良好。

二、病理机制

甲亢的发病机制尚不明确，目前公认是遗传因素和环境因素共同作用的自身免疫性甲状腺疾病。

1.自身免疫

本病以遗传易感性为背景，在感染、精神创伤等因素作用下诱发体内免疫功能紊乱。甲亢主要是甲状腺激素分泌异常增多，诱发机体内分泌失调，出现高代谢并且伴有甲状腺体组织肿大的一种代谢性疾病，它属于自身免疫疾病的一种。甲亢患者女性多于男性，分析可能原因之一是女性雌激素水平分泌普遍高于男性。据文献估计，女性更容易发生甲状腺功能异常，发病率是男性的5~10倍。

2.遗传因素

甲亢有显著的遗传倾向，部分患者有家族史。同胞兄妹发病危险率为11.6%，同卵双生相继发生甲亢者达30%~60%（异卵双生达3%~9%）。

3.环境因素

环境因素主要包括各种诱发甲亢发病的因素。随着环境污染的日益严重，人们生活压力的增大，甲亢患者的数量在以一个极高的速度不断攀升。现代医学发现摄入碘过量也会导致甲亢的发生。有的人喜欢吃鱼、虾、蟹、海蜇、海带等海产品，而我们都知道，海产品中含有较多的碘，过多摄入的碘会影响甲状腺的正常工作，使甲状腺激素分泌过高从而出现甲亢。结果显示，实施食盐加碘后，使原来碘缺乏的居民碘摄入量快速增加。

4.心理因素

情绪、精神等因素如压力、恐惧、焦虑、愤怒、悲伤，会刺激甲状腺，使人体激素分泌增加，从而引起甲状腺功能亢进。

三、临床表现

甲亢是一种慢性疾病，早期没有症状或症状不典型，如得不到及时治疗，病情发展会出现甲亢危象和甲亢性心脏病等危及生命的并发症。临床表现为多食、消瘦、畏热、多汗、心悸、激动等高代谢综合征，以甲状腺肿大、突眼症、神经及心血管系统功能紊乱为特征。甲亢患者常伴有精神紧张、心悸、怕热、多汗、食欲亢进、体重减轻、基础代谢率增高等。典型表现有甲状腺素分泌过多综合征、甲状腺肿大及眼征三大主要症状。

1.甲状腺素分泌过多综合征

由于甲状腺素分泌过多和交感神经兴奋，患者可出现高代谢综合征和各系统功能受累，表现为性情急躁、易激惹、失眠、双手颤动、疲乏无力、怕热多汗、皮肤潮湿；食欲亢进、体重减轻、肠蠕动亢进和腹泻；月经失调和阳痿；心悸、脉快而有力（脉率常在100次/分以上，休息与睡眠时仍快）、脉压增大。其中脉率增快及脉压增大常作为判断病情程度和治疗效果的重要指标。合并甲状腺功能亢进性心脏病时，患者会出现心律失常、心脏肥大和心力衰竭。少数患者伴有胫前黏液性水肿。

2.甲状腺肿大

甲状腺肿大呈弥漫性、对称性，质地不等，无压痛，多无局部压迫症状。甲状腺扪诊可触及震颤，听诊时可闻及血管杂音。

3.眼征

眼征可分为单纯性突眼和浸润性突眼。典型者双侧眼球突出、睑裂增宽。严重者上下眼睑难以闭合，甚至不能盖住角膜，瞬目减少，眼睛向下看时上眼睑不能随眼球下闭，上视时无额纹出现，两眼内聚能力差，甚至伴眼睑肿胀，结膜充血、水肿等。

四、家庭护理

1.用药护理

提高患者服药依从性。有研究报道，影响患者服药依从性较低的主要有甲亢知识知晓率较低、合并不良心理、药物的不良反应几个方面。因此，患者及家属应积极学习用药知识；定期复诊，家属应督促患者按时服药，并详细讲解药物服用方法，不可以随便停药或改变药物服用的剂量，同时告诉患者注意观察用药后的不良反应，如患者伴有发热、咽痛、皮疹等应立即停药就诊，若原发症状加重或出现高热、脉速、烦躁不安、大汗淋漓、恶心、呕吐等甲状腺危象要马上停药就诊。

2.饮食护理

甲亢患者在高代谢状态没有得到控制前，应注意进食高热量、高蛋白、高维生素饮食，补充钙、磷、钾、锌、镁等，以纠正因代谢亢进而引起的消耗，改善全身症状。碘是合成甲状腺激素的原料，甲状腺内有大量的碘存在，会加速甲状腺激素合成，可诱发甲亢，使甲亢症状加剧，所以应忌食含碘丰富的食物。禁止摄入浓茶、咖啡、烟、酒等有刺激性的食物及饮料，以免引起患者精神兴奋。主食应足量，可以增加奶类、瘦肉类等优质蛋白，以纠正体内的负氮平衡，多摄取新鲜蔬菜和水果。保证足够的饮水量，每天饮水2 000~3 000 ml，以补充因出汗、腹泻、呼吸加快等丢失的水分。但对并发心脏疾病者应避免大量饮水，以防因血容量增加而诱发水肿和心力衰竭。若甲亢被控制，基础代谢率下降后，患者的食欲还很好，应适当予以节制，以免体重增加。

3.心理护理

由于甲亢患者情绪容易激动、烦躁多虑、精神紧张、多汗、怕热，不良环境或外界语言刺激等都可使其症状加重。因此，家人平时应该多与患者进行沟通，给予患者安慰、理解和关心，以增进感情，消除焦虑感；要尽量避免不必要的刺激，帮助他们树立战胜疾病的信心，以良好的心态去接受治疗。

4.生活作息指导

保持居室安静、轻松的氛围，帮助患者合理安排作息时间，指导患者合理安排学习、生活和工作，注意劳逸结合，多休息，避免精神过度紧张和注意力过度集中。在疾病刚开始的时候应多注意休息以控制病情的发展，当症状缓解后，在条件允许的情况下可适当地参加一些有意义的活动和工作，以调节好生活情绪，保证夜间充足睡眠，使疾病更快康复。

参考文献

[1]中华医学会,中华医学会杂志社,中华医学会全科医学分会,等.甲状腺功能亢进症基层诊疗指南(实践版,2019年)[J].中华全科医师杂志,2019,18(12):1129-1135.

[2]滕卫平,邢小平,童南伟,等.中国十城市甲状腺疾病流行病学调查结果[EB/OL].http://yy.chinairn,com/news/20141024/114826833,2014-10-24.

[3]童亚绒.家庭护理干预对甲状腺功能亢进症患者遵医行为的影响[J].中国乡村医药,2010,17(05):75-76.

[4]杜凤丽,王变,袁鹰.甲状腺功能亢进症患者治疗前后血清骨钙素和β-胶原特殊序列的变化[J].中华临床医师杂志(电子版),2013,7(06):2377-2380.

[5]李智,李静,滕卫平,等.115例亚临床甲状腺功能亢进症的流行病学研究[J].中华内分泌代谢杂志,2003(02):23-24.

[6]邓峰,钟文,戴昌芳,等.广东沿海轻度缺碘地区食盐加碘后对甲状腺疾病的影响[J].华南预防医学,2007(04):1-6.

[7]彭力科.甲状腺功能亢进症流行病学特征研究进展[J].中国校医,2015,29(11):867,870.

[8]金杭玮.甲状腺功能亢进患者用药依从性现状调查及影响因素研究[J].当

代护士（上旬刊），2018，25（02）：29–31.

[9] 周春燕，覃毅暖，安娜 . 心理护理在甲亢患者护理中的临床效果及护理满意度分析 [J]. 齐齐哈尔医学院学报，2021，42（11）：976–979.

第六节　甲状腺功能减退症患者的家庭护理

甲状腺功能减退症简称甲减，是由于甲状腺激素合成和分泌减少或组织作用减弱导致的全身代谢减低综合征。我国甲减的患病率为17.8%，其中亚临床甲减患病率为16.7%，临床甲减患病率为1.1%。甲减女性高于男性，随年龄增长患病率升高。甲减病因复杂，以原发性甲减最多见，约占全部甲减的99%，其中自身免疫、甲状腺手术和甲状腺功能亢进症（甲亢）[131]I治疗所致三大原因占甲减病因的90%以上。

一、案例分析

张某，女，55岁，因"食欲减退、记忆力下降3月"就诊。现病史：3月前，患者无明显诱因出现食欲减退、记忆力下降，伴嗜睡、精神欠佳，无发热、咳嗽、胸闷、气促、体重减轻等不适，遂于当地医院急诊就诊。查体：体温37.3℃，心率67次/分，呼吸22次/分，血压109/69 mmHg，指尖血氧饱和度96%，心律齐，未闻及瓣膜杂音。双肺呼吸音清，未闻及干湿性啰音。腹软，无压痛及反跳痛。双下肢水肿。查血示：促甲状腺素升高，血清游离甲状腺素下降。目前诊断：甲减。治疗期间张某存在焦虑情绪，不配合治疗。医护人员与张某进行耐心的沟通交流后，帮助张某树立了信心，并且在家庭的精心照顾及支持陪伴下，最终张某调整心态，积极配合医生，病情很快好转出院。门诊随访期间，张某遵医嘱口服药物治疗，病情控制良好。

二、病理机制

甲减的发病机制因病因不同而异。原发性甲减中自身免疫损伤是最常见的原因，其次为甲状腺破坏，包括手术、^{131}I治疗。

（1）碘过量可引起甲状腺过氧化物酶抗体和甲状腺球蛋白抗体阳性的患者发生甲减，含碘药物如胺碘酮诱发甲减的发生率是5%~22%，其他药物如抗甲状腺药物阻断甲状腺激素的合成，锂盐阻断激素的合成和释放也可导致甲减。

（2）中枢性甲减或继发性甲减少见，是由于下丘脑和/或垂体病变引起的促甲状腺激素释放激素或者甲状腺激素合成和分泌减少所致。垂体外照射、垂体大腺瘤、颅咽管瘤及垂体缺血性坏死是中枢性甲减较常见的原因。

（3）先天性甲减是由于甲状腺缺如或异位、甲状腺激素合成的相关基因异常所导致的甲减。

（4）消耗性甲减是由于3型脱碘酶表达过多而致甲状腺素转化为反式三碘甲状腺原氨酸或T3转化为二碘甲状腺原氨酸增多引起的甲减。

（5）甲状腺激素抵抗综合征是由于甲状腺激素受体基因突变导致甲状腺激素在外周组织实现生物效应障碍引起的甲减。甲状腺功能减退症的常见病因见表1-1。

表 1-1 甲减的常见病因

原发性甲减
自身免疫学甲状腺炎（桥本甲状腺炎、萎缩性甲状腺炎、Riedel甲状腺炎等）
甲状腺全切或次全切术后、甲亢^{131}I治疗后、颈部放疗后、亚急性甲状腺炎
缺碘性地方性甲状腺肿、其他（药物：碳酸锂、硫脲类、磺胺类、胺碘酮等致甲状腺肿）

续表

继发性甲减或中枢性甲减

垂体性甲减

　　垂体肿瘤、手术、放疗

　　其他：淋巴细胞性垂体炎、浸润性疾病、垂体缺血性坏死、药物等

下丘脑性甲减

　　下丘脑肿瘤、慢性炎症或嗜酸性肉芽肿、头部放疗、颅脑手术

少见病因

甲状腺激素抵抗综合征、消耗性甲减

三、临床表现

成年人甲减常隐匿发病，进展缓慢，早期症状缺乏特异性。典型症状经常在几个月甚至几年后才显现出来，主要表现为代谢率减低和交感神经兴奋性下降。

1.低代谢综合征

畏寒、少汗、乏力、体重增加、行动迟缓、言语缓慢，音调低哑。因血循环差和产热减少，体温可低于正常值。

2.精神神经系统

轻者有记忆力、注意力、理解力和计算力减退，嗜睡，反应迟钝。重者可表现为痴呆、幻想、木僵，可出现黏液性水肿昏迷。

3.心血管系统

心率减慢，脉搏量减少，静息时心排血量降低，外周血管阻力增加，脉压减小。患者可伴有血压增高，久病者易并发动脉粥样硬化症及冠心病。由于心肌耗氧量减少，很少发生心绞痛和心力衰竭。在应用甲状腺激素治疗期间会诱发或者加重心绞痛。原发性甲减出现心脏扩大，心包积液，称之为甲减性心脏病。

4.消化系统

食欲减退，腹胀、便秘，偶尔会导致黏液水肿性巨结肠或麻痹性肠梗阻。

5.内分泌系统

长期甲减可引起腺垂体增大、高催乳素血症以及女性溢乳、男性乳房发育。儿童甲减可致生长发育迟缓。

6.血液系统

需氧量减少、促红细胞生成素生成不足、吸收不良、摄入不足、月经量多而致失血及胃酸缺乏导致铁吸收减少，上述原因都可以导致贫血。

7.呼吸系统

可有胸腔积液，只在极少情况下才引起呼吸困难。阻塞性睡眠呼吸暂停比较常见，在甲状腺功能恢复正常后可逆转。

8.生殖系统

婴儿期甲减如果不及时治疗会导致性腺发育不全。幼年期甲减会造成青春期延迟。成年女性重度甲减可伴性欲减退和排卵障碍、月经周期紊乱和月经量增多、不孕。男性甲减可致性欲减退、阳痿和精子减少。

9.肌肉与骨关节系统

肌肉无力，可有肌萎缩。部分患者伴关节疼痛和关节腔积液。

10.黏液性水肿昏迷

为甲减最严重的并发症。临床表现为嗜睡、低体温（<35 ℃）、呼吸减慢、心动过缓、血压下降、四肢肌肉松弛、反射减弱或消失，甚至昏迷、休克，危及生命。多见于老年人或长期未获治疗者，多在寒冷时发病。诱发因素为严重全身性疾病、中断甲状腺激素治疗、感染、手术和使用麻醉、镇静药物等。

四、家庭护理

1.用药护理

甲减是一种慢性疾病，其主要替代治疗药物是左甲状腺素，常需终生服药。对需终身替代治疗者，家属及患者应该明白终身坚持服药的必要性，不可随意停药或变更剂量，否则可能导致心血管等系统疾病。患者及家属应该掌握自我监测甲状腺激素服用过量的症状，如出现多食消瘦、脉搏＞100次/分、体重减轻、发热、大汗、情绪激动等情况时，要及时报告医师。替代治疗效果最佳的指标为血甲状腺激素恒定在正常范围内，替代治疗4~8周监测血清甲状腺激素；治疗达标后，长期替代者宜每6~12个月复查1次。服用利尿药时，患者应记录自己24小时的体液出入量。

甲减患者可存在记忆力减退等甲减症状，比其他慢性病患者更容易出现忘记服药的情况。患者家属提高患者依从性的主要方法是采取多种形式的健康教育，而电话随访是一种简单、快捷、方便有效的形式，易被患者接受，对提高服药依从性有非常重要的作用。

2.饮食护理

戒烟、戒酒，严格控制脂肪和胆固醇摄入。甲减会使患者身体脂肪代谢紊乱，大大增加高胆固醇血症或高甘油三酯血症状的发生概率，患者在生活中一定要避免摄入过多脂肪和胆固醇，严格限制高胆固醇食物如奶油、蛋黄等，高脂肪食物如坚果、五花肉、芝麻酱等。每日油脂的摄入量不要超过20 g。

减少钠的摄入量。部分甲减患者由于黏液性水肿，经常出现手足肿胀、身体发胖的症状。因为食盐的摄入量过高，使水和钠无法尽快排出体外，从而加剧了水肿症状，因此甲减患者在日常饮食中要严格限制盐的摄入量，饮食要偏淡。除了食盐本身，一些本身含盐的食物也要注意，如腊肉、酱菜、酱油等其他佐料和调味酱都要减少食用。

增加铁元素的摄入。甲减患者因甲状腺激素分泌不足，容易出现红细胞合成障碍，且患者由于身体吸收能力弱，相比于健康人，铁元素的吸收率很低，出现贫血的概率很高。甲减患者在生活饮食中要增加铁元素的摄入水平，多吃铁含量高的食物，如瘦肉、羊血等；适当补充维生素 C、维生素 B_{12}、叶酸以促进铁的吸收和血红蛋白合成。

3.合理运动

可以根据自己的喜好选择低强度的有氧运动，如散步、快步走、广播体操、太极拳等。散步较为方便和灵活，运动量容易控制，不受场地条件限制可随时随地进行。甲减患者特别是中老年患者身体较为虚弱时，每次锻炼控制在15~20分钟即可，每周运动3~4次。

4.心理护理

甲减是一种慢性疾病，常需终身服药。它常因病理性体征如畏寒、乏力、手足肿胀感、体重增加、便秘、女性月经紊乱等严重困扰患者。Mowla等的研究显示，合并甲状腺功能减退的抑郁症患者有更严重的焦虑症状，且甲状腺激素水平与焦虑症状和躁动相关。家庭应给予甲减患者足够的重视、宽容和耐心，及时发现并给予甲状腺激素替代治疗，预防或治疗焦虑症、抑郁症，帮助其顺利度过疾病危险期，提高生命质量。

参考文献

[1] Shan Z, Chen L, Lian X, et al. Iodine Status and Prevalence of Thyroid Disorders After Introduction of Mandatory Universal Salt Iodization for 16 Years in China: A Cross-Sectional Study in 10 Cities[J]. Thyroid. 2016; 26(8): 1125-1130.

[2] 中华医学会, 中华医学会杂志社, 中华医学会全科医学分会, 等 . 甲状腺功能亢

进症基层诊疗指南（实践版·2019 年）[J]. 中华全科医师杂志, 2019, 18（12）：1129-1135.

[3] 林果为, 王吉耀, 葛均波 . 实用内科学 [M].15 版 . 北京: 人民卫生出版社, 2017.

[4] 葛均波, 徐永健 . 内科学 [M].9 版 . 北京: 人民卫生出版社, 2018.

[5] 谭荣欢, 张静, 李洁晶, 等 . 电话随访式延续护理用于 PCI 术后患者对服药依从性的影响 [J]. 中国误诊学杂志, 2021, 16（04）：348-349.

[6] 何苗, 陈巧, 黄宴萍, 等 . 基于微信健康教育对在职高血压患者生活方式和服药依从性的影响 [J]. 中国医药科学, 2020, 10（04）：162-165.

[7] Mowla A, Kalantarhormozi M R, Khazraee S . Clinical Characteristics of Patients With Major Depressive Disorder With and Without Hypothyroidism[J]. Journal of Psychiatric Practice, 2011, 17(1): 67-71.

第七节 胰腺炎患者的家庭护理

急性胰腺炎是一种常见的消化系统疾病，它是由胆石症、高甘油三酯血症和饮酒等多种病因引发胰腺分泌的胰酶在胰腺内被激活，导致胰腺及胰周组织自我消化，出现胰腺局部水肿、出血甚至坏死的炎症反应。其临床表现为突发上腹或中上腹疼痛，呈持续性，向腰背部放射，伴恶心、呕吐，部分可出现全身炎性反应综合征，严重患者会并发器官功能衰竭。近年来急性胰腺炎在全球的发病率在升高，原因与肥胖和胆石症发生率上升有关。在美国，急性胰腺炎的发病率为5~30例/10万人，是胃肠病患者住院治疗的主要原因。美国每年因急性胰腺炎入院的患者数达275 000例，总治疗费用达26亿美元。在我国，随着生活水平的提高，人群血脂异常的患病率越来越高，相应地，高甘油三酯血症性胰腺炎发病率也在逐步升高，现已升为急性胰腺炎第二大病因。北京地区一项多中心研究对2006—2010年胰腺炎发病趋势进行分析显示高甘油三酯血症性胰腺炎位居病因第二位（10.36%）。江西省一项包含3 260例患者的大样本回顾性研究显示高甘油三酯血症占所有病因的14.3%。2012年之后高甘油三酯血症在急性胰腺炎病因中占比达17.5%。中青年男性、肥胖、饮酒嗜好及糖尿病患者是高甘油三酯血症性胰腺炎发病的高危人群。

一、病理机制

我国急性胰腺炎的常见病因为胆源性、高甘油三酯血症和酒精性，其他少见病因包括外伤性、药物性、感染性、高钙血症、自身免疫、肿瘤、ERCP术后胰腺炎等，无法找到病因者可称为特发性急性胰腺炎。

1.胆源性

胆总管结石、胆囊结石、胆道感染、胆道蛔虫等是引起急性胰腺炎的最常见病因，约占所有病因的60%。所有急性胰腺炎的患者都应行腹部超声检查以评估胆石症。磁共振胆胰管造影有助于判断胆总管或胆囊结石，超声内镜对于胆源性胰腺炎有较高的诊断价值，有助于发现胆总管泥沙样结石。

2.高脂血症

患者发病时血清甘油三酯水平≥11.3 mmol/L，强力支持高甘油三酯是急性胰腺炎的病因；血清甘油三酯水平≥5.65 mmol/L但<11.3 mol/L时，应高度怀疑高甘油三酯是急性胰腺炎的病因；如果没有找到其他明显病因，或者发病24小时以后甘油三酯≥5.65 mmol/L，也应把高甘油三酯视作急性胰腺炎的病因。

3.酒精性

酗酒者中有5%可发生急性胰腺炎，偶尔少量饮酒并不能作为急性胰腺炎的病因，只有饮酒≥50 g/d，且>5年时方可诊断为酒精性胰腺炎。

发生急性胰腺炎的诱因主要有暴饮暴食、油腻（高脂肪）饮食、酗酒等其他因素，它们会诱发胆囊结石排入胆道，引起乳头括约肌痉挛，增加血液中甘油三酯水平，促进胰液大量分泌等。妊娠、肥胖、吸烟、患糖尿病是急性胰腺炎发病的危险因素。

二、临床表现

1.腹痛

腹痛为本病的主要表现和首发症状，常在暴饮暴食或酗酒后突然发生。疼痛剧烈而持续，呈钝痛、钻痛、绞痛或刀割样痛，可有阵发性加剧。腹痛常位于中左上腹，向腰背部呈带状放射，取弯腰抱膝位可减轻疼痛，一般胃肠解痉药无效。水肿型腹痛一般3~5天后缓解。坏死型腹部剧痛，持续较长，由于渗液扩散可引起全腹痛。极少数年老体弱患者腹痛极轻微或无腹痛。

2.恶心、呕吐及腹胀

起病后多出现恶心、呕吐，有时颇频繁，呕吐物为胃内容物，重者可混有胆汁甚至血液，呕吐后无舒适感。常同时伴有腹胀，甚至出现麻痹性肠梗阻。

3.发热

多数患者有中度以上发热，一般持续3~5天。若持续发热1周以上并伴有白细胞升高，应考虑有胰腺脓肿或胆道炎症等继发感染。

4.低血压或休克

重症胰腺炎常发生，患者烦躁不安，皮肤苍白、湿冷等，极少数患者可突然出现休克，甚至发生猝死。其主要原因为有效循环血容量不足，胰腺坏死释放心肌抑制因子致心肌收缩不良，并发感染和消化道出血等。

5.水、电解质及酸碱平衡紊乱

多有轻重不等的脱水，呕吐频繁者可有代谢性碱中毒。重症者可有显著脱水和代谢性酸中毒，伴血钾、血镁、血钙降低，部分可有血糖增高，偶可发生糖尿病酮症酸中毒或高渗昏迷。

三、家庭护理

1.缓解疼痛

腹痛常常是患者的首发症状，发生时患者应绝对卧床休息，以减轻胰腺的负担，促进组织修复；保证充足睡眠，促进体力恢复。腹痛时协助患者取弯腰、前倾坐位或屈膝侧卧位，以缓解疼痛。因剧痛辗转不安者应防止坠床，周围不要有危险物品，以保证安全。居家照顾者应及时拨打急救电话，尽快将患者送入医院，疼痛发生时不要随意服用止痛药物，以免延误病情。

2.保持良好的生活习惯

绝对禁烟、禁酒。酗酒将加剧肝、胆、胰损伤，降低免疫力，影响治疗效果。忌食油腻食物，油腻食物不易消化，且可加剧胆汁分泌，激活胰腺消化酶增加，加重病情，故出院后2~3个月，肥肉、花生、芝麻、油酥、油炸食品等脂肪类食物不可食用。禁食肉汤，定期体检，随访病情的预后情况。

3.饮食护理

急性胰腺炎出院后，饮食宜清淡，如米汤、藕粉、菜汤、蛋花汤、面片等。除流质饮食外还可进食米粥、素挂面、素馄饨、少量碎菜叶、水果等。待患者白细胞、淀粉酶减至正常后可补充纯碳水化合物流食，如米汤、杏仁茶、果汁、果冻等糖类食物。日常高碳水化合物低脂饮食，合理选择蔬菜。一日三餐宜八分饱，不可过饱，吃饭不宜过快，减少进食凉菜、米饭，不喝碳酸饮料，少吃熏蒸食品。

4.心理护理

由于急性胰腺炎病情进展快，患者往往会烦躁多虑、精神紧张导致睡眠质量较差，因此，家人平时应该多与患者进行沟通，给予患者安慰、理解和关心，以增进感情，消除焦虑感；要尽量避免不必要的刺激，帮助患者树立战胜疾病的信心，以良好的心态接受治疗。

5.生活作息指导

保持居室安静、轻松的氛围，帮助患者合理安排作息时间，注意劳逸结合，注意多休息，避免精神过度紧张。在疾病刚开始的时候应多注意休息以控制病情的发展，当症状缓解后，在条件允许的情况下可适当参加一些有意义的活动和工作，以调节好生活情绪，保证夜间充足睡眠，使疾病更快康复。

6.预防复发

针对胆石症、高甘油三酯、酗酒、孕妇等危险人群需定期复查。高甘油三酯患者低脂饮食、控制体重仍不能控制血脂水平时，需服用降血脂药物，定期复查血脂；酗酒者应进行心理干预，彻底戒酒；孕妇是发生急性胰腺炎的高危人群，产检时应检测血脂、肝功能和肝胆B超，不应过度地补充营养。另外，还需谨慎用药，有些药物如双氢克尿噻、硫唑嘌呤等可诱发胰腺炎，需要在医生指导下使用。最新版急性胰腺炎诊疗指南明确指出，建议所有轻症急性胰腺炎患者出院1、3、6个月门诊随访，中度重症急性胰腺炎和重症急性胰腺炎随访1年以上。

参考文献

[1] 中华医学会消化病学分会胰腺疾病学组,中华胰腺病杂志编辑委员会,中华消化杂志编辑委员会.中国急性胰腺炎诊治指南（2013 年,上海）[J].中华消化杂志, 2013, 33（4）: 217–222. DOI: 10.3760/cma.j.issn.0254–1432.2013.04.001.

[2] CrockettSD, WaniS, GardnerTB, et al. American Gastroenterological Association Institute Guideline on initial management of acute pancreatitis[J]. Gastroenterology, 2018, 154(4): 1096–1101. DOI: 10.1053/j.gastro.2018.01.032.

[3] BanksPA, BollenTL, DervenisC, et al. Classification of acute pancreatitis 2012: revision of the Atlanta classification and definitions by international consensus[J]. Gut, 2013, 62(1): 102–111. DOI: 10.1136/gutjnl–2012–302779.

［4］ForsmarkCE， VegeSS， WilcoxCM. Acute pancreatitis[J]. N Engl J Med， 2016，375(20): 1972-1981.

［5］LiXH， HuangXP， PanL， et al. Vitamin D deficiency may predict a poorer outcome of IgA nephropathy[J]. BMC Nephrol， 2016， 17(1): 164. DOI: 10.1186/s12882-016-0378-4.

［6］Zheng Y， ZhouZ， Li H， et al. A multicenter study on etiology of acute pancreatitis in Beijing during 5 years[J]. Pancreas， 2015， 44(3): 409-414. DOI: 10.1097/MPA.0000000000000273.

［7］Zhu Y， Pan X， Zeng H， et al. A study on the etiology， severity， and mortality of 3260 patients with acute pancreatitis according to the revised Atlanta classification in Jiangxi， China over an 8-year period[J]. Pancreas， 2017， 46(4): 504-509. DOI: 10.1097/MPA.0000000000000776.

［8］何文华, 祝荫, 朱勇, 等. 高甘油三酯血症与其他病因所致急性胰腺炎的病情严重程度及预后比较 [J]. 中华医学杂志， 2016， 96(32): 2569-2572. DOI: 10.3760/cma.j.issn.0376-2491.2016.32.011.

［9］Nawaz H， Koutroumpakis E， EaslerJ， et al. Elevated serum triglycerides are independently associated with persistent organ failure in acute pancreatitis[J]. Am J Gastroenterol， 2015， 110(10): 1497-1503. DOI: 10.1038/ajg.2015.261.

［10］Vipperla K， Somerville C， Furlan A， et al. Clinical profile and natural course in a large cohort of patients with hypertriglyceridemia and pancreatitis[J]. J Clin Gastroenterol， 2017， 51(1): 77-85. DOI: 10.1097/MCG.0000000000000579.

［11］马书丽, 杨晓曦, 刘谆谆, 等. 急性胰腺炎患者负性情绪现状及其影响因素的混合系统评价 [J]. 解放军护理杂志, 2021, 38（07）: 6-9+15.

［12］TennerS， BaillieJ， DewittJ， et al. American College of Gastroenterology guidelines: management of acute pancreatitis[J]. Am J Gastroenterol， 2013， 108(9): 1400-1416. DOI: 10.1038/ajg.2013.218.

［13］中国医师协会胰腺病学专业委员会. 中国急性胰腺炎多学科诊治（MDT）共识意见（草案）[J]. 中华医学杂志, 2015, 95(38): 3103-3109. DOI: 10.3760/cma.j.issn.0376-2491.2015.38.008.

［14］中华医学会, 中华医学会杂志社, 中华医学会消化病学分会, 等. 急性胰腺炎基层诊疗指南（2019 年）[J]. 中华全科医师杂志， 2019， 18(9): 819-826. DOI: 10.3760/cma.j.issn.1671-7368.2019.09.004.

第八节　消化性溃疡患者的家庭护理

消化性溃疡是由于胃酸、胃蛋白酶、幽门螺杆菌及化学或物理因素对自身的侵袭与胃黏膜防御之间失衡导致的一种多发、常见的慢性溃疡，可发生于食管、胃、十二指肠、胃—空肠吻合口附近以及含有胃黏膜的Meckel憩室。男性发病多于女性。该病发生在消化道多个部位，以胃及十二指肠最为常见。十二指肠溃疡多于胃溃疡，两者之比约为3：1。十二指肠溃疡多发生于青壮年，胃溃疡多发生于中老年。全球5%~10%的人患有消化性溃疡，每年的发病率为0.1%~0.3%，人群中罹患本病10%~12%，大约每10人中就有1人患过消化性溃疡，同时通过对中国人群流行病学调查显示，消化性溃疡标化年发病率约0.84‰，占国内胃镜检查人群的10.3%~32.6%。

消化性溃疡不仅发病率高，而且可出现多种并发症，主要有上消化道出血、幽门梗阻及穿孔，严重可危及患者生命。随着对消化性溃疡病因和发病机制的深入研究以及各种检查诊断技术的推广，消化性溃疡的发病率有逐渐下降的趋势，其严重并发症的发病率也有所降低。消化性溃疡病程多在6~7年，某些患者会达到10~30年。患者患病期间常出现上腹部周期性疼痛，且病情反复发作，并可能出现较严重的并发症，给患者身心带来严重的影响，降低患者的生活质量，影响工作，加重患者的经济负担，给社会生产带来极大的负面效应。

一、案例分享

陈某，男，25岁，公司销售员。陈某三年前持续出现腹部疼痛，饱餐和饥饿状态下都会出现腹痛。经过各项临床检查，医生诊断为胃溃疡和十二指肠溃疡。

二、病理机制

消化性溃疡的发生是由于对胃、十二指肠黏膜有损害作用的侵袭因素与黏膜自身防御、修复因素之间失去平衡，胃酸和胃蛋白酶对黏膜产生自我消化。如果将黏膜屏障比喻为屋顶，胃酸、胃蛋白酶比喻为酸雨，漏屋顶遇上虽然不大的酸雨，或过强的酸雨腐蚀了正常的屋顶，都可能导致消化性溃疡发生。部分导致消化性溃疡发病的病因既可以损坏屋顶，又可增加酸雨。胃溃疡主要是防御、修复因素减弱，十二指肠溃疡则主要是侵袭因素增强。现将这些病因及导致溃疡发生的机制分述如下：

1.幽门螺杆菌感染

确认幽门螺杆菌感染是消化性溃疡的重要病因，主要证据为：①消化性溃疡患者幽门螺杆菌检出率显著高于对照组的普通人群，十二指肠溃疡患者的幽门螺杆菌的检出率约为90%，胃溃疡为70%~80%；②对消化性溃疡患者应用根除幽门螺杆菌治疗后，其溃疡复发率明显下降，证明幽门螺杆菌感染与溃疡形成密切相关。但为何在感染幽门螺杆菌的人群中仅15%左右的人发生消化性损伤，一般认为这是幽门螺杆菌（不同毒力菌株）、宿主（遗传及机体状态）和环境因素三者相互作用结果不同所致。

2.药物

长期服用非甾体抗炎药、糖皮质激素、氯吡格雷、化疗药物、双磷酸盐、西罗莫同等药物的患者更易发生溃疡。非甾体抗炎药是导致胃黏膜损伤最常用的药物，有10%~25%的患者可发生溃疡。

3.胃酸和胃蛋白酶

消化性溃疡的最终形成是由于胃酸、胃蛋白酶对黏膜自身消化所致，而胃蛋白酶的活性取决于胃液pH值，当胃液pH值在4以上时，胃蛋白酶便失去活性，因此胃酸在其中起决定性作用，是溃疡形成的直接原因。

4.其他因素

下列因素可能对消化性溃疡的发生有不同程度的影响：①吸烟者患消化性溃疡的发生率比不吸烟者高，其机制尚不明确，可能与吸烟增加胃酸分泌、减少十二指肠碳酸氢盐分泌、降低幽门括约肌张力和增加黏膜损害性氧自由基等因素有关。②遗传因素作用不能肯定。③胃十二指肠运动异常，部分胃溃疡患者胃排空延缓，可引起十二指肠液反流入胃而损伤胃黏膜；部分十二指肠患者胃排空增快，可使十二指肠酸负荷增加。④急性应激可引起应激性溃疡，长期精神紧张、焦虑或情绪容易波动的人或过度劳累，可能通过神经内分泌途径影响胃十二指肠分泌、运动和黏膜血流调节，而使溃疡发作或加重。

三、临床表现

消化性溃疡的临床表现不一，部分患者可无症状，或以出血、穿孔等并发症为首发症状。典型的消化性溃疡有以下临床特征：①慢性过程，病史可达数年至数十年；②周期性发作，发作与自发缓解相交替，发作期可为数周或数月，缓解期也长短不一，发作常呈季节性，多在秋冬或冬春之交发病，可因精神情绪不良或过劳而诱发；③发作时上腹痛呈节律性，与进食有关。

1.腹痛

上腹部疼痛是本病的主要症状，可为钝痛、灼痛、胀痛甚至剧痛，或呈饥饿样不适感。疼痛部位多位于上腹中部、偏右或偏左。多数患者疼痛有典型的节律，十二指肠溃疡表现为空腹痛，即餐后2~4小时或（及）午夜痛，进食或服用抗酸剂后可缓解；胃溃疡的疼痛多在餐后1小时内出现，经1~2小时后逐渐缓解，至下餐进食后再次出现疼痛，午夜痛也可发生，但较十二指肠溃疡少见。部分患者无上述典型疼痛，而仅表现为无规律性的上腹隐痛不适，也可因并发症而发生疼痛性质及节律的改变。

2.其他

消化性溃疡除上腹疼痛外，尚可有反酸、嗳气、恶心、呕吐、食欲减退等消化不良症状，也可有失眠、多汗、脉缓等自主神经功能失调表现。

3.体征

溃疡活动期可有上腹部固定而局限的轻压痛，十二指肠溃疡压痛点常偏右。缓解期则无明显体征。

胃溃疡与十二指肠溃疡的特点及鉴别见表1-2。

表1-2　胃溃疡与十二指肠溃疡的特点及鉴别

	胃溃疡	十二指肠溃疡
常见部位	胃角、胃窦或胃小弯	十二指肠球部
胃酸分泌	正常或降低	增多
发病机制	主要是防御/修复因素减弱	主要是侵袭因素增强
发病年龄	中老年	青壮年
幽门螺杆菌检出率	80%~90%	90%~100%
疼痛特点	餐后1小时疼痛—餐前缓解—进餐后1小时再次疼痛，午夜痛少见	餐前痛—进餐后缓解—餐后2~4小时再次疼痛—进食后缓解，午夜痛多见

四、家庭护理

1.认识疾病形成的危险因素

帮助患者认识和去除病因，向患者解释疼痛的原因和机制，指导其减少或去除加重和诱发疼痛的因素：①对服用非甾体抗炎药者，若病情允许应停药；若必须用药，可遵医嘱换用对胃黏膜损伤少的非甾体抗炎药，如塞来昔布或罗非昔布。②避免暴饮暴食和进食刺激性饮食，以免加重对胃黏膜的损伤。③对嗜烟酒者，劝其戒除，但应注意突然戒断烟酒可引起焦虑、烦躁，反过来也会刺激胃酸分泌，故应与患者共同制订切实可行的戒烟酒计划，并督促其执行。

2.指导缓解疼痛

注意观察并详细了解患者疼痛的规律和特点，并按其疼痛特点指导缓解疼痛的方法。如十二指肠溃疡表现为空腹痛或夜间痛，指导患者在疼痛前或疼痛时进食碱性食物（如苏打饼干等），或服用抑酸剂。也可采用局部热敷或针灸止痛。

3.良好的饮食习惯

①进餐方式：指导患者有规律地定时进食，以维持正常消化活动的节律。在溃疡活动期，以少食多餐为宜，每天进餐4~5次，避免餐间零食和睡前进食，使胃酸分泌有规律。一旦症状得到控制，应尽快恢复正常的饮食规律。饮食不宜过饱，以免胃窦部过度扩张而增加促胃液素的分泌。进餐时注意细嚼慢咽，避免急食，咀嚼可增加唾液分泌，后者具有稀释和中和胃酸的作用。②食物选择：选择营养丰富、易消化的食物。除并发出血或症状较重外，一般无须规定特殊食谱。症状较重的患者以面食为主，因面食柔软易消化，且其含碱能有效中和胃酸，不习惯于面食则以软米饭或米粥替代。

4.休息与活动

患者消化性溃疡症状缓解出院后，也应该嘱其卧床休息几天至1~2周，可使疼痛等症状缓解。每天可以下床活动，促进疾病恢复。但下床活动时应该根据患者的身体恢复情况来制订相应的计划。

5.用药护理

根据医嘱给予药物治疗，并注意观察药效及不良反应。①质子泵抑制剂：奥美拉唑可引起头晕，特别是用药初期，应嘱患者用药期间避免开车或做其他必须高度集中注意力的工作。兰索拉唑的主要不良反应包括皮疹、瘙痒、头痛、口苦、肝功能异常等，轻度不良反应不影响继续用药，较为严重时应及时停药。泮托拉唑的不良反应较少，偶可引起头痛和腹泻。②H$_2$受体拮抗药：药物应在餐中或餐后即刻服用，也可把1天的剂量在睡前服用。若需同时服用抗酸药，则两药应间隔1小时以上。③弱碱性抗酸剂：如氢氧化铝凝胶等，应在饭后1小时和睡前服用。服用片剂时应嚼服，乳剂给药前应充分摇匀。抗酸药应避免与奶制品同时服用，因两者相互作用可形成络合物。酸性的食物及饮料不宜与抗酸药同服。氢氧化铝凝胶能阻碍磷的吸收，引起磷缺乏症，表现为食欲不振、软弱无力等症状，甚至可导致骨质疏松。长期大量服用还可引起严重便秘、代谢性碱中毒与钠潴留，甚至造成肾损害。

6.生活作息指导

保持居室安静、轻松的氛围，帮助患者合理安排作息时间，指导患者合理地学习、生活和工作，注意劳逸结合，避免精神过度紧张。在疾病刚开始的时候应多注意休息以控制病情的发展；当症状缓解后，在条件允许的情况下可适当地参加一些有意义的活动和工作，以调节好情绪，保证夜间充足睡眠，使疾病更快康复。忌酒、咖啡、浓茶，以减少环境和食物对患者的不良刺激。

参考文献

[1] Zogovic S，Bojesen A B，Andos S，et al. Laparoscopic repair of perforated peptic ulcer is not prognostic factor for 30-day mortality (a nationwide prospective cohort study). [J]. International Journal of Surgery，2019，72，47-54.

[2] Motamedi M，Mansour-Ghanaei F，Sariri R，et al. Salivary enzymes in peptic ulcer disease.[J]. Journal of Oral Biology and Craniofacial Research，2013，3(2)，83-87.

[3] 中华消化杂志编委会. 消化性溃疡病诊断与治疗规范建议 [J]. 中华消化杂志，2008，28（7）：447-450.

[4] Malmi H，Kautiainen H，Virta L J，et al. Incidence and complications of peptic

ulcer disease requiring hospitalisation have markedly decreased in Finland[J]. Aliment Pharmacol Ther, 2014, 39（5）：496–506.

［5］Martins T, Dos S, De M, et al. ACTIVITY OF ORBIGNYA PHALERATA AND EUTERPE EDULES IN THE PREVENTION AND TREATMENT OF PEPTIC ULCER IN RATS[J]. Abcd Arquivos Brasileiros De Cirurgia Digestiva, 2018, 31（3）.

［6］袁耀宗, 汤玉茗. 消化性溃疡病诊断与治疗规范 [J]. 中华消化杂志, 2014, 34（02）：73–76.

第九节 尿毒症患者的家庭护理

尿毒症是由急性或者慢性肾脏疾病治疗不及时或者治疗不恰当而引起的疾病。尿毒症不是一个独立的病种，而是各种原因造成肾脏功能异常的肾脏疾病终末期的临床综合征，是慢性肾脏功能衰竭进入一个终末期而出现的一系列临床表现所组成的综合征。

一、案例分享

王某，男，45岁，公司销售经理。王某在工作中喝酒应酬较多，饮食不规律，长期熬夜，作息不正常。王某三年前出现颜面部浮肿，伴乏力、饮食差、怕冷、夜尿频繁、双下肢凹陷性水肿，去医院就诊，经过各项临床的检查，医生给予的诊断为慢性肾功能不全（尿毒症期）高钾血症、继发性高血压。后续给予的治疗方法需要长期透析治疗。患者非常焦虑，脾气变得暴躁，易发火，拒绝与人沟通，拒绝治疗，不相信医生诊断。医护人员对其详细讲解尿毒症及治疗方案并进行心理护理，同时在患者家属的积极劝说下，根据医生拟订的治疗方案，患者开始进行腹膜透析。半年来患者定期门诊复诊，遵医嘱用药，暂无复发现象。

二、病理机制

疾病发生的诱因：首先患者存在一定的基础疾病，有慢性肾功能不全，比如慢性肾炎、糖尿病肾病、肾病综合征、高血压性肾损伤、狼疮性肾炎等。在慢性肾功能不全疾病过程中，又因为过度饮食、过度劳累及突发的感冒、发热及其他疾病引起感染。患者本身存在原发疾病，再加上其他原因影响，引起血内肌酐指标骤然上升，肾小球滤过率功能降低。严重者可出现多器官功能的衰竭，继而出现机体内的酸碱度平衡失调及电解质紊乱。

三、临床表现

1.代谢性酸中毒

慢性肾功能不全的患者在尿毒症时期，身体中的代谢性产物有磷酸、硫酸等，由于肾脏的排泄障碍而潴留在人体中，就有可能发生尿毒症性酸中毒。比较轻的代谢性酸中毒发生时患者症状可能较少，或者无症状表现，中度及重度的代谢性酸中毒发生时，如果查到血中碳酸氢根离子浓度小于15 mmol/L，患者有可能会出现明显的食欲不振、深大呼吸、呕吐、乏力等一系列情况。

2.水钠代谢紊乱

其主要现象是人体内的水钠潴留、血容量不足及低钠血症。在肾脏功能不正常时，肾脏对钠离子的负荷过多及体内容量过多，造成适应能力慢慢下降。尿毒症的患者由于没有适量地控制水的摄入，有可能造成人体容量负荷过多，就会出现程度不一的各个部位的积液及水肿，比如皮下眼睑水肿或者其他部位皮下水肿及腔体内的积液，持续这种情况时患者容易出现高血压、左心功能不全、脑水肿。如果患者小便正常，又过度控制水的摄入，或患者合并出现呕吐、腹泻等消化系统症状时，就容易发生脱水。

3.钾离子代谢紊乱

尿毒症患者肾脏的排钾功能逐渐减退，此时就容易出现高钾血症；特别是钾离子摄入过多、消化道出血、各种原因的酸中毒、继发感染等一系列情况发生的时候，就更易出现高钾血症。

4.钙磷代谢紊乱

其主要常见表现是磷过多和钙缺少。慢性肾功能衰竭时，25-（OH）$_2$D$_3$降低，使肠道对钙的吸收降低，从而让肾小管吸收钙离子功能下降，对钙的吸收降低；此外，高磷血症可让钙磷沉积变高，促进磷酸钙盐沉积，引发异位钙化，血液中钙降低。如果肾小球滤过率下降，尿磷的排出量减少时，血磷浓度就会升高，从而使钙的吸收加重，继而出现低钙血症。

5.蛋白质、糖类、脂肪和维生素的代谢紊乱

尿毒症患者蛋白质代谢紊乱是由于蛋白质代谢产物堆积，其中包括胍类化合物、尿素、胺类、肌酐、吲哚、酚类和中分子物质等。

6.尿素升高

经过肾脏的排泄，尿毒症使身体中的尿素堆积，患者就可能会出现厌食、呕吐、乏力、精神不集中、体温过低等表现。

7.糖代谢异常

其最明显的表现是糖耐量降低和低血糖这两类情况，糖耐量降低是最为常见的临床表现，后者较为少见。高脂血症比较常见，其中大部分患者会出现不同程度的高甘油三酯血症，极个别患者出现轻度高胆固醇血症。维生素代谢紊乱较为常见，比如维生素B$_6$、血清维生素A水平变高及体内叶酸的缺乏等。

四、家庭护理

1.一般护理

向患者及患者家属解释药物治疗中的必要性，要知晓所吃药物的不良反应及药物的作用，以及让患者知晓不能坚持用药对身体的危害。嘱咐患者应按时遵医嘱服用药物，按照医生制定的时间定期复查。平时密切监测血压波动情况，将血压控制在理想范围内。适当增加运动，避免运动强度过大，减少劳累时间。假如血压控制不佳，在血压过高或者血压过低的情况下，患者要随时就诊，调整用药方案。

尿毒症患者因为肾脏排泄功能受疾病的影响降低或者功能丧失，会导致体内蓄积大量毒素，所以要通过腹膜透析及血液透析等方式将体内蓄积的毒素排出体外。

2.腹透患者的特殊护理

腹膜透析统称腹透，是肾功能不全患者常用的代替性治疗方法之一，是用腹膜的半透膜特性，用合适的透析液体导入腹腔内，在停留一段时间后，通过腹膜毛细血管中血液及腹腔内透析液中的溶质浓度梯度及渗透梯度进行溶质和水的交换，从而达到去除蓄积在体内的代谢性废物，纠正水电解质紊乱和酸碱平衡失调的目的。腹膜透析具备居家操作容易、产生医疗费用较低等一系列优点，因此其在肾功能衰竭患者中的使用非常广泛。但是，因为腹膜透析治疗不能够完全代替肾脏的功能，所以腹膜透析的患者可能存在高血压和营养不良等一系列并发症。因此，加强腹膜透析患者的家庭护理就更为重要。

3.饮食的护理

腹膜透析患者要求每天补充足够多的营养，从而维持体力；适量增加一些日常活动及社会生活能力，提升患者的免疫功能，达到提高抵抗力的目的。对腹膜透析患者来而言，每天最为重要的食物就是蛋白质。因为腹膜透析患者每天会丢失5~15 g蛋白质，因此每天应摄入一定量的蛋白质以保证机体需要量。另外，这类患者还要求适量地摄入水果蔬菜等含有高维生素的饮食。水分的补充应该根据每天的出量来决定，少尿或者无尿的患者应该严格控制水的摄取量，一般水的摄取量＝尿量＋透析脱水量÷透析间隔天数+500 mL，钠离子会使水潴留，盐摄入过多会使患者饮水量增加，所以患者不能吃腌制食物，食盐摄取量应该小于每天3 g。

4.心理护理

大多数才开始腹膜透析的患者对于从今往后要持续进行腹膜透析的情况接受度较低。因为体内一直留置透析管，他们会产生自卑的情绪，不敢参与人际交往，在透析的阶段会不同程度地担心腹膜透析会发生的各种并发症。患者会因自己给家庭造成负担而感到愧疚。所以家属应该及时对患者进行心理疏导，协助患者掌握一定的技巧；家属应该尽量多和患者进行有效的沟通交流，了解患者的担忧点和恐惧点，在精神上给予患者鼓励和安慰，鼓励患者表达自己的情绪，面对现实，增强患者的心理适应力，使他们增强信心。同时家属应掌握腹膜透析的各项操作流程和疾病的各种相关知识，并且能协助患者进行有效操作。

5.透析时的环境要求

首先腹膜透析必须在干净、整洁的环境下进行，应该准备一个相对独立、避风、干燥的环境，在条件及环境允许的情况下可以进行紫外线光照消毒杀菌。所在环境的温度是控制患者感染的必要因素，因此房间的温度要适合，避免患者感冒，避免因为抵抗力下降而使患者感染的风险增加。患者的个人卫生情况也应该注意，要求患者要勤换衣服及床上用品。在腹膜透析操作前，患者和家属要做好手卫生，佩戴口罩，调配透析溶液时要认真消毒，落实无菌要求。透析溶液输入腹腔内前要加热至37℃，要求操作时遵循无菌原则。皮肤表层是身体的第一道保护屏障，能适当地抵抗多种病毒及细菌的入侵。因此，在操作时要特别注意，仔细观察透析管道和皮肤的连接处是否发生渗血、漏液、红肿等情况。如果出现上述情况则必须先处理后再进行严格的消毒。消毒完毕后，应该妥善固定腹膜透析管道，不可打结或是拉扯透析管道，衣物要穿松紧适宜的，并保持皮肤清洁、干燥，减少感染的风险。患者不能随意改变腹膜透析的处方，不能随意调配透析液的浓度。

6.腹膜透析并发症的预防

腹膜透析患者可能会出现导管出口处感染、隧道感染、腹膜炎、透析液体引流不通畅、腹胀腹痛等一系列并发症，其中腹膜透析过程中合并腹腔感染是在家庭腹透中比较严重的并发症。并发症是患者死亡的重要原因，因此腹膜透析的患者应该积极防止各种并发症的发生，从而提高生活品质。

（1）腹膜炎的预防。腹膜炎的主要临床表现是恶心、呕吐、发热、腹痛以及腹透引出的透析液混浊等。患者在平时就应该特别注意手卫生状况，要时刻保持手卫生，要严密消毒腹透周边皮肤和透析管道，严密观察所引出透析液的颜色、性状，如果发现腹膜炎指征应及时去医院就诊。

（2）预防导管出口处感染和隧道感染。导管口感染是腹透最为常见的并发症，所以要求保持管道周边皮肤黏膜的干燥，操作前必须给予有效的消毒措施。感染的主要症状是管道周围皮肤红肿及出现血性分泌物或者脓性分泌物，有时可能伴随疼痛感。透析的患者应该在日常生活中加强手卫生，透析操作是严格无菌操作，生活中可以用杀菌软膏涂于管道周围皮肤，预防周围皮肤感染。腹透管置入一个月内不能沐浴，一个月后沐浴时可以用不透水辅料保护导管出口，避免管道淋湿。

（3）预防透析液引流不畅。使透析液体引流顺畅，预防透析管道出现折叠、挤压、弯曲、破损及纤维蛋白凝聚或血凝块堵管等情况。透析过程中应该要遵守操作规范，杜绝过多的空气进入透析管道。患者膀胱充盈和便秘可能会使透析引流过程中出现短暂的引流障碍，所以患者在透析前应该排空膀胱，平时要注意保持大便的顺畅。

（4）预防腹痛腹胀。患者产生腹痛腹胀的主要原因是透析的管道置入比较深，透析过程中液体流入及流出的速度较快，渗透压升高，以及腹膜炎、透析液的温度不合适等。要避免上述情况的发生，要特别注意腹透液温度应该合适，一般温度应在37℃左右。透析的过程中应该调节好透析液滴入或者引出的速度，透析管道放入的位置适宜，且应该严密遵守无菌操作原则。

7.生活护理

定期对患者身体状况进行检查，卧床休息可减轻肾脏的负担，病情允许的情况下适当活动，保证患者充足的休息及睡眠时间。保持口腔、全身皮肤清洁。由于尿毒症患者不能把体内毒素从肾脏排出，易引起皮肤瘙痒，应嘱咐患者避免抓挠皮肤，引起皮肤感染而加重病情。如患者出现水肿情况，在卧床时应防止压疮的发生，定时翻身，保持床单元干燥、干净。不暴饮暴食，养成良好的生活习惯。

8.用药护理

让患者了解自己的治疗用药情况，如利尿剂、降压、补钙、抗感染、保肾等药物名称；家属应监督患者坚持定量定时服药，不能自行改变药物剂量及停止用药；要了解血液透析前后的注意事项、各种检查的注意事项等。

参考文献

[1]邱桂玲，马爱敏. 持续性非卧床性腹膜透析的家庭护理指导 [J]. 中国医疗前言，2009，4（14）：108—109.

［2］袁永菁. 腹膜透析并发腹腔感染家庭中的护理 [J]. 内蒙古中医药, 2013（25）: 159-160.

［3］黄宏敏. 美皮康辅料在预防腹膜透析管出口处感染的效果研究 [J]. 护士进修杂志, 2013, 28（4）: 362-263.

［4］祝睿鋆, 沈旭慧. 社区腹膜透析患者的家庭护理, 2014, 04（b）: 0221-01.

第十节　肾病综合征患者的家庭护理

肾病综合征是指各种肾脏疾病所致大量蛋白尿（尿蛋白大于3 500 mg）、低血浆蛋白（血浆蛋白浓度小于30 g/L）、高脂血症及水肿并存的一种临床综合。其临床特点是三高一低，病情严重者可能会出现多浆膜腔积液及无尿表现。肾病综合征分为原发性肾病综合征和继发性肾病综合征。原发性肾病综合征指原发于肾脏本身的疾病，如急性肾炎、慢性肾炎等，继发性肾病综合征指继发于全身系统疾病或者先天性遗传疾病，如糖尿病肾病、狼疮性肾炎等。随着社会的进步、生活方式的改变及生活环境的影响，老年人、糖尿病患者及妊娠患者中发生肾病综合征的概率不断增加。

一、案例分享

患者范某，男，40岁，环卫工人。一年前曾因上呼吸道感染自行去药店购药治疗，治疗时间持续一月，而后好转，后因晨起眼面部浮肿，伴尿频、尿急、夜尿频繁1月就诊。就诊时生命体征正常，初步诊断为肾病综合征、尿路感染。医生根据病情给予消炎药、白蛋白、激素等药物对症治疗。经两周的积极治疗，患者查小便结果正常。患者定期门诊，按照医嘱口服药物，不参加重体力劳动，疾病未再复发。

二、病理机制

原发性肾病综合征主要是因为感染或者遗传易感性，在各种原因下导致机体内免疫复合物形成并沉积于肾脏内，诱发了自身免疫应答和炎症反应，从而对肾脏功能造成损伤，导致肾小球的滤过屏障和肾小管重吸收能力及内分泌功能紊乱，最终影响肾脏功能，产生一系列临床症状。

继发性肾病综合征是因为其原发病导致了血管炎或免疫复合物沉积于肾脏等多种病变，损伤了肾小球、肾小管或肾血管的功能，最终导致肾脏产生蛋白尿、血尿等临床表现，也可能是药物引起的肾脏功能损害。除此以外，如果个体长时间暴露在辐射中，如甲醛、其他芳香烃和染发剂等，也有可能引起肾病综合征。

三、临床表现

（1）出现大量的蛋白尿（肾小球滤过膜通透性增高，使大量蛋白从小便中排出），每天尿蛋白排出量大于3.5 g，也有部分患者表现为尿液中泡沫增多。

（2）水肿、低蛋白血症、血浆胶体渗透压下降（严重水肿患者可出现胸腔、腹腔、心包积液）。患者早晨起床的时候眼睑水肿明显，夜间睡觉可出现双下肢及脚踝部位的水肿，低蛋白血症使血管内的液体在组织间隙聚集，造成患者水肿。

（3）血压出现变化。肾病综合征患者的血压会偏离一般正常值，较正常血压偏高。所以高血压也是肾病综合征常见的伴随症状之一。

（4）其他症状。早期肾病综合征患者可能出现食欲不振、全身无力、肌肉酸痛、发热、全身不适、肌肉萎缩、容易疲劳、夜尿增多等情况。

四、家庭护理

（1）患者所居住的环境舒适，可以让患者得到良好的休息。每天需要开窗通风至少两次，每次通风时间约半小时。房间里应该每周用紫外线杀菌消毒一次，防止感染发生。

（2）注意提高患者的免疫功能，患者日常要注意保暖，避免受凉、受冻，入睡前可用温水泡脚半小时，防止感冒发生，日常注意口腔清洁卫生、饮食健康。穿衣首选宽松、舒适的棉质衣物，平时注意皮肤清洁卫生，避免皮肤损伤。患者一般需要卧床休息，卧床时间不少于两周。

（3）患者严重水肿，腹腔胸腔有积液时，应该等肢体水肿消失、腔体内积液消失后才能下床活动；对高度水肿患者，家属可以使用气垫床减少皮肤受压程度并协助患者翻身。发生感染的患者应该严格限制活动量，等待感染控制后才能下床活动，但也要避免过度劳累。

（4）遵医嘱正确使用各类药物，并密切观察药物治疗效果及药物的不良反应。患者家属应该准确地记录患者的入量及出量，并且督促患者进行复查。患者在使用激素时，可导致水钠等电解质潴留，还可能使患者的感染加重，并且会出现满月脸、脸部痤疮、向心性肥胖等一系列症状，因此家属应该鼓励患者，帮助患者进行自我形象管理以及皮肤清洁。

（5）饮食上，肾病综合征应该进食低盐低脂、高蛋白、高维生素饮食，注意饮食品种的多样化，食用易消化、清淡的食物，禁止食用腌制食物及动物内脏、肥肉及某些海产品等富含胆固醇及脂肪的食物，少用味精及食用碱。

（6）家属应该严密观察并记录患者的体温、脉搏、血压及尿量的变化，如果患者出现头晕、恶心、肢体麻木、少尿或无尿等情况，说明病情变化，要警惕循环衰竭或急性肾衰竭，并及时就医。

（7）肾病综合征患者因疾病过程较长，且复发概率高、治疗费用昂贵及疾病症状所带来的不适感，加之忧虑预后效果不佳，给家庭带来经济负担等因素，患者容易出现郁闷的心情，因而患者家属应该密切关注患者的心理健康，帮助患者拥有乐观、积极、开朗的心态。

参考文献

[1] 吴霞. 实用中医护理学 [M]. 北京: 中国中医药出版社, 2005.
[2] 王会接, 徐燕. 健康教育在肾病综合征临床护理中应用的前瞻性研究 [J]. 中国医药导刊, 2015, 17 (7) : 745.

第十一节　高血压患者的家庭护理

高血压病又可以称为原发性高血压，是全世界最为常见的心血管疾病之一。其发病原因暂不明确，主要的临床表现是动脉收缩压和舒张压升高，经常伴随全身多处器官功能病理性改变。现今人们生活水平逐渐提高，随着快节奏的生活，高血压的发病率呈逐渐上升趋势。高血压病分期标准：在未服用降血压药物的情况下，患者的收缩压大于140 mmHg，舒张压大于90 mmHg，或者有明确高血压病史，正在服用降压药而血压正常的患者。一期：指收缩压大于或等于140 mmHg，小于159 mmHg，舒张压大于或等于90 mmHg，小于99 mmHg。二期：指收缩压大于或等于160 mmHg，小于179 mmHg，舒张压大于或等于100 mmHg，小于109 mmHg。三期：指收缩压大于或等于180 mmHg，舒张压大于或等于110 mmHg。

一、案例分享

患者陈某，女性，67岁。起病缓，病程长。现病史：2⁺月前患者无明显诱因出现腹痛，未经诊治，自行服药后稍有减轻。2⁺周前腹痛逐渐加重，并伴有双下肢水肿逐渐加重，遂就诊。既往高血压病多年（未经正规诊治），长期维持于220～230 mmHg，未服药控制。家属诉其有类风湿心脏病、类风湿关节炎。目前诊断为高血压。

二、病理机制

高血压疾病的病理至今仍然不能完全阐述明确，目前考虑可能是在一定的遗传基础上面，因为多项后天原因造成正常血压调节功能代偿异常所导致。其中饮食习惯、生活环境及遗传因素均可能和疾病发生有关系。

三、临床症状

原发性高血压起病一般比较隐匿，病情发展较为缓慢，疾病过程较长。一般早期症状不明显，大多数患者是在查体时发现血压升高，可能还会出现头晕、头痛等症状。一般疼痛的部位在枕部较为明显，也有可能会出现眼花、注意力不集中、神经衰弱、四肢乏力及麻木等症状。

四、家庭护理

（1）患者应该尽可能地排除外界各种不良影响，适当地调整心理状况，保持良好的睡眠习惯，养成健康的生活习惯，培养良好的适应能力和控制能力，对工作与生活保持平和的心态。

（2）高血压患者应适当减肥，患者的BMI指数维持在20~24可以使患者的平均血压值下降15%左右，是非药物治疗中效果较为明显的方法之一。如果是肥胖的高血压患者，家属在准备食物时，应控制患者的饮食。患者家属首先要从降低食物热量开始，然后增加患者的运动量，循序渐进，通过适当的运动来调节血压变化，强健身体。运动健身一般每天锻炼时间至少半小时。有氧运动及耐力性运动会不同程度地使血压降低，患者应该先从轻度运动循序渐进再到中等强度运动，逐步增加运动量，不可追求大运动量，避免心血管意外的发生。患者应戒烟和控制饮酒量，酒尽量不饮或者少饮。每天的食盐量应该控制在6 g左右，并要多食用蔬菜及瓜果等，维持足够的其余电解质摄入。每天的饮食中脂肪含量高的食物应该少于总热量的30%，如果是饱和脂肪酸的话应该占总热量的10%以下。

（3）患者应遵医嘱用药，不能自行减少药物剂量、停止用药或者更换其他药物替代。患者及家属均应该了解患者所服用药物的作用及副作用。

（4）患者及家属应定时定期检查患者血压。对血压持续增高的患者每天监测血压2~3次，有必要的时候监测不同体位的血压。如患者出现血压升高，并伴有头晕、头疼症状时，应及时到医院就诊。

参考文献

[1]王兆禹，李琳.高血压病与心血管重构[J].心血管病学进展，2000，21（6）.

第十二节　冠心病与心肌梗死患者的家庭护理

冠心病即冠状动脉粥样硬化性心脏病，是指冠状动脉血管发生动脉粥样硬化病变而引起的血管腔狭窄或阻塞，造成心肌细胞缺氧、缺血或者坏死而导致的心脏病。如果冠状动脉急性闭塞，使血液流动速度突然降低或中断，导致其供应区域内的心肌细胞产生非常严重的缺血、缺氧，从而演变为急性心肌梗死。而急性心肌梗死具有发病率高、死亡率高、预后效果差的特点，严重威胁着患者的生命安全。

一、案例分享

患者张某，男，69岁。患者半月前无明显诱因出现气促，活动后加重。3天前，患者上述症状再次加重，无口唇发绀，无胸骨后压榨感，无恶心、呕吐、反酸嗳气，无腹痛、腹泻、黑便，无头晕、晕厥、意识障碍等不适。患者于10年前因心肌梗死行支架植入术，3年后出现喘累，再次行支架植入术。目前诊断：冠状动脉粥样硬化性心脏病、心肌梗死支架植入术后。

二、病理机制

（1）血液中升高的脂肪物质以低密度脂蛋白等方式入侵动脉壁，从而引起平滑肌细胞增生，脂蛋白释放出一些物质刺激了纤维组织增生，所有增生的物质合在一起形成了粥样硬化斑块。

（2）局部的凝血功能亢进形成血栓，当血栓聚集在动脉血管壁上，所增生的细胞将血栓进行覆盖，成为动脉血管壁的一部分，随后血栓释放出脂质及其他物质，长久以后就形成了粥样斑块。

（3）血管内部的皮损伤会使冠脉血管张力的调节功能紊乱，会加快冠状动脉管壁重塑的速度，让血小板聚集和活化，使中性粒细胞活化与黏附。

三、临床症状

疾病发作时的主要症状是心绞痛。

（1）稳定型心绞痛。大多数发生在患者劳动或者情绪激动的时候，其主要的症状就是突然感觉心前区疼痛，多以发作性绞痛为主，也会有压迫痛或者压榨痛。一般的疼痛部位是从胸骨后缘开始，但是也可能是从心尖区开始，向上或者向左呈放射性疼痛。

（2）变异型心绞痛。疾病的发作一般与活动及饮食过饱没有关系，大多数是在原有冠状动脉狭窄的基础上继发的痉挛。

（3）中间型心绞痛者。患者从事体力劳动后或者情绪激动下发作，但也可能在患者安静休息的时候发作，疼痛感逐渐增加，发作的次数变多，疼痛的持续时间变长，有时舌下含化硝酸甘油也不能缓解疼痛症状。患者还可能出现胸闷、胸痛、气紧、呼吸困难。严重的情况下患者可能会伴有大汗淋漓、心律失常、休克血压、意识丧失等一系列症状，从而引起猝死。

四、家庭护理

（1）正确使用预防性用药。患者和患者家属应掌握常用药物的作用及不良反应。冠心病患者应该随身携带急救药品，家中也应该常备急救用药，家庭同住者要了解急救药品放置的地方，以便当患者发病时可以及时服药。患者要定期到医院进行相关的心脏检查，遵医嘱用药，不能自行改变用药剂量及用药时间，或者停止用药，更不能以其他药物代替治疗用药。当患者突发心绞痛或出现其他胸痛等不适症状时，患者应该立即服用速效救心丸或舌下含化硝酸甘油等。如果疼痛情况没有得到缓解，可以重复服药2~3次；如果症状仍然不能缓解，应该立即就医，以免延误病情。硝酸甘油应用棕色瓶密闭保存，随身携带的硝酸甘油应28天更换1次，勿放在贴身的衣兜内（避免影响疗效），每次取药时应快开快盖，用后盖紧。

（2）饮食护理。患者应少食用高热量及高胆固醇的食物，尽量不食腌制食物，多食用高纤维素的食物。家属应督促纠正患者的不良生活习惯及卫生行为，督促患者戒烟、戒酒，养成不暴饮暴食的习惯。

（3）生活护理。患者家属应督促患者调整日常生活习惯，要做到劳逸结合，早睡早起，保证充足的睡眠时间，并且制订合适的体育锻炼计划。

（4）家属应密切观察患者的心理状况特点及需求，帮助患者消除异常不安情绪，建立战胜疾病的信心，以乐观的态度来对待疾病，接受治疗。

参考文献

[1] 石衍梅，李洁，蔚若川，等 . 冠心病发病机制研究进展 [J]. 冠心病发病机制研究进展，2016，33（2）：137.

[2] 刘冰冰 . 冠心病的临床表现及治疗探析 [J]. 中外医疗，2010，7.

[3] 杨燕红 . 冠心病的社区家庭护理干预成效 [J]. 护理论著，2011，614-1007.

[4] 胡苹，张德荣 . 冠心病护理中的健康教育 [J]. 临床护理，2004，9，3.

第十三节 慢性心力衰竭患者的家庭护理

心力衰竭是指因各种心脏类疾病引起心肌损伤，继而引起心肌结构和功能的改变，从而导致心脏收缩功能和舒张功能异常，不能够使静脉回心血量充分地排出心脏外，导致静脉系统血液淤积，而动脉系统的血液却灌注不足，从而引起心脏循环障碍的综合征。

一、案例分享

患者陈某，男性，69岁。起病缓，病程长。患者半月前无明显诱因出现气促，活动后加重。3天前，患者上述症状再次加重，无口唇发绀，无胸骨后压榨感，无恶心、呕吐、反酸嗳气，无腹痛、腹泻、黑便，无头晕、晕厥、意识障碍等不适。在当地医院检查，胸部CT未见明显异常。诊断为慢性心力衰竭。

二、病理机制

（1）原发性疾病引起，如冠心病、心肌病、心肌炎等心肌的自身病变引起的心脏的泵血功能下降。

（2）心脏所受到压力过大，如肺动脉高压、高血压、主动脉瓣狭窄等疾病引起射血功能减弱。

（3）容量负荷过大，如先心病患者、心脏瓣膜关闭不全等，因为房间隔缺损、动脉导管未闭等导致血液反流，心脏排血量不足。

（4）高动力循环状态，如甲亢、严重的慢性贫血、维生素B缺乏、动静脉瘘等，在由基础心脏病或疾病本身引起的心脏损害时，患者易发生心力衰竭。

（5）舒张功能障碍，如高血压、冠心病、肥厚性心肌病、心肌淀粉样变性等疾病引起的舒张性心力衰竭。

（6）心律失常，持续的缓慢或者快速心律失常均可能引起心力衰竭。

疾病发生的诱因：

（1）感染是心力衰竭的主要诱因。感染又以上呼吸道感染为主。身体抵抗力差的患者在感染的时候者不一定会出现高热现象，可能只有嗜睡、食欲下降、易感觉疲倦等反应。

（2）过度体力劳动、饮食不健康、排便时用力过大等是诱发心衰的常见原因。

（3）当情绪过于紧张或激动的情况下，心率会明显增快，从而增加心脏的耗氧量，可诱发心衰症状的发生。

（4）心律失常，所有类型的心脏病、大血管疾病均有不同程度的心力衰竭，尤其是房颤，快室率的房颤、房扑等。过早地停药或者不按医嘱用药会导致异常的心率控制不佳，从而加重心力衰竭。

（5）贫血会使血液运输氧气的能力下降，加重心脏的负担，从而出现慢性心力衰竭急性发作。

（6）患者如果在治疗过程中静脉输液量过多、输液速度过快，会加重心脏的负担从而发生心衰的可能。

（7）妊娠和分娩可加重心脏的负荷和增加心肌的耗氧量，从而诱发心衰，尤其是孕产妇在出血或者感染时，更容易诱发心衰。

三、疾病临床表现

慢性心力衰竭可以根据心脏的衰竭情况分为以下四个等级：

一级：患者患有心脏病，但并不影响日常生活，正常的日常活动下不会出现心悸、呼吸困难、乏力、胸痛等一系列症状。

　　二级：患者的日常生活受到了少量限制，在休息的情况下不会有任何症状出现，但是对于平时的一般活动，患者可能会出现心悸、乏力、呼吸困难等症状，休息后症状缓解。

　　三级：患者的日常作息明显受到了影响及限制，休息中的患者也可能会出现不同程度的疲乏、心悸、呼吸困难及心绞痛等症状。

　　四级：患者不能从事任何活动，即使在休息的情况下患者也可能会感到疲乏、心悸、呼吸困难及心绞痛，活动后症状加重，并不能得到缓解。

　　慢性心力衰竭的临床表现：

　　（1）左心衰竭，主要的表现就是肺部瘀血和心脏排血量降低。患者会出现不同程度的呼吸困难、容易疲劳和夜间咳嗽、大汗淋漓、四肢冰凉、少尿等症状。

　　（2）右心衰竭。由于体循环瘀血，患者容易引起食欲下降、恶心、呕吐等消化系统的症状，还有可能会出现劳力性呼吸困难、伴气促、全身组织水肿、颈静脉怒张、腹水等症状。

　　（3）全心衰竭。左心衰竭后继发右心衰竭就发展成了全心衰竭。右心衰出现后，患者夜间出现阵发性的呼吸困难，但是患者肺瘀血的症状反而减轻了。疲劳、乏力、呼吸困难是患者最典型的三种症状。

四、家庭护理

1.去除诱因，预防感染

在呼吸道疾病流行时或冬春季节要减少外出，可注射流感、肺炎球菌疫苗等。

2.监测体重，控制饮水量

心衰主要是心脏的泵血功能异常，如果摄入过多的水分，使身体内的液体过多，可能会加重心脏的负担。因此，患者需要每天定时监测体重，并且每次测量前穿重量相同的衣服，同时做好记录。如果在3天内体重意外增加 2 kg以上，则告知医生调整利尿剂用量。判断自己是否水肿的办法有三种：第一，面部的表现，如果晨起发现面部有紧绷感，特别是脸颊部分，并且可能伴有眼睑增厚。第二，体重变化，患者可以连续几天早晨空腹测量体重，如果测量的体重相差比较大，说明患者可能存在水肿。第三，患者的脚踝或者小腿胫骨前面用指按压后出现凹陷，而且不能很快地恢复正常，留有很明显的压痕。

3.居住环境准备

患者所居住的房间应该维持一定恒温（22~24℃）。患者合理地休息是减轻心脏负担的主要方法，休息可以让机体的耗氧量下降，让肾脏的供血量增加，有利于缓解水肿情况。在急性心衰及重症心力衰竭的情况下，患者应该绝对卧床休息；当患者的症状好转后，应该鼓励患者适当运动，避免长期卧床引起静脉血栓的发生。患者在日常活动的情况下出现心率增快、气紧等症状要立即停止活动，安静休息至症状缓解。避免单独洗澡，避免在饱餐后或饥饿时洗澡，水温勿过冷过热，时间不宜过长，洗澡时不要锁门。

4.饮食护理

原则为低盐（每天摄入食用盐应限制在5g以下）、低脂、低热量、清淡易消化、富有营养、有足够的碳水化合物、高维生素的饮食。少食多餐，少吃糖、盐、脂肪、淀粉，多吃蔬菜、水果、蛋白质。减少刺激性饮食，禁用浓茶、咖啡或辣椒等；禁止患者抽烟、喝酒。

5.皮肤护理

慢性心衰患者经常为右侧卧位，骨隆突处长时间受压易形成压疮，应随时保持床单元的干净、整洁，家属应该定时协助患者翻身，对受压部位给予按摩；对于一些皮肤水肿的患者，皮肤张力高，粗暴的动作可能会使患者的皮肤完整性受损，增加感染的风险。

　　6.患者要学会自我监测

　　心衰患者要学会自行在家监测血压、心率、呼吸及血氧饱和度，了解疾病的发展过程，了解要服用药物的作用及不良反应，出现异常现象及时给予相应的处理。如果患者突然出现呼吸困难、咳嗽、咯粉红色泡沫痰、躁动不安、嗜睡等症状，可能是心力衰竭加重，需要及时就诊。

　　7.药物护理

　　服用洋地黄类药物时，患者应多食用含钙量低的食物，杜绝含钙量高的食物，比如各类骨头、鱼虾、海产品类食物；如发生洋地黄中毒症状应立即停止服用。洋地黄中毒会出现以下三种表现：第一，胃肠道反应，患者会出现恶心、呕吐、腹痛或者消化道出血症状；第二，视觉障碍，患者可能会出现黄视、绿视等现象；第三，患者会出现心律失常。长期服用洋地黄的患者如果突然间出现室性早搏或者心律不齐的情况，应立即去医院做心电图明确诊断。

　　8.保持心态

　　慢性心衰患者因为长时间卧床，对生活信心不够，容易产生累赘感。因此，家属应该帮助慢性心衰的患者保持正常的心态，在生活上尽量让患者不要过分依赖家属。

参考文献

[1]王丽君.慢性心力衰竭患者的家庭护理指导[J].齐齐哈尔医学报,2008(29): 22.

[2]杨丹丹.慢性心力衰竭用药及护理[J].辽宁中医药大学学报,2013,15(8).

[3]高语薇,谢兴宇.慢性心力衰竭的诊断和临床治疗进展[J].贵州医药,2019,9.

[4]王珍.慢性心力衰竭病因研究进展[J].河北医药,2011,14.

第十四节　风湿性心脏病患者的家庭护理

慢性风湿性心瓣膜病简称风心病，是指风湿热后所遗留下来以心脏瓣膜病变为主的一种心脏病，主要表现是瓣膜关闭不全或者瓣膜狭窄。风湿性心脏病可出现二尖瓣狭窄、二尖瓣关闭不全、主动脉瓣关闭不全、主动脉狭窄及联合瓣膜病变。

一、案例分享

患者张某，女，22岁。在读大三学生。两年前活动后出现心累、心慌、心悸、乏力、呼吸困难。两年内曾间断出现咯粉红色泡沫痰的情况。近一周内反复出现心累、气紧。有间断咯粉红色泡沫痰史一年。近一周因症状加重就诊。患者两年前于体育课间运动后出现心累、心悸、气紧，休息后可自行缓解，未给予重视。因日常活动不受影响，并未到医院就诊。一周前因感冒发热、咳嗽，自行去药店购买药物治疗，药物效果不明显。患者夜间不能平卧，夜间偶然会出现憋气感觉，端坐位休息后症状缓解，后间断咳嗽，痰中带血。患者11岁时因一次上呼吸道感染，经治疗后经常出现咽部疼痛、发热，偶尔伴有四肢关节肿胀、疼痛等症状。医院诊断为风湿性心脏病。

二、病理机制

（1）因为身体感染了甲族乙型溶血性链球菌，机体会对链球菌产生免疫作用，从而让患者的心脏、神经、皮肤、关节等各部位结缔组织发生炎性病变。

（2）机体体内的抗体和炎症因子及心脏瓣膜里面的内皮细胞产生免疫作用，内皮细胞被刺激后活跃，与活化的淋巴细胞表面出现的抗原因子相互作用，而导致活化的 T 细胞通过内皮细胞渗透到无血管生长的心瓣膜，形成肉芽肿病灶。在炎症因子影响下，瓣膜间质细胞及瓣膜形成的其他成分持续进行异常的修复，使心瓣膜成为瘢痕性慢性病变。

三、临床表现

（1）呼吸困难为最为常见的早期临床症状。开始在活动、劳动或过度用力的情况下出现，后会随着瓣膜狭窄加重，轻微的活动后也可能引起呼吸困难，严重者可能会发生急性肺水肿，急性肺水肿的情况下患者会咯粉红色泡沫样痰液。

（2）咳嗽的症状在冬天最为常见。夜间或者劳动及过量活动后加重症状。

（3）心脏瓣膜病变会使患者发生心律失常，以房颤最为常见，所以患者会出现心悸的情况。

（4）出现乏力、疲惫。由于心脏功能减退，引起心脏输出量减少，因此患者会出现乏力、疲惫的现象。

（5）晕厥、意识障碍。

四、家庭护理

（1）饮食护理。家属应督促患者戒烟、戒酒，给患者准备热量高、维生素丰富、消化好的低钠食物，且提醒患者注意少食多餐，多吃新鲜瓜果、蔬菜等。

（2）用药护理。及时应用青霉素等控制链球菌感染，可预防风湿活动反复。家属应该督促患者遵医嘱定时定量用药，不能随意停药，改变所服药物的剂量及用其他的药物替代，且患者及家属应了解患者所服用药物的作用及副作用。

（3）自我监测。患者及患者家属应该学会检查脉率，自我监测房颤的主要表现是胸闷、气紧、心慌、心律不齐、期前收缩或者阵发性心动过速。如遇到上述情况，患者应就近就诊。

（4）注意加强口腔清洁卫生。患者如果有眼部不适或咽痛的症状，可以用适量的淡盐水或者漱口水漱口。

（5）患者居住的环境要求有良好的采光，经常开窗通风，通风的时候患者要注意不站在通风口，避免感冒；房间的温、湿度要适宜，不能太潮湿。

（6）运动可以让心脏的一些小血管扩大和延长，从而改善心肌细胞的供氧量，加强血液里面的脂肪代谢，还可加强心肌细胞的代谢，从而让心脏肌肉的工作能力及代谢增强。因此，需要根据患者的特殊情况来制定适合的一系列运动方法，运动量要循序渐进。

（7）心理护理。风湿性心脏病是一种慢性疾病，而且容易复发，患者对于疾病治疗的信心不够，当患者出现严重并发症时，如心律失常及心力衰竭的情况发生时，会产生恐惧心态，使自身情绪波动较大，并抵触治疗，不配合或者产生逆反心态。因此，家属及患者需掌握本病的有关知识，家属应协助医务人员耐心给予患者解释，帮助患者树立正确的人生观和价值观，消除心理障碍，坚定战胜疾病的信心。

（8）并发症的预防最为主要的是杜绝呼吸道感染及避免身体疲劳过度。

参考文献

［1］秦亚录 . Notch 信号通路在风湿性心脏病炎症相关发病机制中的研究进展 [J].
　　心血管病学进展，2014（06）：31.
［2］王萍 . 对风湿性心脏病患者护理的分析 [J]. 中国医药指南，2010（5）：2.
［3］陈波辉 . 风湿性心脏病的护理 [J]. 中国医药指南，2012，17.
［4］周玲 . 风湿性心脏病的护理 [J]. 临床护理，2007（5）：2.
［5］窦素莲，崔钊 . 风湿性心脏病患者的家庭护理 [J]. 现代中西医结合杂志，
　　2003，21.

第十五节　　主动脉夹层术后患者的家庭护理

　　随着医学事业的发展，近年来临床上越来越多的急性主动脉夹层被诊断出来，是最严重的心血管疾病之一。有研究表明：主动脉夹层的患病率为2.6~3.5/100 000，且病情进展迅速，得不到治疗的急性主动脉夹层在24小时内病死率约为33%，48小时内病死率约为50%，在1周内病死率可达80%。调查显示：主动脉夹层的发病年龄大多为48~67岁，且男女比例为（2~5）：1。不仅如此，即便在医学诊断、外科手术和专业护理水平不断提高的今天，每年仍有15%~30%的急性主动脉夹层患者死于住院期间，可见该病的凶险程度极高且预后差，早期诊断和治疗十分必要。

　　主动脉是我们人体最大、最粗的血管，心脏通过主动脉将含有大量氧气的动脉血泵到全身各个器官，通过血液把氧气和营养物质输送到全身的各个组织与器官。主动脉分为两大部分：胸主动脉和腹主动脉。胸主动脉又分为主动脉根、升主动脉、主动脉弓、降主动脉。

　　主动脉及分支形态见图1-1，主动脉夹层见图1-2。

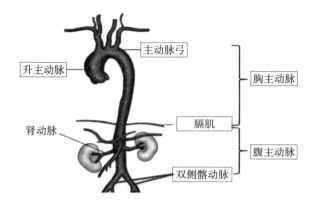

图1-1　主动脉及分支形态示意图

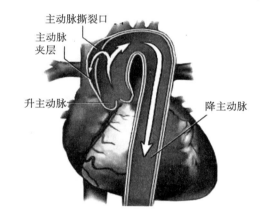

图1-2　主动脉夹层

1.主动脉夹层的前身

主动脉夹层的前身是主动脉瘤。

主动脉壁由三层膜性结构组成：内膜、中膜、外膜（图1-3）。正常情况下的主动脉壁是具有弹性的肌纤维，抗压能力好，可以防止因为血压波动而引起血管壁的破裂。但随着时间的推移，一些退行性的改变使得血管内膜破裂，使主动脉壁变得薄弱，当血流冲击在血管的薄弱区时，就会导致血管壁像气球一样膨出。

　　当上述变化发生在胸腔时，称为胸主动脉瘤。胸主动脉瘤可以发生在不同的地方，包括主动脉弓、升主动脉或者降主动脉，大部分胸主动脉瘤没有症状。

　　当上述改变发生在腹腔时，就称为腹主动脉瘤。

　　然而，当动脉瘤进一步增大时，症状可以随着动脉瘤的严重程度和位置的不同发生改变。稳定的主动脉瘤的临床症状有呼吸急促、胸痛、背痛或者腹痛、吞咽困难、声音嘶哑等。

　　以下皆围绕胸主动脉来陈述。

　　2.主动脉夹层

　　当动脉瘤破裂或者撕裂时，血流冲击血管薄弱区可以引起另一种致命的疾病，就是主动脉夹层，可出现胸部撕裂样的疼痛，伴随有严重的肩背部疼痛，且疼痛剧烈。见图1-4。

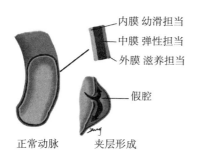 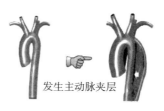

图1-3　主动脉壁分层　　　　图1-4　主动脉夹层

　　主动脉夹层通常开始于受损的内膜，当血液通过内膜上的破口进入血管壁中，使内膜和外膜之间充满血液，形成血肿，最后主动脉被分隔成真腔和假腔，血流就可以冲破主动脉的外膜造成血管爆裂而危及生命，也可以通过内膜上的其他破口重新回到主动脉。因动脉瘤是夹层的前身，所以夹层可以与动脉瘤同时存在，也可单独存在。

3.主动脉夹层的分型

目前国际上主动脉夹层的分型主要为Debakey分型、Stanford分型两种。

（1）Debakey分型依照夹层破口的位置和累及范围的不同分为DebakeyI型、DebakeyII型、DebakeyⅢ型。

（2）Stanford分型是通过夹层所在的位置、症状、持续时间来分型。具体如下：

a.Stanford A型夹层常见症状为突发且剧烈的难以忍受的撕裂样胸痛。A型夹层破口位置较高，一般发生在升主动脉，离心脏较近，血肿可以波及整个主动脉，一般向上延伸至主动脉根部，也可以局限于升主动脉。

b.Stanford B型夹层以背部剧烈撕裂样疼痛为主。B型夹层破口位置较低，一般在主动脉弓发出的分支以下，向下延伸至整个降主动脉。

那我们在生活中怎样来识别主动脉夹层的症状呢？当出现了哪些表现时会提醒我们的主动脉生病了呢？主动脉夹层怎么治疗呢？需不需要做手术呢？术后预后好不好呢？术后的注意事项有哪些呢？费用高不高呢？请看下面的案例分享。

一、案例分享

患者黄某，男，40岁，长期在家务农。高血压病史3年，口服降压药不规律。因1周前无明显诱因出现剧烈胸痛，疼痛呈撕裂样，同时伴有心慌、大汗、腰痛、气促，无黑蒙、头痛等不适，持续时间约1天。就诊时测血压为220/121 mmHg，给予止痛、降血压等对症处理，症状稍好转，遂未做详细检查，回家。1天后，患者再次感到剧烈胸痛，且持续不缓解，再次去医院就诊。入院时测得：体温36.5℃，心率 98次/分，呼吸21次/分，血压240/115 mmHg，神志清楚，急性病容，疼痛评分10分，胸部呈撕裂样剧痛。入院后完善影像学检查，CT提示：主动脉夹层A型。予以吗啡持续泵入止痛，降压药持续泵入降压，用药3小时左右，患者症状缓解。医生向家属及患者交代病情极其危重，且治疗费用极高，预后差。有调查表明急性主动脉夹层患者病情复杂、并发症多，医疗资源和医疗费用消耗多，特别是住院手术费用高。患者及家属这才意识到主动脉夹层的危险性，因家庭经济困难，难以承受高昂的医疗费用，患者及家属决定放弃手术治疗，回家保守治疗。

患者左某，男，32岁，未婚，经商。既往高血压病史10$^+$年，规律用药2$^+$月。患者因9$^+$小时前无明显诱因出现背部剧烈撕裂样疼痛，疼痛难以忍受，呈持续性，伴有烦躁不安、面色苍白、大汗淋漓、四肢冰凉。入院时测得体温36℃，心率91次/分，呼吸20次/分，血压103/66 mmHg，指尖血氧饱和度88%。给予镇痛，症状无缓解，且1$^+$小时前出现咯血，为鲜红色，量约5 ml。完善影像学检查，CT提示：升主动脉夹层形成，破口位于升主动脉，近端累及主动脉瓣环平面，右侧冠状动脉开口夹层累及，假腔向远端延伸进入主动脉弓，并累及主动脉远端，头、臂干，左锁骨下动脉近端夹层累及，主动脉夹层A型。经与医生沟通后，选择手术治疗。术后带心包及纵隔引流管出院，回家观察，门诊随访。

二、病理机制

急性主动脉夹层是最严重的急性大动脉综合征之一，其发生发展的原因多、病理机制复杂，严重影响患者的生命安全及生存质量。其病理机制目前仍未被心脏大血管外科研究者完全阐明。其基本病理改变是主动脉中层变性、坏死，弹力纤维断裂，基质黏液样变，形成动脉中膜的分离。主动脉夹层开始于受损的内膜，血液通过破口进入血管壁中，使内膜和外膜之间充满血液，形成血肿，最后主动脉被分隔成真腔和假腔，人体血流状态在一般正常情况下以层流为主，然而主动脉夹层患者动脉内血流加速，在夹层破口处可形成多漩涡，易造成血管破裂而危及生命。

目前主要认为主动脉形态和血流动力学的异常是夹层疾病进展和破裂发生的因素。常见的高危因素除了有炎症、动脉硬化、结缔组织病等造成的血管损伤，还有外伤、高血压等机械性的刺激。可以总结归纳如下：

1.高血压

有大量国外观察性研究提示，45%~100%的主动脉夹层患者有高血压病史。弹性纤维与弹力蛋白的交联减少是主动脉夹层的主要特征。长期的高血压导致血管粥样硬化，粥样硬化后血管壁呈退行性改变，使得血管壁各层间纤维形态和排列不规则，弹力纤维脆性增加，易断裂。长久及重度的高血压增加了血流动力，血流不断地冲击血管壁，使动脉血管长期处于受压痉挛状态，不断受到机械刺激，引起血管壁缺血、变形，弹性纤维被破坏而断裂，使得内膜破裂，形成夹层。

2.冠状动脉粥样硬化

临床研究发现壁内血肿以及动脉粥样硬化溃疡这两种病理改变与主动脉夹层形成有着强烈的相关性。常见的冠状动脉粥样硬化危险因素有吸烟、喝酒、高血压等。患有冠脉疾病的群体与主动脉夹层的发生有着强烈的关联性，提示动脉粥样硬化在主动脉夹层的发生发展中起着重要作用。

3.遗传性疾病

有研究实验表明：原纤维蛋白-1（FBN-1）基因缺失的小鼠表现出类似于人类马方综合征的病理改变，即弹力纤维变少、断裂，容易形成主动脉瘤和夹层，包括马方综合征、家族性胸主动脉瘤、夹层等，多见于中青年人。这些患者常有遗传性的血管壁中层发育不良或者内在缺陷，从而易发生主动脉夹层。

4.炎症免疫学的改变（感染性疾病）

主动脉夹层发生与发展的关键病理生理基础是主动脉的炎症免疫反应，如主动脉炎、梅毒性主动脉炎，或自身免疫性疾病引起的炎症：主动脉血管壁可发生炎症损伤。在主动脉壁结构重塑过程中，主动脉中层可见巨噬细胞、T淋巴细胞等细胞浸润，提示这些炎症细胞从血液中迁移至主动脉中膜，导致主动脉夹层的发生。

5.妊娠状态是主动脉夹层发生的独立危险因素

可能是由于妊娠状态下高血容量、高输出量导致对动脉管壁的冲击力增加，且在妊娠后期雌激素比孕激素升高更明显，雌激素可抑制胶原蛋白和弹性纤维的生成，而孕激素则促进非胶原蛋白的生成，使血管壁脆性增加、弹性降低，促进主动脉夹层的形成。

6.其他

如先天性的血管畸形和动脉粥样硬化，行动脉导管检查或瓣膜置换手术等医源性的创伤、外伤等，也可能导致主动脉夹层的发生。

三、临床表现

1.疼痛

难以忍受的突发的撕裂样、切割样、搏动样、剧烈疼痛是主动脉夹层最常见的临床症状。93%以上的患者一开始发作疼痛就极为剧烈，持续性向前胸、后背、腹部放射，且伴有大汗，含服硝酸甘油症状不能缓解。A型夹层疼痛多见于前胸和肩胛间区，B型多见于背部、腹部。往往疼痛剧烈难以忍受，疼痛部位如有改变，说明夹层的范围在扩大，病情有进展。极少数的患者不伴有疼痛。

2.血压的改变

大部分患者可有高血压，在原有的高血压基础上变得更高。患者因剧痛难以忍受可呈休克症状，烦躁不安、大汗淋漓、面色苍白、脉搏细数，血压不低反而增高。因主动脉夹层是由于动脉内膜受损，血液进入血管壁两层之间形成血肿，可能会造成双上肢的血压差别明显。

3.心血管系统的症状

当病变部位累及主动脉弓引起主动脉关闭不全时，可突然在主动脉瓣区出现舒张期吹风样杂音，引起急性的左心衰；当病变部位累及冠状动脉开口时，可发生急性的心肌梗死；如果夹层或血肿破裂进入心脏时，可造成心包填塞，危及生命。

4.呼吸系统的症状

当夹层或血肿病变部位压迫到气管或支气管时，可引起患者呼吸困难。当夹层破裂进入胸腔时，可引起胸腔积液，患者会有气紧的症状。

5.神经系统的症状

当夹层累及内脏动脉、肢体动脉、脑动脉和脊髓，影响供血时可出现相应脏器组织缺血表现，导致肢体麻木、乏力、偏瘫、截瘫、神志不清、意识障碍和昏迷等。

6.泌尿系统的症状

病变部位累及肾脏动脉时可有血尿、腰痛、阴囊疼痛的症状。

7.压迫症状

夹层压迫喉返神经时可出现声音嘶哑；压迫颈交感神经时可引起霍纳综合征（瞳孔缩小、眼睑下垂、眼球内陷、眼压下降等）；压迫腹腔动脉时可有腹胀、腹痛、恶心、呕吐、便血等症状。

四、家庭护理

主动脉夹层具有一定的致死率，对于该病的治疗，一直受到医学界、社会和家庭的广泛关注。随着医学技术的进步，为主动脉夹层的治疗创造了更好的条件，治疗效果相对安全和确切，不过其最终疗效还与出院后居家血压的控制紧密相关，因此有必要对患者实施指导性的家庭护理，教会患者出院后对疾病的观察。护理人员应帮助患者增强自信心，促进自我管理能力，降低患者对主动脉夹层的恐惧、焦虑，促进疾病的转归，以促进患者达到最佳的健康状态。

那么，我们术后的家庭护理包括哪些呢？需要注意什么呢？

1.饮食护理

合理地安排饮食，避免暴饮暴食，做到少食多餐，同时要选择高营养和高维生素的食物。比如鸡蛋、牛奶、豆制品，增加新鲜水果和蔬菜的摄入量，满足人体所需的营养物质，提高抵抗力和免疫力，帮助病情恢复和好转。饮食尽量做到低盐、低脂、低胆固醇，选择进食清淡易消化的食物，多饮水，控制体重，戒烟戒酒，保持大小便的通畅。

2.下床活动

术后患者应该早期、循序渐进地进行下床活动。早期活动可以预防肺部感染、静脉血栓的发生，利于疾病恢复。但下床活动时应该根据患者的身体恢复情况来制订相应的计划，切忌盲目、粗暴、急切。下床活动时应注意防止跌倒摔伤，如：选择大小合适、低跟、防滑、软底的鞋子；保持室内的明亮度和地面的清洁、干燥，及时清除地面的水渍、垃圾和杂物。冬季要注意保暖，避免受凉，下床或外出活动时最好有家属陪伴。

3.术肢及切口的护理、伤口感染的护理

住院期间行术后鞘管拔除，需加压包扎6小时以上，患肢制动，密切观察肢体末梢循环和足背动脉搏动情况，观察皮温有无降低，有无出现肢端冰冷，皮肤颜色有无苍白等。术后伤口3天开始换药，保持伤口敷料的清洁、干燥。指导患者在咳嗽或排便时用手保护性按压伤口，防止伤口裂开、渗血、渗液。出院以后若发现伤口有感染迹象，如伤口红肿、疼痛、渗血、渗液、有脓性分泌物、有异味等，或者患者出现不同程度的发热，需及时到医院进行处理。

4.疼痛

主动脉夹层手术属于大血管的大手术，术后出院回家后伤口恢复需要一定的时间，患者会有不同程度的疼痛，疼痛时注意观察伤口愈合情况，有无伤口裂开和红肿、渗血渗液的倾向，如有难以承受的疼痛或伤口有裂开引起的疼痛，须立即到医院就诊。

5.引流管的护理

术后24小时内引流管内大多为血性引流液，在病情趋于稳定后，带引流管出院的患者随着创面的愈合，引流管内的颜色会逐渐变为清亮无色的液体，每天的引流量一般在200 ml以内，且随着病情的恢复，引流液会逐步减少。患者要每天观察引流液的性质、量、颜色、气味有无异常，如有异常，如出现了血性，且脓性引流液量无减少反而增加时应立刻就诊。活动时注意避免牵拉、拖拽而导致引流管脱落，妥善固定引流管。

6.血压监测

嘱患者家中备血压计，指导患者及家属正确使用血压计。应养成定时测量血压的习惯，每天早晨起床后第一件事先监测血压、心率，并做好记录。叮嘱患者遵医嘱按时按量服药。有研究表明清晨口服降压药有利于全天血压的控制。按时规律地口服降压药，保持良好的情绪，做好情绪管理，避免大喜大悲和剧烈运动。当血压在无明显诱因的情况下出现增高，伴随有头晕、头痛、耳鸣眼花等症状时，须到医院就诊，遵医嘱调整用药剂量，切忌自行随意增减药量。

7.术后抗凝药物的使用

指导患者学会观察有无出血征象：①身体有无皮下出血，如皮肤是否出现瘀斑、瘀点；②早晚刷牙时有无牙龈出血；③排便时有无血尿、黑便，自身是否有头痛、头晕等；④女性患者还应观察月经量有无增加。如有出血征象须向医生咨询，监测凝血功能，调整用药。

8.康复运动

夹层术后患者需要改变不健康的生活方式和习惯（包括抽烟喝酒、熬夜、饮食不规律、暴饮暴食等），减少并发症的发生，提高术后生活质量。除此之外，患者还可以根据自身情况进行合理的康复运动，以平稳缓慢运动为主，如打太极拳、散步、游泳等。需要注意的是运动时间应由短到长，循序渐进。部分患者下肢麻木乏力，与手术支架影响肢体血液供应有关，建议每天缓慢步行1小时左右，并配合按摩肢体，每次30分钟，一天2次为宜，必要时可根据医嘱给予针灸和电刺激治疗。指导患者穿宽松衣裤、软底平跟鞋。上肢乏力的患者可间断握拳30分钟，也可选择手握健身球运动，帮助肢体侧肢血液循环再建立，但仍要避免剧烈运动和进行重体力劳动，避免进行增加胸腹腔压力的活动，比如剧烈咳嗽、用力地排便以及搬动重物等。

9.心理干预

大部分患者受疾病影响，会有焦虑、抑郁的心理问题。紧张、恐惧的情绪会引起交感神经兴奋，导致血压波动大，而血压控制不好又是夹层的危险因素，所以做好患者的心理疏导，帮助患者树立乐观积极的心态，减少情绪的起伏，控制和避免愤怒、激烈和紧张的负面情绪非常重要。可指导患者采取腹式呼吸法、渐进式放松法或瑜伽等静默法来调整情绪，听听舒缓音乐，保持良好的心态，更好地促进疾病的恢复。

10.观察病情，预防夹层的再次发生

指导患者正确观察病情变化，注意复发的征兆，一旦出现突发的胸背部、腹部的剧烈疼痛，向颈部、腰部呈放射痛，同时伴有胸闷、气紧、肢体末梢缺血或突发截瘫等，应该立即就诊。

因此动脉夹层患者出院后的家庭护理显得尤为重要，学习和掌握出院后所必需的知识，包括出院带药的知识（如用药的一些不良反应）、健康饮食的护理与管理技能等，帮助患者形成健康行为和积极的态度。

参考文献

［1］Melvinsdottir I H, Lund S H, Agnarsson B A, et al. The incidence and mortality of acute thoracic aortic dissection: results from a whole nation study[J]. Eur J Cardiothorac Surg, 2016, 50(6): 1111-1117.

［2］MOON M R. Approach to the treatment of aortic dissection[J]. Surg Clin North Am, 2009, 89(4): 869-893.

［3］OHLMANN P, FAURE A, MOREL O, et al. Diagnostic and prognostic value of circulating D-Dimers in patients with acute aortic dissection[J]. Crit Care Med, 2006, 34(5): 1358-1364.

［4］杜美兰. 应用三分支覆膜支架治疗 14 例主动脉夹层患者的术中护理 [J]. 中华护理杂志, 2014, 49（3）: 382-384.

［5］LO R C, BENSLEY R P, HAMDAN A D, et al. Gender differences in abdominal aortic aneurysm presentation, repair, and mortality in the Vascular Study Group of New England[J]. J Vasc Surg, 2013, 57(5): 1261-1268.

［6］Trimarchis, Eagle K A, Nienaber C A, et al. Role of age in acute type A aortic dissection outcome: report from the international registry of acute aortic dissection （IRAD）[J]. J Thorac Cardiovasc Surg, 2010, 140(4): 784-789.

［7］马青变,葛洪霞,郑亚安. 急性主动脉夹层患者住院费用的影响因素分析 [J]. 中国急救医学, 2015, 35（2）: 138-141.

［8］李根,刘达兴. 急性主动脉夹层发生机制的病理生理学研究进展 [J]. 海南医

学, 2019, 30（24）: 3247-3249.

［9］官大威. 法医学辞典 [M]. 北京: 化学工业出版社, 2009.

［10］彭勤宝, 孟维朋, 官莉, 等. Standford A 型主动脉夹层术后患者 1 例 二次应用体外膜肺氧合救治体会 [J]. 广东医学, 2019, 40（15）: 1-3.

［11］MUSSA F F, HORTON J D, MORIDZADEH R, et al. Acute aortic dissection and intramural hematoma: a systematic review[J]. JAMA, 2016, 316(7): 754-763.

［12］LANDENHED M, ENGSTROM G, GOTTSATER A, et al. Risk profiles for aortic dissection and ruptured or surgically treated aneurysms: a prospective cohort study[J]. J Am Heart Assoc, 2015, 4(1): e001513.

［13］FUKUDA S, WATANABE H, IWAKURA K, et al. Multicenter investigations of the prevalence of abdominal aortic aneurysm in elderly Japanese patients with hypertension[J]. Circ J, 2015, 79(3): 524-529.

［14］JACKEL K, BRASCHLER T, KNECHTLE B. When the tissue tolerance fiber tears[J]. Praxis(Bern 1994), 2015, 104(8): 411-417.

［15］WANG X, LEMAIRE S A, CHEN L, et al. Decreased expression of fibulin-5 correlates with reduced elastin in thoracic aortic dissection[J]. Surgery, 2005, 138(2): 352-359.

［16］ELKALIOUBIE A, HAULON S, DUHAMEL A, et al. Metaanalysis of abdominal aortic aneurysm in patients with coronary artery disease[J]. Am J Cardiol, 2015, 116(9): 1451-1456.

［17］BAX D V, BERNARD S E, LOMAS A, et al. Cell adhesion to fibrillin-1 molecules and microfibrils is mediated by alpha 5 beta 1 and alpha v beta 3 integrins[J]. J Biol Chem, 2003, 278(36): 34605-34616.

［18］陈晨, 郭小梅. 高血压致主动脉夹层机制研究及治疗进展 [J]. 医药导报, 2018, 37（2）: 171-177.

［19］HE R, GUO D C, ESTRERA A L, et al. Characterization of the inflammatory and apoptotic cells in the aortas of patients with ascending thoracic aortic aneurysms and dissections[J]. J Thorac Cardiovasc Surg, 2006, 131(3): 671-678.

［20］张飞跃, 任芳, 李彩瑜, 等. 妊娠合并急性主动脉夹层 11 例临床分析 [J]. 现代妇产科进展, 2021, 30（5）: 365-367.

［21］肖子亚, 姚晨玲, 顾国嵘. 主动脉夹层发病机制研究概述 [J]. 中华血管病杂志, 2016, 44（7）: 642-645.

［22］高娟, 余娟, 杨慧敏. 急性主动脉综合征患者疼痛相关因素分析 [J]. 护理学杂

志，2013，28（5）：33-34.

[23] 陈延珑，林彩霞，陈燕珍. 高血压合并主动脉夹层的临床护理干预及效果分析 [J]. 心血管病防治知识（学术版），2018，26（26）：62-63.

[24] 戴燕铃，金爽. 高血压药物治疗与用药护理进展 [J]. 护理学杂志，2009，24（3）：92-9.

[25] 李萍，付伟. 情绪护理的研究现状 [J]. 健康研究，2010，30（6）：468-470.

[26] Babaki A，Zare Mehrjardi E，Dehghani Firouzabadi R，etal. Relationship between MspI polymorphism of CYP1A1 gene and the risk of endometriosis in an Iranian population: A case-control study [J]. Int J Reprod Biomed(Yazd)，2018，16(10): 637-640.

第十六节　帕金森病患者的家庭护理

帕金森病也称为原发性或特发性帕金森病，是一种进展性的中枢神经系统变性疾病。其常见于中老年人，主要损害运动功能、姿势步态、吞咽和言语功能等，一般随时间的推移症状会逐渐加重。典型的临床表现为静止性震颤、肌强直、运动迟缓、行走困难和姿势平衡障碍等，也包括一些非运动症状，比如说言语缓慢、语调低沉、嗅觉障碍、便秘、尿失禁、性功能障碍、出汗异常、低血压和（或）精神、认知障碍等。

尽管帕金森病治疗手段不断完善，但目前仍无法治愈，且随着病情进展，患者的生活自理能力逐渐降低。绝大多数患者早期由单侧肢体或单个肢体先受累及，如单侧的手、一侧上肢或下肢受累，出现不受控制的发抖或称静止性震颤，在休息时或情绪紧张时出现或加重，病情逐年加重，如穿衣、洗漱等日常活动都感到困难，乃至日常生活不能自理。经过数年后才可能出现严重残疾，包括睡眠障碍、进食困难、尿便障碍（大便困难、小便失禁）等。疾病严重地限制了患者的活动能力，给患者造成极大痛苦。由于本病病程长，对患者的家庭护理尤为重要，家庭护理人员可以运用科学的方法对患者进行相对专业的照护。家庭的干预能够给患者以心理支持及情感抚慰，家属参与下的认知训练可激发患者主动参与意识与康复训练的信心。指导患者独立完成吃饭、穿衣等事件，这不仅是患者自我价值的实现，同时也是患者重返社会的重要体现，有利于加速疾病康复进程。

一、案例分享

患者徐某，55岁，在年轻时手就偶尔会抖，因为不严重，徐某认为是休息不好导致，也就没有放在心上，还是像往常一样正常吃饭、上班、睡觉。两年前，徐某感觉手抖的现象更严重了，不再偶尔出现，在吃饭、写字、拿东西时都会手抖，甚至在伸懒腰、起身时会感受到有明显的阻力，行动也变得相对缓慢，时常会出现手脚无力的情况。经过一系列检查，确诊为帕金森病。虽然不属于致命的疾病，但是对生活的影响非常大，需要早发现早治疗。虽然目前应用的治疗手段主要是改善症状，尚不能阻止病情的进展，但是在医生的指导下，徐某一直科学服药，也坚持锻炼，如今症状已经得到了很大的改善。

二、病理机制

帕金森病的临床表现和病理改变已较为明确，但是其病因与发病机制至今尚未完全阐明。该病可能与遗传和环境因素有关，目前仍在研究中。帕金森病最主要的病理改变是中脑黑质多巴胺能神经元的变性死亡，由此而引起纹状体多巴胺含量显著性减少而致病。导致这一病理改变的确切病因仍不清楚，遗传因素、环境因素、年龄老化、氧化应激等均可能参与帕金森病多巴胺能神经元的变性死亡过程。

目前认为，帕金森病绝不是单一因素所致，而是多因素交互作用所致。除了基因突变导致少数患者发病外，基因易感性可使患病概率增加，但不一定发病，只有在环境因素、神经系统老化等因素共同作用下才发病。但是也着重强调环境因素、生活方式与遗传易感性之间可能存在的交互作用，而老化只是加速因素。

三、临床表现

帕金森病的临床表现主要分为运动症状和非运动症状。

1. 运动症状

运动症状包括静止性震颤、肌强直、运动迟缓和步态异常。

（1）静止性震颤指患病的肢体协调肌与拮抗肌呈节律性交替收缩引起的不自主运动，天气变化、情绪激动和疲劳时加剧，静止时表现明显，运动时减轻，睡眠时消失。主要表现为一侧上肢远端出现规律的手指屈曲和拇指对掌运动，如搓丸样动作，逐渐扩展到同侧下肢、对侧上肢及下肢，呈进行性加重。震颤于静止时明显，精神紧张时加剧，随意运动时减轻，睡眠时消失。

（2）肌强直是协调肌与拮抗肌同时过度紧张的结果，触摸肌肉有坚实感，主要表现在伸肌和屈肌的张力同时增高。患者主观感觉表现为关节僵硬和肌肉发紧，常因肌强直严重而出现颈痛、腰痛及肢体关节疼痛。尤其是老年患者有时易被误诊为颈、腰椎间盘突出等骨关节病或其他疾病，也有因一侧肌强直明显、肢体僵硬而被当作脑血管病误诊误治的病例。

（3）运动迟缓指手指精细动作如解系纽扣或鞋带等动作缓慢，逐渐发展成全面性随意运动减少、迟钝；面部表情肌少动，如面无表情、眨眼少、双眼凝视，即"面具脸"；讲话语速变慢、语调变低；书写字体越来越小，呈现"小字征"；快速重复动作时运动速度缓慢，幅度减小。

（4）姿势步态异常。因平衡功能减退而出现姿势步态不稳，向前或向后倾倒。走路时患侧上肢摆臂幅度减小或消失，下肢拖曳，有时行走中全身僵住，不能动弹，称为冻结现象；有时迈步后以极小的步伐越走越快，不能及时止步，称为前冲步态或慌张步态。

2.非运动症状

非运动症状包括感觉障碍、自主神经功能障碍、精神障碍、睡眠障碍等。

（1）感觉障碍。视觉、嗅觉、听觉功能下降，中晚期常有感觉异常，如肢体麻木、疼痛，有些患者可伴有不宁腿综合征。

（2）自主神经功能障碍。如四肢网状青斑或红斑、唾液分泌增多、便秘、面部多汗、脂溢性皮炎（油脂面）等。吞咽活动减少可导致流涎；疾病后期也可出现性功能减退、排尿障碍；部分患者出现体位性低血压，服用多巴胺者更多见；呼吸功能紊乱。自主神经危象发生时则大汗淋漓、面部充血、心跳加快、情绪紧张、震颤加重。老年患者可出现吞咽困难、阳痿、顽固性便秘、排尿困难。

（3）精神障碍。患者可出现人格改变，表现为冷漠、缺乏自信、焦虑、固执、恐惧、情绪不稳等。20%～80%的患者出现智能障碍，但不能排除合并有脑血管病、脑变性疾病等脑部器质性病变或脑老化过程引起的智力衰退现象。

（4）睡眠障碍。睡眠障碍在帕金森患者中非常多见，好发于中晚期，突出表现为睡眠维持时间缩短，夜间频繁苏醒和睡眠时间变短导致第二天困倦嗜睡。患者入睡困难不严重，但夜间多次觉醒，凌晨三四时后再无法入睡。睡眠障碍主要原因归为三大类：不自主的肢体震颤活动、翻身困难和全身疼痛影响睡眠；夜尿；生动的梦境、夜间攻击行为和幻觉。

四、家庭护理

1.一般护理

家庭护理人员应指导患者在日常生活中养成良好的生活习惯，保证充足的睡眠，使精力充沛；要培养自己的兴趣、爱好，以乐观的心态面对疾病；另外可以采用音乐疗法，花费少、容易实施，并且能够改善帕金森病患者的症状，提高生活质量。有学者研究表明，音乐疗法提高了患者与周围环境的联系能力，一定程度上缓解了帕金森病患者的运动和非运动症状，对于在居家环境中护理和照顾帕金森病患者具有重要意义。能正常工作的患者应坚持工作；创造适宜和方便患者生活及养生的家庭环境，家务劳动要适量，让患者养成自己动手的习惯，但应当注意量力而行，注意安全；遵医嘱，按时规律服药，提高依从性，定期到医院复诊，必要时按医生吩咐调整用药及处理并发情况。疾病早期要坚持运动，适量锻炼，增强平衡、姿势步态、面部动作及语音的训练，保持身体的正确姿势。

2.饮食护理

合理膳食搭配。人体需要多种营养素，最主要的是蛋白质、脂肪、糖、维生素和无机盐类。帕金森病多见于老年人，同时合并自主神经功能紊乱，消化功能多有减退，胃肠蠕动乏力，易导致痉挛，容易出现便秘及皮肤油脂分泌过多等情况。因此，帕金森病患者应多吃谷类，通常每天吃300~500g的谷类食物，如米、面、杂粮等。可根据患者的年龄、活动量给予足够的总热量，膳食中注意满足糖、蛋白质的供应，以植物油为主，少进食动物脂肪。依据患者病情鼓励其多吃新鲜果蔬，满足维生素的摄入，促进肠蠕动，防止便秘，同时还要避免刺激性食物及烟酒等；患者出汗多，应注意补充水分，每天饮水量应不少于2 000 ml；帕金森病患者应多摄取酪胺酸含量较高的食物，如芝麻、南瓜子、杏仁、脱脂牛奶等，因酪胺酸在肠道内会转化为多巴进入血液中，通过血脑屏障进入脑内，最后转化为多巴胺，而多巴胺有利于改善帕金森病的症状；同时要食用富含硒的食品，可降低帕金森病发病的危险性。自然界中含硒的食物非常多，含量较高的有鱼类、虾类等水产品。

3.用药护理

帕金森病患者服药期间需注意以下禁忌，以免影响药物疗效，不利于疾病的治疗和康复。忌药物与食物同食：服药时间最好控制在餐前或饭后1小时，以防止药物与食物同时摄入会降低药效，影响吸收率。帕金森病是慢性病，需长期服药延缓病情发展。当药效减退时，一定要在专科医生的指导下调整用药或剂量，切记不可自行更换药物或增加药量。

4.便秘的护理

便秘在帕金森病的早、中、晚期都可以发生，尤其在中晚期更常见。帕金森病患者便秘的发生率为60%~70%，严重程度有差别。甚至在帕金森病症状不明显时便秘已经明显。便秘有可能成为帕金森病患者极其痛苦的症状，也是长期存在的症状。少数患者每次大便需要灌肠、抠挖，给患者和看护造成心理负担。引起便秘的因素很多，而帕金森病患者的便秘可能与疾病进展而自主神经受损加重、活动减少、水分补充不足及抗帕金森病药物不良反应等因素有关。因此，患者需补充足够的水分，每天至少达到2 000 ml，简单也是最不易忘记的办法是睡前、清晨喝一杯温开水（约200 ml），可以缓解部分患者的便秘；适当活动，养成定时排便的习惯，强化排便反射。饮食方面要注意增加富含纤维素的食物（如芹菜、韭菜）及使粪便滑润的香蕉、杧果或胡萝卜，另外，谷物、麦麸、水果及蔬菜含有丰富纤维素食物，既有助于减轻便秘，也可防止肠道其他疾病。

5.皮肤护理

帕金森病患者的皮肤保存水分的能力减弱，容易干燥脱屑，其中部分患者因为自主神经功能的障碍会引起脂溢性皮炎、多汗等，故帕金森病患者的皮肤护理非常重要。注意对皮肤的保护，避免各种不良刺激对皮肤的损伤，注意保持皮肤清洁，特别是皱褶部位，如腋下、肛门等。以合适的温度沐浴，清除污垢，保持毛孔通畅，避免碱性肥皂刺激；沐浴的毛巾应柔软，轻轻擦洗，以防损伤角质层。出汗较多时，应及时擦干，更换衣物，防止皮肤浸渍。对于行动差、长期卧床的患者，可以使用气垫床或按摩床，还应注意勤翻身，避免压力性损伤等并发症。

6.心理护理

研究发现，有40%~55%的帕金森病患者会出现抑郁、焦虑等情绪障碍，表现为易疲劳、能动性降低、悲观情绪、兴趣减退、食欲减退、睡眠障碍、精神运动性抑制、自我评价降低、罪恶感、注意力降低、情绪不稳、有自杀念头等。家庭人员应细心观察患者的心理反应，关心患者的心理健康，悉心呵护、鼓励患者。在照顾好患者日常起居的同时还应多抽时间陪伴患者，让其减少孤独感，使其放松，减轻压力。家庭人员要做好知识宣传，让患者了解病情，主动配合治疗。需要为患者营造良好的家庭氛围，减轻患者的压力，用温馨和睦的家庭环境为患者战胜疾病树立信心。

7.预防跌倒

因帕金森病是一种运动障碍性疾病，跌倒在患者中十分常见，35%~90%的患者至少发生过1次跌倒。预防帕金森患者跌倒，应从以下方面入手：让患者提高自身的警觉性，在日常生活中提高对预防跌倒的重视程度；保持适当的体育锻炼，延缓中枢神经系统和骨骼肌肉系统的衰老；若条件允许，可以对患者的反应能力和平衡能力进行针对性的训练；避免单独外出，避免拥挤的环境；改善家庭环境，规则摆放物品，增加室内照明，厨房、洗手间等易滑区域应保持地面清洁、干燥或铺防滑垫；调整床、座椅、马桶、浴缸、楼梯的高度，有条件的可加装扶手，便于患者使用；穿着宽松舒适的服装，保证鞋底防滑，以免跌倒。

8.康复干预

康复干预对改善帕金森病患者的生活质量和延缓病情进展有着药物和手术不可替代的作用。早期系统化的康复训练可以预防和改善帕金森病患者的运动功能障碍，维持充分的活动范围和能力，使患者有一个较为满意的日常生活能力和生活质量，同时还可以预防一些远期并发症，如关节僵化等。患者如果能够自理做完一些事情，他们的心情就会变得很愉快，对患者的身心健康有非常大的益处。与药物和手术治疗不同，康复干预安全性高，没有任何不良反应或并发症，在帕金森病的任何时期都具有特殊作用，是非常健康的"绿色治疗"。家庭护理人员应以高度的责任心、爱心帮助患者做好康复训练，最大限度地维护患者健康，提高患者康复的信心，改善患者的生活质量。

帕金森病康复训练的目标分为长期目标和短期目标。

长期目标：最大可能地完成日常生活活动。

短期目标：①纠正步态、调节姿势。通过康复训练，使患者最大限度地保持直挺的姿势，避免出现或过早出现头部前倾、躯干俯屈的姿势。②保持关节活动范围。保持关节的活动范围不受限，以预防肢体挛缩、关节僵直的发生，防止出现指间关节伸直、手指内收、拇指对掌、"猿猴手"等。晚期患者甚至于卧床不能下地的患者，仍需要做被动肢体活动和肌肉、关节的按摩，以促进肢体的血液循环，防止下肢深静脉血栓形成。③学会辅助用具的使用。当自身无法完成某些活动和任务时，教会患者学会合理使用日常生活的辅助工具，其中大多数辅助用具目前都可购买到。

参考文献

[1] 孙斌. 帕金森病诊治 12 讲 [M]. 郑州：河南科学技术出版社, 2020.

[2] 李璐. 康复护理干预对帕金森病患者认知功能及日常生活能力的影响 [J]. 现代诊断与治疗, 2021, 32（18）：3001-3002.

[3] 黄海涛, 陈姝玉, 梁爽, 等. 音乐疗法在帕金森病护理中的应用研究进展 [J]. 护理研究, 2021, 35（19）：3462-3465.

[4] 韦红霞. 延续护理对中晚期帕金森 DBS 术后患者康复的影响 [J]. 长治医学院学报, 2021, 35（1）：60-63.

[5] 郝燕萍, 刘雪琴. 修订版跌倒效能量表在我国老年人群中的测试研究 [J]. 中华护理杂志, 2007, 42（1）：19-21.

[6] 唐珊, 李俐, 郝彬. 康复护理模式在原发性帕金森病患者护理中的应用 [J]. 护理研究, 2019, 33（10）：1798-1800.

第十七节　癫痫患者的家庭护理

癫痫就是我们俗称的"羊角风"或者"羊痫风"，是慢性反复发作性短暂脑功能失调综合征，主要以脑神经元异常放电引起反复痫性发作为特征，并出现相应的神经生物学、认知、心理学及社会等方面的后果。癫痫在任何地区、年龄阶段和种族人群中均有发病，但主要是以儿童和青少年的发病率比较高，它是神经系统常见疾病之一，患病率仅次于脑卒中。我国癫痫死亡危险性为一般人群的2~3倍。对于新诊断的癫痫患者来说，如果接受规范、合理的抗癫痫药物治疗，70%~80%的患者可以得到控制，其中60%~70%经过2~5年治疗可以停药。

一、案例分享

患者张某，男，30岁，已婚。张某10岁时，有一天在家中突然倒地、四肢抽搐、口吐白沫、两眼上翻，他父亲立马带张某去医院检查，医生告诉父亲，张某患有癫痫。可是张某的父母都没有癫痫，父母往上追溯三代，都没有病史。张某也从未受过脑外伤，这让他们一家人百思不得其解。对于这个家庭来说，这实在是一个不小的打击。父亲带张某辗转北京、上海等地的大医院进行治疗，张某的病情也有了好转。在患病之初，在与癫痫抗争的无数个日夜里，张某有过恐惧、失望、绝望，但父母的鼓励和日常的精心照顾，让张某感觉自己不能就这么放弃，要坚持下去。目前，张某的癫痫已经控制得很好。他保持乐观的心情，对疾病的康复起到了积极的作用。

二、病理机制

癫痫是一组由大脑神经元异常放电所导致的以短暂中枢神经系统功能失常为特征的临床综合征，具有突然发生和反复发作的特点。

癫痫常见的病因很多，但是总结下来主要有以下几点：

（1）感染：由于脑部感染，常伴有多种并发症，多见于各种脑炎、脑膜炎、脑脓肿、脑血吸虫病、脑囊虫病等疾病，从而引起癫痫发作。

（2）外伤：通常由于一些外在原因导致头部受伤，如严重的颅脑损伤往往成为未来的癫痫病灶。

（3）中毒：铅、汞、一氧化碳、乙醇等中毒，以及肝性脑病、肾炎、尿毒症等全身性疾病都可引起癫痫发作。

（4）营养代谢性疾病：如低血糖、糖尿病昏迷、甲状腺功能亢进、维生素B_6缺乏等，可引起癫痫发作。

（5）颅内肿瘤：胶质瘤、脑膜瘤、星形细胞瘤等也是癫痫常见的原因。

（6）脑血管病：脑血管病癫痫在中老年人中更为常见，出血性和缺血性脑血管疾病均可引起癫痫。

三、临床表现

癫痫的临床表现多种多样，多数患者在发作间歇期可完全正常，只在发作期间才表现为癫痫发作的相关症状，主要以抽搐、痉挛、昏厥等为主要症状；一部分患者可表现为多汗、失神、眩晕、呕吐、面部及全身潮红、肢体麻木有针刺感、反复搓手以及腹痛等。

1.部分性发作

部分性发作分为单纯部分性发作和复杂部分性发作。

（1）单纯部分性发作，主要包括部分运动性发作和部分感觉性发作；运动性发作主要表现为身体某一个部位不自主抽动，多数是一侧眼睑、口角、手或者足趾，也可能是一侧的面部或肢体，严重者发作后可能发生短暂性的肢体瘫痪；感觉性发作表现为自主神经功能紊乱、躯体感觉障碍及精神行为异常等，如出现面部及全身皮肤潮红、多汗、瞳孔散大、呕吐、腹痛、一侧肢体麻木感和针刺感、味觉和听觉异常、记忆障碍、情感障碍、错觉和幻觉等。

（2）复杂部分性发作，主要包括意识障碍、自动症和运动症状。意识障碍通常表现为意识模糊，意识丧失者比较少见；自动症可表现为患者会做一些没有目的性、刻板的动作，比如反复咀嚼、反复搓手、无目的地开门或关门等，发作后无法回忆起发作时的细节；运动症状可表现为局灶性或不对称性强直、阵挛和变异性肌张力动作、各种特殊姿势（如击剑样动作）等，也可为不同运动症状的组合或先后出现。

2.全面性发作

（1）强直—阵挛发作：发作包括强直期、阵挛期及发作后状态。

开始为强直期，发作时患者出现全身骨骼肌强直性收缩伴意识丧失、呼吸暂停与发绀等，如皮肤、黏膜青紫；继之阵挛期，出现全身反复、短促的猛烈屈曲性抽动。

（2）失神发作：典型的失神发作表现为活动突然停止、发呆、呼之不应，部分患者可机械重复原有的简单动作，每次发作时间持续数秒钟，每天可发作数十次甚至上百次。发作后立即清醒，患者常没有明显的不适，可继续先前的活动，不能回忆起发作时的症状。

四、家庭护理

1.生活护理

保持充足的睡眠，保持健康、规律的作息，避免过累、过劳、睡眠不足，保持心情舒畅和平稳，避免情绪激动。

癫痫患者外出时，最好有人陪同。患者需随身携带癫痫治疗卡，卡片包括患者的姓名、年龄、住址、联系人姓名及电话等信息。

平时注意安全，避免引起外伤，避免登高、游泳、高空作业、驾驶等。适当参加可耐受的锻炼，有助于增强体质，如散步、慢跑等。

2.用药护理

研究表明，初次发作的癫痫能早期及时明确影响其复发的相关因素，对选择用药时间窗具有重要临床意义。还有学者研究表明，首次非诱发性癫痫发作的成人患者若既往有脑损伤史、影像学示大脑皮质异常、睡眠中发作，1年内再次发作风险较高，尽早给予药物干预可以降低再次发作的风险。因此，在对患者进行家庭护理的过程中，关注药物护理也极为重要。

如发现有复发迹象，或者在服用某种药物无效需要更换药物时，不可突然停药或自行更换，应在医生指导下更换，如果是在服药后出现严重不良反应，应停止用药，及时就诊。大多数抗癫痫药会产生胃肠道反应，故应该在饭后服用。

服药期间每月查一次血象，每季度查一次肝、肾功能，必要时做血药浓度检测，有变化时应及时到医院就诊。

常用抗癫痫药物见表1-3、表1-4。

表1-3　传统抗癫痫药

药物名称	作用功效及注意事项
苯妥英钠	对部分性发作和全身强直阵挛性发作有效，但是可能会加重失神和肌阵挛发作。胃肠道吸收慢，饱和后增加较小剂量即达到中毒剂量，可引起肝、肾损伤，婴幼儿和儿童不宜服用
卡马西平	部分发作的首选药物，对复杂部分性发作疗效优于其他药物，可加重失神和肌阵挛发作
丙戊酸钠	广谱的传统抗癫痫药是全面性发作首选药，也用于部分性发作，可引起过敏性肝坏死
氯硝西泮	作为辅助用药，小剂量能取得良好效果

表1-4　新型抗癫痫药

药物名称	作用功效及注意事项
加巴喷丁	用于12岁以上青少年以及成人的部分性癫痫发作和全身强直痉挛性发作的辅助用药
拉莫三嗪	为部分性发作及全身强直痉挛性发作的附加或单药治疗药物
奥卡西平	卡马西平的衍生物，适应证与卡马西平相同，但不良反应较小
左乙拉西坦	对部分性发作伴或不伴全身强直痉挛性发作、肌阵挛发作等均有效

3.饮食护理

国外有学者提出产生酮体的膳食可治疗癫痫。生酮饮食是一种脂肪高比例、碳水化合物低比例、蛋白质和其他营养素合适的配方饮食。生酮饮食比例为脂肪类食物质量与碳水化合物类和蛋白质类食物质量之间的比值，一般表示为2∶1、3∶1、4∶1等。生酮饮食在美国用于治疗癫痫已有90余年的历史。我国从2004年开始该项疗法，实验也证明此法确实有抗癫痫的作用。

同样益生菌也对癫痫有积极作用，但其成分、剂量和时间还没有标准化；同时其安全性和具体机制需要更多的科学实验去证实。生酮饮食与益生菌饮食在控制癫痫的相关机制上都与肠道菌群有关。有研究者推测两者相结合治疗难治性癫痫效果可能更佳。

医学专家通过长期摸索、研究，总结出癫痫患者理想的饮食原则是：高蛋白、富钙、多维生素E、低盐、少水。癫痫患者平时饮食中应多摄取优质蛋白质食物，如牛奶、鸡蛋、鱼、肉、豆制品等。癫痫患者如饮水过多或摄入食盐过多，都可能会诱发癫痫发作。所以，癫痫患者的饮食宜低盐少水，禁食辛辣食物如辣椒、生葱、大蒜、胡椒，还应戒烟酒，以免诱发癫痫。

4.癫痫发作时的家庭护理

癫痫若是小发作，一般不需要特别的护理，以静卧、安慰为主；若是大发作，则应遵循以下护理原则。

当患者出现癫痫发作征兆时，患者家属应保持镇静，保持思维清晰，观察患者周围是否有危险性物品，比如镜子、玻璃花瓶、水杯等，家属应将这些危险因素移除，让患者躺下，以较快的速度将患者的领口、腰带、内衣解开放松，将患者身上多余的物品去除，如首饰、假牙等，注意防止其跌倒、碰伤、摔伤。

癫痫发作时患者的呼吸道会出现大量分泌物，可能阻塞患者的呼吸，引起呛咳、窒息或导致吸入性肺炎。因此在患者发作时应将其头部偏向一侧，让呼吸道中的分泌物自然流出，可找一些柔软的物品如毛巾、衣服垫在患者头下，保持患者呼吸道通畅。

切勿抓紧患者或制止其抽搐，不宜对患者强行约束，以免引起骨折，也不要进行按摩或人工呼吸。抽搐通常会在几分钟内停止，如果抽搐时间持续10分钟以上，或一次发作后尚未清醒又发生第二次，一定要立即送往医院治疗。

发作时千万不能让患者进食饮料或食物，也不要由于发作而让患者服用额外的抗癫痫药物，以免引起误吸或窒息。

发作停止后尚有不同程度的意识障碍或精神症状，仍需注意看护，以防患者自伤或他伤。此时需要家属陪伴在患者身边，可以用轻松的口吻与他说话，促使其清醒。

在居家护理的过程中，当患者癫痫发作时，家属除了要照顾患者外，还需做好病情的观察及记录，主要是观察癫痫发作时的特点及发作后的表现。主要观察的内容是发作时是以抽搐为主还是以意识丧失为主，抽搐的部位有哪些，有没有出现大小便失禁、舌咬伤及外伤等情况，还有发作持续的时间、发作停止后意识恢复的时间等情况，观察发作后的表现，如有没有出现头痛、乏力、恶心、呕吐等，并做好相应记录，可以通过文字、图片或者视频录像等方式将病情详细记录下来，为医生提供诊疗的依据。

5.心理护理

心理健康不仅对癫痫患者来说非常重要，对患者的家人来说也是举足轻重的，只有生理和心理双重健康，才算得上真正的健康。虽然如今癫痫患者数量众多，但是由于社会民众对癫痫的认识仍然不足，使癫痫患者遭受社会的歧视，严重影响患者的家庭、学习、就业以及婚姻等，增加其心理负担，出现羞耻感与自卑感，难以适应社会，对其生理、心理、行为方式、生活等造成负面影响，产生心理障碍。家人作为日常陪伴患者时间最长的人，一定要及时识别患者的情绪和心理状态，及时给予疏导。癫痫患者常见的一些心理问题有抑郁、焦虑、敌对、自卑、癫痫人格，常表现为思维黏滞、注意狭隘、固执、激惹、情绪爆发、行动迟缓、以自我为中心、残酷或暴力行为等。

作为长期陪伴的亲人，家属要正确认识癫痫，避免偏见，杜绝歧视，绝不能对患者施加负面压力，并且要鼓励患者主动了解癫痫疾病的有关知识，和患者一起学习癫痫的诊治和护理方面的知识，让患者知道癫痫并非不治之症，使患者始终充满信心，鼓励患者勇于战胜恐惧，保持乐观、积极、向上的心态，改变患者消极、歪曲或错误的思维观念，以积极主动的心态接受治疗。

参考文献

［1］黄世敬 . 疑难杂病证治 [M]. 郑州：河南科学技术出版社，2020.

［2］郝卫成 . 癫痫的家庭护理 [J]. 健康向导，2021，27（3）：12-13.

［3］狄晴，苏凌璎 . 癫痫患者初次用药时机的选择 [J]. 中华神经科杂志，2011，44（1）：66-68.

［4］肖远流，陈宗梅，秦锡祥，等 . 成人首次非诱发性癫痫发作复发相关因素分析 [J] 中国神经精神疾病杂志，2018，44（5）：257-260.

［5］廖建湘 . 生酮饮食疗法在难治性癫痫中的应用 [J]. 中国实用儿科杂志，2016，31（1）：41-45.

［6］SUO, C., LIAO, J., LU, X., et al. Efficacy and safety of the ketogenic diet in Chinese children[J]. Seizure: the journal of the British Epilepsy Association, 2013, 22(3): 174 -178.

［7］周燕萍，王菊莉，陶德双 . 癫痫的饮食干预研究进展 [J]. 癫痫杂志，2021，7（5）：422 -425.

第十八节　阿尔茨海默病患者的家庭护理

阿尔茨海默病，又称老年痴呆、失智症，通常是指发生在老年人身上的因脑部伤害或疾病所致的渐进性的明显严重于正常老化的记忆、注意力、语言、解题能力等的认知功能、行为及人格障碍综合征。其以记忆和思维等认知功能逐渐受损为特征，严重影响患者的行为和日常生活能力。目前全球约有5 000万痴呆患者，到2050年将增长至1.52亿。由于预期寿命的增加和更多的风险因素负担，中低收入国家痴呆人数将比高收入国家增长更快。目前我国阿尔兹海默病患者约有950万人，约占全球20%。阿尔茨海默病被称为影响老年人群身体健康的第四大杀手，仅次于心脏病、癌症、中风。

随着老年人口的增长，痴呆成为老年人群中最常见的疾病之一，严重危害着老年人的健康和长寿，也给家庭和社会带来了一系列问题。目前，国内报告60岁以上人群中，痴呆的患病率为0.75%~4.69%。治疗阿尔茨海默病尚无特效药，因此患者的护理至关重要。

一、案例分享

李奶奶，78岁，退休教师，平时身体健康，没有重大疾病。刚退休的时候，李奶奶经常会参加社区举办的各种活动，也喜欢出门锻炼，非常干净、整洁。8年前，李奶奶的家人发现老人的性格和行为有些异常，经常会忘记一些最近的事情，东西随处乱放，不爱收拾，拿在手里的物品却四处寻找，还经常责怪家人把屋子弄得乱七八糟。说要出门买菜，走到楼下之后却不知道自己要去干什么，家人以为是因为老人年纪大了，所以脑子不好使，糊涂了。于是子女商量就给老人找点事情做，于是联系了社区的老年活动中心，让她参加活动，和其他老年人一起打麻将、跳舞。过了一段时间后，子女发现老人的状态不但没有好转，反而好像更糊涂了，性格也有了更大的变化，不爱说话，也不爱出门；半夜经常不睡觉，起床看电视，也非常容易发脾气；有时候要自己出门散步，但是深夜都没有回家，家人去寻找才发现老人在楼下不停地转悠，当问她为何不回家时，她说不知道家里住几楼。这时，家人才意识到问题可能严重了，连忙带老人到医院去检查，医生告诉他们，李奶奶得了阿尔茨海默病。

二、病理机制

阿尔茨海默病的发病机制目前形成了多种学说，但是尚未形成统一的认识。根据阿尔茨海默病病因学研究的最新进展，主要有以下几种学说：基因突变学说、β淀粉样蛋白学说、Tau蛋白学说、神经血管假说、氧化应激学说、细胞周期假说、脂质代谢异常学说。

目前临床研究发现，约25%的阿尔茨海默病患者其后代的发病率高于正常人。大多数流行病学研究证实，年龄是阿尔茨海默病发生的危险因素。有研究表明痴呆患病率随年龄增长而升高。性别与阿尔茨海默病患病率的关系尚不明确，但流行病学研究表明，有2/3的阿尔茨海默病患者为女性。也有研究者发现，教育水平与阿尔茨海默病的发病风险有密切关系，教育水平较低的人群患阿尔茨海默病的风险更高。关于吸烟和阿尔茨海默病的关系，多数认为吸烟者患阿尔茨海默病的风险要比非吸烟者高很多，戒烟可以在一定程度上降低阿尔茨海默病的发病风险。糖尿病的类型、严重程度、持续时间都会影响其认知功能，增加患阿尔茨海默病的风险。

三、临床表现

日常生活中提前了解阿尔茨海默病的临床征兆，可以尽早介入、早做准备、及时治疗。虽然最常见的阿尔茨海默病尚未找到原因，但所有阿尔茨海默病都有迹象可循。根据患者的临床表现，根据认知能力的下降和身体功能的恶化来判断疾病的发展。阿尔茨海默病的病情进展经常分为以下几个阶段：

第一阶段（1~3年），轻度痴呆期：

表现为记忆减退，对最近事件的遗忘很突出。患者判断能力下降，无法分析、思考和判断事件，难以处理复杂的问题；工作或家务劳作经常粗心大意，不能独立进行购物、处理经济事务等，社会活动困难；虽然仍然可以做一些熟悉的日常工作，但很难理解新事物，在情感上无动于衷，偶尔会有刺激性；出现时间障碍，位置和特征可以定位，时间难以定位，复杂结构的视觉空间能力差；言语词汇少，命名困难。

第二阶段（2~10年），中度痴呆期：

此期的特点是对远近记忆造成严重破坏，简化结构的视觉空间能力降低，时间和地点定向障碍；在处理问题上，不能识别事物的相似性和区分不同点；不能独立进行户外活动，需要家人协助穿衣、整理个人卫生和维护个人仪表形象；不能计算；出现各种神经症状，表现为失语、失用和失认；情绪从冷漠变为烦躁，经常四处走动。

第三阶段（8~12年），重度痴呆期：

此期患者完全依赖他人，严重的记忆丧失和只有碎片的记忆；日常生活不能自理，大小便失禁，表现出沉默、肢体僵硬，最终进行性发展为昏迷。

该病的主要临床表现为以下几类：

（1）记忆障碍是早期的突出症状。首先出现的一般都是对近期记忆的减退，主要表现在对平时经常做的一些事情或者经常用的物品产生遗忘。随着病情发展，远期记忆也会出现损伤，比如会对很久以前发生的事情或者以前认识的人产生遗忘。

（2）定向力障碍，不能正确辨别空间方位。患者不记得日期，不记得自身所处的位置，甚至是他们当时所处的生活环境，也可破坏大脑解释所见事物的能力，从而使患者对周围环境的判断产生困难。

患者在用正确的词语描述事物、表达想法或与人交谈时会遇到困难，随着时间的推移，阅读和写字的能力也会下降。对日常问题做出有效的回应会越来越困难，如炉子上的食物烤煳了或开车时出现突发情况。在疾病的进展期，对于需要连续几个步骤才能完成的日常行为会有困难，如做饭或进行一项非常喜欢的运动；晚期患者会忘记最基本的技能，如穿衣或洗澡。患者发生性格和行为的改变，如沮丧、焦虑、不合群、情绪有起伏、对他人缺乏信任、脾气更加倔强、易怒、睡眠习惯发生改变、精神错乱、失控、出现错觉等。

四、家庭护理

1.一般护理

（1）环境护理：为患者创造舒适、安全的休养环境，活动区域内尽量安装扶手架等无障碍设施，患者的居室内要保持清洁、安静、床单位整洁。

（2）生活护理：为患者养成规律的生活方式，季节变化时要注意及时增减衣物，衣着尽量宽松、简单，方便患者自行穿脱；鼓励患者自己完成日常生活的自理，如刷牙、洗脸、梳头、更换衣服等。

（3）睡眠障碍的护理：痴呆患者往往有睡眠障碍，严重者甚至无法区分白天黑夜，因此家人要督促患者养成良好的睡眠习惯，作息规律，在白天尽量安排适当的活动，防止白天睡眠过多而引起夜间失眠；睡觉时要保持房间安静，光线不要太亮，避免过度刺激，晚上睡前可以用热水泡脚，必要时可以遵医嘱给予药物辅助睡眠。

2.特殊护理

（1）病情观察：阿尔茨海默病患者常同时患有或并发多种老年性疾病，并且由于痴呆，对疾病的敏感性降低，甚至无反应；患者也可出现精神行为异常，如出现幻听、错觉、妄想症状等，因此在家庭护理的过程中及早识别患者的病情变化至关重要。

（2）用药护理：家人要加强药物储存管理，对于患有抑郁症、出现幻觉和自杀倾向的阿尔茨海默病患者，家属必须管理药物，将药物放在患者无法获得或无法找到的地方。若卧床并出现吞咽困难的患者服药时，不宜吞服药丸，最好溶解于水中；对昏迷的患者，应放置鼻饲管，从胃管注射药物，但需保证管道的通畅，并在喂药前后用温水冲洗管道；服药期间要密切观察药物疗效和用药反应并做好相应的记录，以便复诊时给专科医生提供判断依据，及时调整剂量计划等。

（3）记忆障碍和语言障碍的护理：患阿尔茨海默病的患者多数会出现记忆障碍和语言障碍，家人应和患者多交流、沟通，和患者谈论一些其感兴趣的话题，一方面帮助患者回忆往事，一方面让患者更多地自我表达。而中度以上痴呆患者容易出现自言自语、无法沟通、无法正确表达等情况，作为家人应给予足够的耐心，顺着患者的思路沟通，不要指责，要经常交流，减慢其语言和思维退化的进程。

（4）安全护理：痴呆患者由于感觉功能减退、反应迟钝，视力和听力的敏感性均有所下降，很容易受到损伤。因此要保持居家环境的明亮整齐，家具摆放位置简单明了，棱角圆滑，睡床最好安装护栏；给患者穿合适的衣服、鞋子，避免让患者穿拖鞋和鞋底较滑的鞋子；家中地面要防滑，尤其是浴室，要保持地面干燥、无障碍物；要提前识别家中的危险物品并妥善保管，避免患者独自使用热水、热汤、热油、煤气等；居住高楼者应将阳台上锁或者安装安全防护栏。

（5）预防误吸：阿尔茨海默病的患者是误吸的高危人群，患者由于参与进食活动的肌肉失去神经的控制，或肌肉、骨骼运动不协调，影响进食从而导致食物容易误吸进入气道引起吸入性肺炎等，严重者将危及生命。家属给患者准备的食物应柔软、细腻、易消化，指导患者小口进食，细嚼慢咽。如需要喂食的患者应注意速度不要过快，一次性量不要太多，在喂食过程中应严密观察，如发生噎食，应立即用手抠出口腔内积存食物，对意识清楚的患者可鼓励其咳嗽或吐出食物，如无法解除，应尽快就医。

（6）预防走失：随着认知功能下降，居家痴呆老年人的定向力逐渐减退，不能确认自己的位置和回到照护者身边，四处游荡，从而发生走失，走失是痴呆老年人常见的护理安全问题。居家痴呆老年人在走失前往往表现出一些先兆，当家属发现老年人频繁提及过去的家或工作单位，且身体素质好、行动能力强，伴有精神亢奋或夜游症状增多等症状时，应高度警惕和防范走失的发生。因此平时不能让阿尔茨海默病患者一个人独处，家属还应该在患者身上留下有家人联系信息的卡片及手机，以备患者走失时及时联系。

（7）预防跌倒：痴呆已经被证实是老年人跌倒的独立危险因素。阿尔茨海默病患者平均年龄大、关节不灵活、骨质疏松等各种生理功能衰退，随着病情的发展，痴呆程度加重，日常生活自理能力逐渐下降，步态不稳及定向力障碍等导致发生跌倒的危险性提高。阿尔茨海默病患者常常服用抗精神药物、抗焦虑药物、抗抑郁药物，其他药物如降压药、降糖药也可以导致跌倒危险性增加。因此，应该保持家居环境布局合理，日常用品放在安全的地方，卫生间保持明亮、干燥，采用坐式马桶并设置扶手；患者步态不稳时使用助行器等，预防跌倒。

（8）心理护理：对出现抑郁症状的患者，家人应多陪伴，给予各方面必要的帮助，多陪伴其外出散步，或参加一些学习和力所能及的社会、家庭活动，减轻患者的孤独感、寂寞感；多安慰、支持、鼓励患者，当遇到患者情绪悲观时，应耐心询问原因并予以解释、安慰，播放一些轻松、愉快的音乐以放松情绪。切忌使用刺激性语言，避免使用"呆傻""愚笨"等词语；要有足够的耐心，态度温和，不嫌弃患者，不厌其烦、积极主动地关心、照顾患者。

（8）康复护理：康复的目的在于帮助患者进行记忆训练、智力训练、理解与表达能力的训练以及社会适应能力的训练。家属应鼓励患者回忆过去的生活经历，帮助其认识目前生活中的人和事，以恢复记忆并减少错误判断；鼓励老人参加一些力所能及的社交活动，通过动作、语言、声音、图像等信息刺激，提高记忆力。对于记忆障碍严重者，通过编写日常生活活动安排表、制订作息计划等帮助其锻炼记忆。

智力训练可进行拼图游戏，对一些图片、实物、词语做归纳和分类，进行由易到难的数字概念和计算能力训练等。鼓励患者学习新事物，保持活力，多用脑，如多看书，培养多种业余爱好，可防止大脑老化。理解和表达能力的训练可以由家人讲述一件事情后提问，让患者自行组织语言回答，或让其解释一些词语的含义，用以训练语言表达能力。社会适应能力的训练主要需结合日常生活常识，训练老人自行解决日常生活中的问题。

参考文献

［1］Grand J H G， Caspar S， MacDonald S W S. Clinical features and multidisci-plinary approaches to dementia care[J]. J Multidiscip Healthc， 2011， 4: 125.

［2］Zhao L H.Alzheimer's disease facts and figures[J]. Alzheimers Dement， 2020， 16: 391–460.

［3］Zang P L， Jin Z Z. Prediction analysis of the prevalence of Alzheimer's disease in China based on meta analysis[J]. OALib， 2020， 7: e6375.

［4］杨洋. 老年痴呆患者的护理 [J]. 世界最新医学信息文摘（连续型电子期刊），2015（36）：197–197.

［5］徐庆迎. 老年痴呆病因学研究的最新进展 [J]. 医学理论与实践, 2020, 33（14）：2262–2263, 2266.

［6］冯晓灵. 老年痴呆的病因及药物治疗现状 [J]. 医学理论与实践, 2016, 29（4）：444– 445, 448.

［7］李亚杰, 王梅杰, 崔晓敏, 等 .2020 年 Lancet 委员会《痴呆预防、干预和护理》指南解读 [J]. 护理学杂志, 2021, 36（16）：39–43.

［8］Rowe M， Houston A， Bulat T， et al. The concept of missing in-cidents in persons with dementia [J]. Healthcare， 2015， 3(4): 1121–1132.

［9］张雪儿, 郭梦岩, 夏小倩, 等 . 居家痴呆老年人走失前后行为特征及情境因素的质性研究 [J]. 中华护理杂志, 2021, 56（7）：1044–1048.

第十九节 焦虑、抑郁患者的家庭护理

一、案例分享

小婷，女，19岁，某校高三住校补习生，英语基础相对较差，补习后进步不大。父母是某企业在职员工，家庭环境较好，家人非常关注小婷的学习情况，希望她考上一所好的大学，而且常把表妹考上了985重点名校，同事刘阿姨的女儿成绩优秀等例子挂在嘴边，这给她造成了很大的压力，注意力无法集中，担心考不上大学怎么办。为此她整天都在考虑着该怎样学习才能考出好的成绩，除了拼命学习外，还买了很多复习资料，下了晚自习，教室和宿舍的灯熄了，她还要躲在昏暗的路灯下看书，不给自己任何空闲时间，认为休息就是在偷懒，对不起父母和家人的殷切希望。

到了后半期，小婷逐渐开始出现头晕，每次想到要模拟考试和摸底考试时就无法入睡，经常彻夜难眠，即使能够睡着但很早就醒了。每次考试后听到其他同学讨论试题就感到焦虑不安，甚至因为某些题做错了会哭泣很久，持续地陷入考试后的低落情绪中，考试成绩排名也是一落再落，班主任逐渐发现了小婷的这个异常情况。最后在老师的建议下父母将小婷送至当地某三甲医院的精神科，小婷的焦虑量表（HAMA）得分30分，为严重焦虑状态，抑郁量表（HAMD）得分21分，为中等程度抑郁状态。

病情分析：前期小婷的症状突出表现在注意力无法集中、紧张和焦虑，并伴有运动性不安，如书看不下去，又舍不得休息，认为休息会耽误时间，这种情况是经常性的，属于焦虑类型中的广泛性焦虑，主要是以学习和考试为中心；后期小婷开始出现情绪低落、兴趣活动减少和莫名哭泣等症状，属于抑郁情绪。小婷的病情诊断：焦虑合并抑郁状态。

抑郁焦虑障碍共病是指患者在患有抑郁症的同时还伴有广泛焦虑障碍，当分别考虑这两种病症时，可以与各自病症的临床诊断标准相对应。相比于单一病症的患者来说，抑郁、焦虑共病患者的临床症状表现更为严重。

二、病理机制

焦虑和抑郁症作为一组神经症，临床表现复杂，症状多样。尽管对其发病机制尚无公认的解释，但是不同的心理学派具有不同的理论分析与解释。这些理论构成了有关神经症发病机制的一些重要的心理学理论模型，最具影响力的有精神动力学理论、行为主义理论、认知心理学理论、人本主义心理学理论、森田的神经质理论、格式塔解释和社会学解释等，它们对指导神经症临床现象的研究、临床治疗和护理发挥了非常重要的积极作用。

现阶段，临床研究中还未明确掌握抑郁、焦虑障碍共病的发病机制。较为统一的看法是抑郁、焦虑障碍共病是神经系统发生异常变化，主要是由于患者脑内5—羟色胺（5-HT）浓度偏离正常值，导致患者的受体功能明显降低，进而造成脑内单胺递质发生紊乱。也有学者认为，抑郁、焦虑障碍共病的发病离不开患者体内多巴胺及其受体的影响。

三、临床表现

1.焦虑临床表现

（1）广泛性焦虑。其是一种比较常见的焦虑症的分型，是指在没有明显诱因的情况下，患者经常出现过分担心、紧张害怕的情况，但紧张害怕常常没有明确的对象和内容。此外，患者还常伴有头晕、胸闷、心慌、呼吸急促、口干、尿频、尿急、出汗、震颤等躯体方面的症状，这种焦虑一般会持续数月。

（2）急性焦虑发作，又称为惊恐发作。在正常的日常生活环境中，并没有恐惧性情境时，患者突然出现极端恐惧的紧张心理，伴有濒死感或失控感，同时有明显的躯体症状，如胸闷、心慌、呼吸困难、出汗、全身发抖等，一般持续几分钟到数小时。急性焦虑的发生是无法预知的，发作突然开始，迅速达到高峰，发作时意识清楚。由于急性焦虑发作的临床表现和冠心病发作非常相似，通常被分诊至内科就诊，尽管症状表现像急症和重症，但相关检查结果大多正常，因此使得急性焦虑发作的误诊率较高，延误了病情治疗。

（3）恐惧症（包括社交恐怖、场所恐怖、特定的恐怖）。恐惧症的核心表现和急性焦虑发作一样，都是惊恐发作，不同点在于恐惧症的焦虑发作是由某些特定的场所或者情境引起的，患者不处于这些特定场所或情境时是不会引起焦虑的。例如害怕社交场合或者人际交往，或者害怕某些特定的环境，如飞机、广场、拥挤的场所。恐惧症的焦虑发生不同于急性焦虑发作，恐惧症的焦虑发作往往可以预知，患者多采取回避行为来避免焦虑发作。如，有一位患者就是害怕坐地铁或者公交车，只要乘坐上述交通工具，她就会焦虑发作，极其痛苦，为了避免焦虑发作，她就每天只能选择自行驾车或打出租车上下班，避免恐惧症的发生。

2.抑郁临床表现

（1）抑郁情绪。其是指对环境和内在刺激的一种个体情绪反应，主要表现为持久的情绪低落、幸福度低、易怒、兴趣减少、易流泪和哭泣等。患者经常感到抑郁、心情压抑，常常因为一些很小的事情发脾气，并且持续的时间较长，可能在短时间内有情绪好转的情况，但过几天又很快陷入抑郁状态。患者本人也能察觉到自身的情绪异常，但往往都认为是外界情况导致。

（2）抑郁行为症状。其主要是指个体行为问题引发的伤心、易怒等情绪现象，伴随有身心及社会性发展不适等。他们有时也想参与一些社交活动，但是缺乏信心和勇气。患者常感觉到自己考虑问题困难，脑子反应迟钝，遇到一些小事情也都往坏处想，对生活失去信心，感到生活没有意义，甚至有自杀的想法。

（3）抑郁性神经症。其是指抑郁的严重状态，躯体症状主要表现为失眠、头痛、眼花、耳鸣等，个体因长期遭受到抑郁影响而不能进行正常工作和学习。

焦虑与抑郁的症状区分见表1–5。

表 1–5　焦虑与抑郁的症状区分

疾病类型	焦虑	抑郁
精神症状	过度担心 紧张害怕 提心吊胆 不安烦躁 注意力集中困难 口警觉反应增强 对躯体感觉敏感性增高	心境低落、兴趣减退、快感缺失，包括思维迟缓、认知功能损害、负性认知模式、自责自罪、自杀观念和行为以及精神、运动性迟滞或激越、焦虑、精神病性症状、自知力缺乏
躯体症状	肌肉紧张，导致局部肌肉疼痛、吞咽困难抖动、腹泻、出汗、心慌、性欲减退、胸闷不适、头晕、呼吸急促、喃喃自语、口干、疲乏	胃部不适、恶心、呕吐、腹胀、便秘、体重减轻、胸闷、肢体麻木、头晕、血压轻度升高、尿频等自主神经症状

3.焦虑合并抑郁临床表现

（1）情绪方面：焦虑合并抑郁的患者更容易易怒和狂躁，常常因为一些小事迁怒其他人，总是无法克制自己的情绪，经常出现自杀想

法。有研究显示，抑郁、焦虑障碍共病患者入院后自杀意念可达 60%
以上，因此具有更高的自杀危险性。

（2）睡眠方面：睡眠障碍更加严重。焦虑患者睡眠问题通常是入
睡困难，抑郁患者睡眠问题主要是早醒，焦虑合并抑郁的患者表现出的
问题就是两种疾病的叠加，不仅入睡困难而且容易早醒，所以患者常
常觉得不能正常休息，日积月累，疲惫加剧。

（3）躯体症状方面：焦虑合并抑郁患者通常变现为精神活动能力
下降，但人格保持完整，患者的社会行为较多保持在社会允许范围内，
常常表现为记忆力下降，注意力无法集中、脑子不灵活、工作效率不佳
等，病程常呈迁延状态。

四、家庭护理

1.焦虑症的家庭护理

（1）心理护理。家属作为最了解患者心中内心世界的人，应该尽
量放低长辈姿态，以患者朋友的心态与患者进行交谈，交谈时注意谈
话的方式，说话的语速一定不能过快，态度和蔼，通过一次次的心理沟
通，逐渐地去发现引起患者焦虑的事，针对性地缓解和消除不良刺激
因素，并为患者保守秘密，帮助其建立良好的生活方式，树立健康的积
极心态。

（2）心理暗示。心理暗示对缓解焦虑情绪至关重要。通过充分的
鼓励，可很好地调动我们昂扬向上的进取精神。心理暗示分为他人暗
示、自我暗示和环境暗示。他人暗示需要家属对患者每次的进步给予
充分肯定，帮助其逐渐增强自信，帮助患者建立战胜焦虑的信心。自
我暗示是靠思想、话语对自己施加影响的心理活动。如临场考试时，
我们时常感到心里紧张，通常在内心反复告诫自己放松心情，这就是

心理自我暗示。环境暗示也不能小视，比如，风和日丽、山花烂漫，身处其中，人们都会心旷神怡，而阴森、凄冷、昏暗的老房子让人心生恐惧，觉得鬼影幢幢，两种环境对人的身体和心理造成的影响不言而喻。

（3）潜移默化。常言道近朱者赤，近墨者黑。因此家属也应该保持乐观积极的生活态度，潜移默化改变患者的价值观和人生观，以和谐的家庭氛围、独特的人格魅力和良好的人际关系去帮助焦虑患者建立战胜焦虑的信心。

（4）生活护理。首先，生活中尽量避免患者一个人独处，可以培养其相对喜欢的兴趣爱好，特别是患者出现躯体不适感到痛苦时，一定要注意倾听，及时发现躯体先兆症状，教会患者放松方法，帮助其转移注意力；其次，可以鼓励家属与患者一起进行体育锻炼，帮助其增强自身抵抗力，以免疾病加重焦虑情绪；再次，在日常的生活活动中，还可以为患者多提供与他人进行社交活动的机会，活动内容应简单、轻松、有趣味，使患者调整心态，积极面对生活。

（5）药物护理应作为家庭护理中的特殊护理，常用药物为艾司唑仑、阿普唑仑和硝西泮等。在服用药物之前应仔细向患者说明各类药物容易出现的不良反应，以免患者因为过于敏感、焦虑、猜疑等原因中断治疗。在服用药物时应注意患者是否吞服药物，避免患者将药品私自藏起。要强调遵医用药的重要性，切不可随意增减药物剂量，停药及药物的增减需咨询心理卫生中心医生后再行决定。

2.抑郁症的家庭护理

（1）对家属的健康宣教。抑郁情绪是指对环境和内在刺激的一种个体情绪反应。一个不和睦的家庭的一些不良行为和不良刺激因素促使了疾病的产生。在患者的生活环境中应尽可能地去营造一个和谐、友爱的生活环境，消除引起患者抑郁情绪的刺激因素，也是缓解抑郁患者家庭护理的关键所在。

（2）加强心理护理。做好抑郁患者的家庭护理必须要有足够的耐心、细心、责任心和同理心，时刻关心患者的痛苦心境，通过与患者的交谈，从中逐渐诱导其内心的隐秘和痛苦，知会其心中最担心和最害怕的事情，从而给予其对应的情感支持，与此同时也要劝导患者面对现实，增强自信心及战胜疾病的信心。在生活中要严密观察患者的言行举止和情绪变化，特别是患者在出现情绪变化的逆转时更不能掉以轻心。

（3）睡眠护理。抑郁患者往往与居住环境、失眠、早醒以及各种原因引起的痛苦有关。严重失眠、早醒会影响患者的生活质量，加重病情的发展。因此家属首先要随时评估患者的睡眠情况，并了解失眠、早醒的原因。若发生失眠和早醒的情况，家属应多在患者身边陪伴、安慰及劝导，这样能使患者产生安全感，感受到家庭的温暖，焦虑、抑郁情绪也较易消除。其次是提供舒适的睡眠环境，睡眠环境对抑郁症患者的休息非常重要，尽可能保持室内温度适宜，环境安静温馨。若因环境改变或一时间的苦恼而造成的失眠，可通过与患者交谈，缓解其心理不适感，无须用药。其他原因引起的失眠则应针对原因给予相应措施，以增加患者的睡眠时间和改善睡眠质量。

（4）饮食、生活护理。抑郁症患者因情绪低落常伴有食欲下降，有些患者甚至想通过拒食来达到损害健康的消极目的。所以家庭成员应注意加强患者的饮食护理。患者由于情绪抑郁，常卧床不起，需多注意督促其起床活动，督促及协助患者自理个人卫生，必要、适当的个人卫生可使患者精神振奋。应鼓励其参加一些力所能及的劳动，当患者能完成某项任务时，则给予鼓励，以增强他们的生活信心，使之感到自己仍是一个有用的人。有些抑郁患者常通过不停地劳动来自惩及赎罪，这时则需劝其休息，防止过劳或发生虚脱。引导他们平时多听轻松、快乐的音乐，或是跳跳舞等，也可带他们到公园散步，到郊外活动，这些活动对改善患者的抑郁症状是很有好处的。

（5）督促用药或心理咨询。抑郁症行之有效的治疗方法是药物治疗和心理咨询相结合。家属应充分了解药物的功效与不良反应，知晓坚持用药的重要性，监督患者的药物服用过程，并做好相应的时间和不良反应记录。用药过程中要注意观察药物副反应，在患者出现口干、便秘等副作用时，应做好解释工作，鼓励其多喝水，多食富含纤维素的食物，以缓解上述不良反应；对于严重不良反应根据专科医生的指导进行停药和更换药物种类。对于药品的管理应十分谨慎，防止患者一次性大剂量服用，并按药品存储方法进行保管，避免药物潮解和光解而降低药物疗效。停药指导，病情好转处于康复期的患者千万不可停药，这会增加复发机会，停止用药应在心理医生指导下进行。

（6）安全管理。自杀观念和行为是抑郁患者最危险的症状，可能出现在疾病的充分发展期，也可能出现在早期和好转期，患者通常都有事先的周密计划，行为隐蔽，以此麻痹家属的注意力。所以对于抑郁的患者尽可能要留陪一人，密切观察其病情变化，对患者的言语、行为、去向等情况应随时做到心中有数。房间内光线要清晰明亮，房间的布局也要尽量简单、安全；对于一些可能对患者造成伤害的物品一定要妥善管理，以免患者使用而发生自杀、自残行为，对于一些有强烈意愿想要自杀的患者最好是送至心理卫生中心封闭式病房进行专业管理和康复治疗。当患者食欲、体重尚未改善，忽然出现情感活跃时，切不可麻痹大意，患者可能将自杀的意念付诸行动。另外，意外事件多发生于夜间、节假日、周末的时候，对此家属必须给予高度的重视，加强防范意识。

预防抑郁顺口溜

家人们，要牢记，有种疾病叫抑郁。
抑郁症，很可怕，具有超高自杀率。
预防它，有办法，每天都要有活力。
多读书，常运动，开心快乐每一天。
与家人，多交流，见人就要笑眯眯。
多外出，少发呆，心理抑郁远离你。

3.健康教育及预防

（1）加强对青少年的健康教育及预防。青少年阶段（特别是13～14岁）已经被证实是抑郁预防的关键时期，18岁是抑郁症发病的第一个高峰期。针对青少年的家庭健康教育，我们可以从以下方面着手：其一，此阶段的青少年较多为在校中学生，可以借助学校的心理健康教育进行整体预防，通过课程学习改变学生的消极认知理念，逐渐地改善学生对消极事件的应对方式，提高青少年应对应激压力源的能力。其二，帮助青少年建立正确的自我认知，正确的认知自我也是心理健康的重要标志之一，只有在实际生活中加强自我认识，正确地自我评价，学会接纳自己的不足和树立正确的自我发展方向，才能在社会生活中摆正自己的位置。其三，学会不良情绪的自我调控。青少年心智还未足够成熟，在遇到一些事情与自己预期的发展方向不一致时情绪波动较大，有些强烈的自尊也会转化为自卑和自弃，因此青少年的自我情绪调控对自身的发展尤为重要。青少年设定的自身发展目标应与自身实际能力相匹配，降低失败时候的挫败感，同时应兴趣广泛，积极参加社会实践活动，不断地完善自我意识，学会通过各种途径宣泄不良情绪。其四，树立正确的恋爱观，青少年处于身体发育成熟时期，也正处于爱情懵懂的阶段，当恋爱行为受到老师、家属行为指责的时候，容易产生一些情感心理问题，从而容易影响学业和引发一系列的心理问题，故在此阶段，学校和家属应正确地引导青少年的爱情观，提供一些关于爱情的心理咨询服务，提高青少年对恋爱挫折的应变能力，处理好恋爱和学习的冲突，保持健康、积极的心态。

（2）中年期心理健康维护：中年期的女性不仅扮演着很多社会角色，而且正处在围绝经期，由于卵巢功能衰退，激素、免疫、代谢等的变化，以及个人、家庭和社会角色的改变，围绝经期妇女抑郁症状发生率较高。因此早期识别危险因素并进行预防对于围绝经期妇女心理健康有重要意义。对于中年期的心理健康应从以下方面进行维护：第一，家属要注重中年期家属围绝经期和更年期情绪变化，这是人一生心理变化较为波动的时期，由于机体内分泌的变化，会出现程度不同的情绪变化，如易烦躁、莫名地生气、失眠和情绪低落等，家属应帮助她们了解围绝经期的生理和心理变化，避免过度劳累，适当地增加一些有氧运动锻炼，帮助其顺利度过特殊时期。第二，中年期的社会群体面临着很多社会关系，如同事关系、婆媳关系、夫妻关系、朋友关系等，这些关系也是引起中年期心理变化的重要因素，故必须要以积极和豁达的心态去对待社会关系的转变和生活的变迁等。第三，注重心理咨询。中年人承担着抚养儿女、赡养父母和各种社会压力，是各类身心疾病的好发期，家属应该注重其身心健康，定期体检，发现问题及时诊治。

（3）关注老年人的身心健康。焦虑和抑郁是两种最常见的负性情绪，是独立的心血管疾病危险因素，不仅是高血压的诱因，还会影响到老年患者血压的控制、发展及预后。因此家属应该从如下方面去预防老年人的焦虑和抑郁情绪：其一，增强老年家属的社会适应性，鼓励退休后的家属走出家门，主动更新观念，重新适应新的社会角色，积极地融入退休社会生活群体中去。其二，处理好家庭成员之间的关系，从多方面去关注和关心退休家属的日常生活，使退休老年家属保持愉悦的心情，并帮助孤寡老人在自愿前提下重组家庭，消除孤独情绪。其三，鼓励老年家属多参与老年社会活动，适量的脑力和体力活动有助于老年人的身心健康，可延缓脑功能的快速衰退。

（4）及时寻求社会支持系统。社会支持主要是指来自社会各方面的支持，包括同事、家庭、朋友、亲属等群体给予物质、精神上的帮助和支持。在校学生可通过构建以学校教师和同学为主的社会支持，遇到生活、情感等问题可以有途径、有方式去倾诉内心不良情绪，也可适当开展一些社区实践活动，增加学生对社会的适应性和抗抑郁能力；社会居民可通过与朋友、亲属沟通的方式去释放内心的压抑情绪，必要时可寻求社区心理咨询服务。

（5）健全人格培养。人格是心理健康的根本标志，重视自身的人格培养既是生理健康的需要，也是社会发展的需要；既是现实的需要，也是未来的需要。我们要充分地认识到健康的人格对我们自身发展的必要性。首先要树立正确的人生观，拥有正确的人生观、价值观和世界观更能够清晰地分析和处理事务。第二是丰富我们的科学文化知识，学习知识既是我们智慧增长的过程也是我们人格优化的过程，有助于让我们发现到自己的长处和认识到自己的不足，培养勇敢面对逆境的挑战能力。第三是培养良好的习惯，优化人格要从身边的每一件小事做起，逐渐地"聚沙成塔"，最终形成优良的人格。第四是建立良好的人际关系，融入社会大集体。人格的发展也是个人社会化的过程，既在个体中形成，也在集体中展现。和谐健康的人际关系形成的是一个友爱、团结、理解、互相关心的客观环境，在这种环境中，人与人思想感情上的交流能使人们从中汲取力量和勇气，使人在碰到挫折、困难时得到别人及时的帮助，通过交流达到互相理解，能使人处在一种舒畅、快慰、奔放的精神状态中，形成乐观、自信、积极的人生态度。最后是面向社会勇于实践，在社会实践的"镜子"中才能照出真实的自我，形成自己独特的人格。

参考文献

［1］邓友梅，莫妙霞，凌瀚，等 . 心理护理干预对焦虑抑郁障碍共病患者的影响 [J].
中国社区医师，2021，37（26）：168-169.

［2］赵婉莉，张先庚 . 精神科护理学 [M]. 北京：中国协和医科大学出版社，2012.

［3］汪周兵，陶晟，武文庆，等 . 女性复发性抑郁症共病心境恶劣的临床特征 [J].
临床精神医学杂志，2016，26（4）：220-223.

［4］刘立志，张伟红 . 抑郁症患者的家庭康复护理 [C]. 河南省精神科护理风险管
理培训班及学术交流会资料汇编，2011：123-125.

［5］范连梅，龚磊 . 抑郁障碍共病焦虑障碍临床症状调查及相关因素分析 [J]. 基层
医学论坛，2019，23（2）：189-190.

［6］吴志敏 . 高中生抑郁的预防与干预对策 [J]. 校园心理，2016，14（03）：206-
208.

［7］Schreiber DR，Dautovich ND. Depressive symptoms and weight in midlife women:
the role of stress eating and menopause status[J].Menopause（New York，N.Y.），
2017，24(10): 1190-1199.

［8］张琛，柳晓琳，李君 . 675 外围绝经期妇女健康状况及影响因 素调查 [J]. 现代
预防医学，2016，43（2）：270－273，295.

［9］李嘉兴，林雪倩，罗雅欣，等 . 中国围绝经期妇女抑郁现况及其影响因素 [J]. 现
代预防医学，2021，48（22）：4095-4098.

［10］Perez-Pinar M，Mathur R，Foguet Q，etal. Cardiovascular risk factors among
patients with schizophrenia，bipolar，depressive，anxiety，and personality
disorders[J]. Eur Psychiatry，2016，35: 8-15.

［11］Ginty AT，Carroll D，Roseboom T J，et al. Depression and anxiety are
associated with a diagnosis of hypertension 5 years later in a cohort of late middle-
aged men and women[J]. J Hum Hypertens，2013，27(3): 187-190.

［12］魏黎刚，张誓伟 . 心理社会支持系统对广泛性焦虑障碍患者焦虑症状、睡
眠质量的影响 [J]. 中国健康心理学杂志，2021，29（06）：806-809.DOI:
10.13342/j.cnki.cjhp.2021.06.002.

第二十节　乳腺癌患者的家庭护理

乳腺癌是一种好发于女性的恶性肿瘤，被称作"粉红杀手"，在女性恶性肿瘤中乳腺癌发病率位居首位。据有关调查数据显示，乳腺癌在世界范围内女性肿瘤疾病中占比24.2%左右，其中发展中国家占比超过1/2，且中国每年乳腺癌发病率呈上升趋势。有临床数据显示，中国每年约有30万的女性被确诊乳腺癌，其中沿海区域与经济发达区域占比较高，这可能与该区域经济水平高、医疗卫生条件较好、日常体检、女性两癌筛查普及有关。乳腺癌可分为浸润癌、非浸润癌以及其他罕见癌。该疾病发病机制尚不明确，但目前多种临床研究证实多种因素均属于该疾病危险因素。乳腺癌发病初期无显著临床症状，随着病情进展，当其进入晚期后会出现癌细胞远处转移，导致全身多器官病变，严重威胁患者的生命健康。目前针对乳腺癌常用的治疗手段有化学药物治疗、内分泌治疗、靶向治疗、手术治疗、放射线治疗以及中医治疗，其中以手术治疗为主，其他方案辅助治疗。乳腺癌是目前恶性肿瘤中预后最好的一种肿瘤。有相关调查数据显示，早期浸润癌五年内有85.5%的生存率，中原位癌五年内有98.8%的生存率，生存率均较高，但是浸润癌出现转移后五年内生存率较低，大致为有27.4%。患者治疗后加强日常管理、调节生活方式、按时复查对其预后十分关键，而患者的家庭护理较为重要。本节针对乳腺癌案例、病理机制、常见临床症状进行分析并提出护理方案。

一、案例分享

张某，女性，72岁，于7年前因右乳疼痛剧烈，不能耐受就诊于医院肿瘤外科。当时查体发现右乳肿物局部破溃结痂，已占据3/4右乳体积，皮肤色紫红，质地坚硬，边界不清楚，约10 cm×9 cm×8 cm大小，与基底部固定，活动度差。行右乳肿物穿刺取病理，结果提示右乳浸润性癌伴神经内分泌分化。2012年12月，患者因全身不适自行停止口服内分泌药物，后右乳肿物逐渐长大，出现右腋下淋巴结转移、胸腰椎骨质破坏。诊断为右乳腺癌。住院时间，患者出现发热，右乳腺肿物分泌物培养为金黄色葡萄球菌。给予抗感染治疗后未出现发热，患者病情平稳出院。出院后患者由于患病和治疗一直心情欠佳、饮食欠佳，在家属的精心护理下，患者疾病恢复情况较好，情绪也日渐稳定，食欲逐渐恢复，体质也慢慢恢复，目前在家人的陪伴下，每天坚持锻炼，病情已逐渐好转，患者对自身疾病的恢复信心十足。

二、病理机制

乳腺癌发病机制较为复杂，目前科学研究证明，乳腺癌与基因突变、自噬、性激素有关。

三、常见临床症状

1.乳腺肿块

在乳腺癌患者中，乳腺肿块首诊患者占比80%。多数患者是不经意发现自身乳腺肿块，其中单发较为常见，肿块一般表现为表面粗糙、边缘缺乏规则性、质硬。大部分乳腺癌患者的肿块具有无痛性，只有少数患者会出现不同程度的刺痛与隐痛。

2.乳头溢液

非妊娠期有脓液、乳汁、浆液、血液等从乳头溢出，或者哺乳停止半年后乳头依然可流出乳汁，此类情况则被称为乳头溢液。引起此种情况的因素较多，其中最为常见的因素有乳腺癌、乳腺导管扩张症、乳腺增生、导管内乳头状瘤等。有患者出现单侧单孔的血性溢液时需提高重视程度，如果合并乳腺肿块就需要进行进一步检查。

3.皮肤改变

乳腺癌可导致皮肤发生多种变化，其中深层胸肌筋膜与乳腺皮肤相连接的Cooper韧带受到肿瘤侵犯后，会导致弹性下降并缩短，相应部位皮肤牵拉时可出现"酒窝征"，也就是乳腺皮肤上有类似小酒窝状的小凹陷。如果肿瘤细胞将淋巴管阻塞，还会发生橘皮样变化，也就是多种小点状凹陷存于乳腺皮肤，与橘子皮较为相似。当乳腺癌进展至晚期后，癌细胞会经纤维组织或者淋巴管、腺管侵犯皮内，并进行生长，在主病灶周边皮肤上散布结节，质地较硬，也就是皮肤卫星结节。

4.乳头内陷与乳头、乳晕异常

病灶临近或者位于乳头深部，进而导致乳头回缩。乳头与病灶距离较远，病灶侵犯乳腺内大导管后缩短距离，还可出现乳头抬高或者乳头回缩的情况。乳头湿疹样肿瘤也就是乳腺Paget's病，临床表现主要是乳头皮肤瘙痒，伴灼痛、脱屑、结痂、破溃、糜烂，引起乳头回缩。

5.腋窝淋巴结肿

乳腺癌患者中，腋窝淋巴结转移患者占比1/3以上。初期有同侧腋窝淋巴结肿大情况，肿大的淋巴结可推动、散在分布、质地硬。随着病情进展，淋巴结会融合且和皮肤、相邻组织粘连；晚期，淋巴结可转移至对侧腋窝和锁骨上，且可以摸到淋巴结。

6.胸部皮肤颜色大面积变暗

炎性肿瘤患者中，胸部皮肤颜色大面积变暗，且变厚并呈硬结，还会出现溃疡、肿瘤性斑块存于胸壁。晚期患者会出现不同程度的浅表溃破，还会出现菜花状新生物或者溃疡。

四、家庭护理

我国乳腺癌患者最常用的手术方式以改良根治术为主，该术式虽然保留了胸肌，术后外观效果较好，但仍给患者的体型造成很大的改变。手术对患者造成一定损伤，并让患者失去女性独有体征，产生焦虑、抑郁、内疚、无助、成为他人负担等负性情绪，还给患者的心理、家庭、社会功能等方面带来很多负面影响，严重影响患者的生活质量。因此，如何提高患者的家庭功能是医务人员目前所面临的重要难题。

家庭护理是以家庭为中心的护理服务，是指医护人员将患者看作是一种生命或文化、一个家庭、一个社区等特殊形式，不仅仅将患者看作是一个临床病例。因此不仅需要重视医疗问题，同时也要注重家庭对患者产生的影响，全方面考虑患者和家属的社会、意志、心理以及生理等多方面状况和其之间的关系，为患者与家属提供综合、全方面、科学的指导与维护。

家庭护理具体如下：

1.疾病指导

家属自主学习乳腺癌相关知识，主要有治疗、护理及预后的相关知识，与患者交流过程中为患者讲解疾病乳腺癌详细内容，包括诊断、主要治疗手段与最新技术，告知患者遵医嘱、依从护理的重要性。同时家属也要为患者讲解术后化疗的作用。术前家属带领患者开展肢体功能锻炼，为术后、化疗后上肢功能训练奠定基础。此外患者居家疗养期间，家属也要间隔一段时间为患者讲解一次疾病治疗、护理相关知识，加深患者印象，帮助患者更深入了解自身疾病。

2.知识讲座

家属日常多关注社会举办的乳腺癌相关系列知识讲座，告知患者，在其同意的前提下与患者共同参加，一同学习乳腺癌治疗及康复、健康与营养等知识。患者还需要将讲座中的重要知识记录下来，比如日常护理要点、饮食要点、保健操等。

3.心理护理

患者家属为患者提前准备好义乳，并教会患者如何佩戴、维护等，询问患者舒适度，如有不适及时更换。患者家属特别是患者配偶需要提升自身敏感性，及时发现和了解患者的心理变化，鼓励患者遵医嘱、遵从护理干预，产生合力效应并与患者共情；家属主动与患者换位思考，感受患者情绪，站在患者角度上思考、解决问题。无论在何种护理工作中，良好的心态均有显著作用，如果心态欠佳，即使予以患者高质量的护理服务，终是事倍功半。而保持乐观情绪、良好心态十分关键。家属一定要多关注患者，当察觉患者有低落情绪出现，或者精神状态欠佳时，家属需提高重视程度，及时帮助患者调节心理状态，帮助患者树立抗癌自信。此外，家属日常可为患者播放一些舒缓轻音乐，有助于降低患者的基础代谢率，调节心率和血压，并起到松弛肌肉的作用，能够在一定程度上调节患者的焦虑情绪。患者情绪也易受到患者家属的影响，因此患者家属一定要多安抚、鼓励患者，尽量不隐瞒患者病情，减少患者猜疑而加重心理负担。

4.运动护理

肢体运动是乳腺癌术后机体恢复常用手段，因此家属可在患者术后体征稳定后开始协助其进行肢体运动，先帮助患者在床上被动活动肢体，比如上下肢伸曲、手腕脚腕灵活转动等。帮助患者被动活动肢体时需注意保护好手术位置。待患者病情稳定能够下床活动后，家属协助患者适当进行床下活动，并在患者活动后、睡前按摩肢体放松全身，有助于睡眠。患者完成手术后需要开展一些特殊功能训练，比如进行扶墙等，能够避免患侧肢体出现肩部僵硬与淋巴水肿情况。患者活动过程中需要家属陪在身旁，当患者出现恶心呕吐、疼痛、头晕、心悸等异常情况后需立即停止，在原地休息几分钟后，协助患者上床休息。待患者出院后，家属根据患者日常习惯帮助其选择一项适合且能坚持不懈的运动，比如打太极拳、练瑜伽、骑车、跑步、慢走、游泳等，运动量需结合患者实际情况调节，每天运动量切忌过大，以患者接受度为主。患者早期以慢活动为主，可先适当活动十几分钟，之后逐渐增加。如果患者自律能力欠佳，家属可以与患者共同进行锻炼，相互监督、相互陪伴、相互鼓励，增强患者治愈的信心。

5.疼痛护理

安静、卫生、舒适的环境对患者休养十分重要，家属需要每天帮助患者清扫环境，定期消毒、更换床单被罩等，多在室内放置一些绿色植物，增加活力与生机，提升患者的舒适性。每天遵医嘱提醒患者按时、按量用药。部分患者进展至晚期后会出现不同程度的疼痛，导致患者身心疲惫。因此家属除了遵医嘱叮嘱患者用药外，也可以按摩和抚触，使其舒缓身心、放松肌肉，缓解疼痛，同时还可以避免肌肉萎缩。患者疼痛严重还会影响睡眠，可在患者睡前使用香薰，帮助患者放松身心、安息凝神，提升睡眠质量。

6.日常生活护理

患者化疗期间极易出现静脉炎、肢端麻木感和皮肤瘙痒，因此家属需要帮助患者修剪指甲，并为患者准备消毒洗手液，叮嘱患者保证手卫生，避免损伤皮肤。告知患者切忌用手抓挠皮肤，避免出现皮肤破损。患者清洁双手的水温适宜，不可过热或过冷。家属提前一天关注天气预报，帮助患者提前备好衣物，并根据气温加减衣物。当患者有发热情况时需及时入院就医；如果患者有腹泻、鼻塞、咳嗽气短、出汗或者寒战、发热，并伴有口腔或者舌头白斑以及牙龈、喉咙、口腔疼痛等情况，需要家属第一时间带患者入院就医，避免进一步加重感染。家属监督患者按时就餐，每天早起早睡，帮助患者养成良好的生活习惯，保证睡眠。家属可在患者睡前为其准备一杯温牛奶，必要时遵医嘱予以助眠药物。

7.PICC置管护理

PICC置管能够长时间留置，但是易出现堵塞、导管滑脱、移位、感染等情况，因此需要加强患者PICC置管护理。家属每天帮助患者检查管道口，确保管口干燥、清洁，叮嘱患者不得私自撕下贴膜，如果患者贴膜有卷曲松动等情况，需及时带领患者入院更换。如果穿刺点有渗液、出血、疼痛、发热、红肿等情况，也要及时带领患者入院处理。PICC置管维护周期通常少于一星期，家属需要定期带领患者入院冲管与更换敷贴。尽量避免术侧手臂过度活动；PICC置管手臂不可提重物、拖地等；患者运动过程中也需要将置管侧手臂避开，预防导管异位。天气转凉患者添加衣物时，不得穿衣袖过紧的衣服，并加强置管部位的保护。穿脱衣物时家属可在旁协助。患者带管期间仅限淋浴，在淋浴前家属需帮助患者使用保鲜膜包裹好，再用塑料胶带固定，避免进水。

8.维持健康体重

乳腺癌患者维持正常体重十分关键，体重过轻、过重均不利于患者治疗和恢复。有临床研究显示，乳腺癌复发的危险因素包括短时间内体重过快增长、肥胖、超重等，而体重过轻则会降低患者的机体功能。由此可见，维持健康体重对乳腺癌十分重要。

9.饮食建议

乳腺癌患者治疗期间与恢复阶段饮食十分重要，良好的饮食能够减少化疗引起的不良反应，并提升药物耐受量，同时还可以提升患者自身的免疫力，有助于患者恢复。乳腺癌禁忌、宜食食物较多，家属日常需要多注意，尽量不为患者安排禁忌食物。首先，患者应戒烟禁酒。其次忌食用食物包括：过度辛辣刺激、油腻的食物，忌蜂王浆；中药类忌紫河车也就是胎盘，它含有大量的雌激素，乳腺癌患者不可食用；忌偏方、神药，有些患者病急乱投医，只要听到治疗肿瘤有作用的方法都往自己身上套，却不知此类方法缺乏安全性。

10.定期随访

根据所选治疗方法不同，随访时间也有一定差异，具体随访方案包括以下几点：治疗后年内间隔3个月随访一次，3年后间隔半年随访一次，5年后间隔一年随访一次。此外可以根据患者实际情况调整为前两年间隔3~6个月随访一次，3年后间隔半年至一年随访一次，5年后间隔一年随访一次。推荐随访项目：每个月自行进行胸壁、腋窝和乳房检查，如有异常及时入院就医；乳腺钼靶摄片一年1次；间隔3~6个月进行一次超声检查；MRI、CT、胸片1~2年一次。

参考文献

[1] 王巧珍.综合护理干预对乳腺癌患者术后化疗期生活质量的影响[J].中国煤炭工业医学杂志,2017,20(1):77-80.

[2] 孙永辉,陶维阳.乳腺癌前哨淋巴结活检研究进展[J].现代肿瘤医学,2017,25(4):634-637.

[3] 刘军,王伟,陈成玲.乳腺癌术后上肢淋巴水肿的危险因素分析[J].肿瘤学杂志,2018,24(1):70-73.

[4] 徐雪峰.经皮注射淋巴结超声造影与常规超声对乳腺癌前哨淋巴结的诊断价值比较[J].实用临床医药杂志,2017,21(15):168-170.

[5] 张美玲,董恒进.乳腺癌基因分型与血清肿瘤标志物表达的相关性分析[J].中国现代应用药学,2017,34(1):5.

[6] Zhou Z R, Yang Z Z, Wang S J, et al. The Chk1 inhibitor MK-8776 increases the radiosensitivity of human triple-negative breast cancer by inhibiting autophagy[J]. Acta Pharmacologica Sinica, 2017, 38(4): 513-523.

[7] 师金,梁迪,李道娟,等.全球女性乳腺癌流行情况研究[J].中国肿瘤,2017,26(9):683-690.

[8] 曹勇,罗杰,周鑫,等.肿瘤整形技术在早期乳腺癌保乳手术中的临床应用[J].中国普通外科杂志,2017,26(5):607-613.

［9］丁清清, 唐金海 . 老年乳腺癌的诊治进展 [J]. 中华老年医学杂志, 2017, 36
（12）: 1386–1389.

［10］Ziv E, Cauley J, Morin P A, et al. Association between the T29 → C
polymorphism in the transforming growth factor β1 gene and breast cancer among
elderly white women: the study of osteoporotic fractures[J]. J Am Med Assoc,
2017, 288(22): 2859–2863.

［11］王光辉, 王虎霞, 陈楠, 等 .MMP-2 在乳腺癌中的表达及临床意义 [J]. 陕西医
学杂志, 2017, 46（11）: 1516–1519.

［12］T, van Agthoven, T L, van Agthoven, H, Portengen, J A, Foekens,
L C, Dorssers.Ectopic expression of epidermal growth factor receptors induces
hormone independence in ZR–75–1 human breast cancer cells.[J]. Cancer
research, 1992, 52(18): 5082–8.

［13］J S, Brunet, P, Ghadirian, T R, Rebbeck, C, Lerman, J E,
Garber, P N, Tonin, J, Abrahamson, W D, Foulkes, M, Daly, J, Wagner–
Costalas, A, Godwin, O I, Olopade, R, Moslehi, A, Liede, P A, Futreal, B L,
Weber, G M, Lenoir, H T, Lynch, S A, Narod.Effect of smoking on breast cancer
in carriers of mutant BRCA1 or BRCA2 genes.[J].Journal of the National Cancer
Institute, 1998, 90(10): 761–6.

［14］王忠霞, 刘均娥, 韩静, 等 .青年乳腺癌患者的家庭角色功能变化及其心理体
验的研究 [J].中国护理管理, 2017, 17（4）: 471–475.

［15］Xin, Wang, Qian, Lai, Yuzhen, Tian, Ling, Zou. Effect of evidence–
based nursing intervention on upper limb function in postoperative radiotherapy
patients with breast cancer.[J]. Medicine, 2020, 99(11): e19183.

［16］王影新, 王悦, 刘飞 . 乳腺癌个案管理师岗位的设置与效果评价 [J]. 中国护理
管理, 2018, 18（4）: 448–452.

［17］裘佳佳, 李平 .有氧运动对提高乳腺癌康复期患者生命质量的 Meta 分析 [J].
中华护理杂志, 2017, 52（3）: 300–306.

［18］邵显清, 吴鑫华, 张紫阳, 等 .家属同步健康教育对乳腺癌患者术后自我效能
和功能锻炼依从性的影响 [J]. 癌症进展, 2017, 15（2）: 208–210, 214.

［19］李甜, 周钱梅, 张卫红 .PI3K/Akt/mTOR 信号通路在三阴性乳腺癌治疗中的研
究进展 [J].中国肿瘤, 2018, 27（1）: 40–45.

［20］孔荣华, 王雅莉, 葛胜燕, 等 .年轻乳腺癌患者病耻感及影响因素研究 [J]. 护

理学杂志, 2017, 32（8）：84-86.

[21] 叶京明, 刘荫华 .2017 年 NCCN 乳腺癌临床实践指南（第 3 版）更新与回顾 [J]. 中华医学杂志, 2018, 98（18）：1377-1379.

[22] 甘艺, 吴正升, 吴强 . 乳腺癌组织中 SOX4、EZH2 的表达及临床意义 [J]. 临床 与实验病理学杂志, 2017, 33（5）：477-481.

[23] 冯雪松, 鲁明骞 .miRNA 与乳腺癌治疗抵抗的关系及机制研究进展 [J]. 实用 医学杂志, 2017, 33（14）：2412-2414.

[24] 孟祥潮, 蔡准, 陈国福, 等 .ADAM17-shRNA 对人乳腺癌 MCF-7 细胞增殖的 影响及机制 [J]. 山东医药, 2017, 57（4）：21-24.

[25] 宋尔卫, 龚畅, 金欣 . 乳腺癌转化医学研究的热点问题及思考 [J]. 实用医学杂 志, 2017, 33（1）：1-6.

[26] 王松祥, 黄黎明 . 以囊性肿物为首发症状的浸润性乳腺癌五例临床分析 [J]. 中华普通外科杂志, 2021, 36（12）：945-946.

[27] 陆艳萍, 陈建成, 肖小琴, 等 . 三阴性乳腺癌超声影像组学定量特征分析 [J]. 中国现代普通外科进展, 2021, 24（7）：568-571.

[28] 吴名一, 代雅琳, 陈梦圆, 等 . 乳腺癌合并真性红细胞增多症同时性双原发癌 一例报告并文献复习 [J]. 中华肿瘤防治杂志, 2021, 28（13）：1025-1027.

[29] 霍敏, 胡益祺, 宋良宵, 等 . 妊娠相关乳腺癌的临床、病理及影像学特征 [J]. 放射学实践, 2022, 37（1）：35-40.

[30] 王帅兵, 郭茜, 刘红, 等 . 乳腺癌患者 CYP2D6 基因多态性与他莫昔芬疗效关 系的研究进展 [J]. 中国肿瘤, 2021, 30（7）：539-544.

[31] 王璇, 李珺, 赵海东 . 乳腺癌影像学特征与分子分型相关性研究进展 [J]. 中华 实用诊断与治疗杂志, 2020, 34（10）：1071-1073.

[32] 蔡婉 . 外泌体在乳腺癌中的研究进展 [J]. 临床与病理杂志, 2018, 38（9）：1997-2002.

[33] 罗斌, 何惠华, 黄文先, 等 . 乳腺低级别腺鳞癌临床病理分析 [J]. 诊断病理学 杂志, 2021, 28（9）：756-758, 762.

[34] 杜倩, 朱郭增, 邵银灿, 等 .circPVT1 通过靶向 miR-605-3p 介导的 Wnt/ β-catenin 信号通路对乳腺癌细胞增殖迁移及侵袭的影响 [J]. 中国妇幼保 健, 2021, 36（22）：5294-5299.

第二十一节 宫颈癌患者的家庭护理

宫颈癌是女性健康的主要杀手之一，是严重威胁女性健康的恶性肿瘤。子宫颈对女性十分重要，子宫颈处于子宫下部，长度为2.5~3 cm，上端联合子宫体，下端深入阴道。子宫颈突出阴道内，内有腺体，可分泌宫颈黏液。宫颈是精子通过的第一关，宫颈管能够贮存精子，也属于性敏感器官，和性生活密切相关。宫颈癌是发生于宫颈位置的恶性肿瘤，是女性独有的生殖器官肿瘤。该疾病的最主要危险因素为HPV感染，其他因素主要有免疫功能缺陷、多孕多产、性生活开始早、多个性伴侣、抽烟等。据2018年WHO发布数据显示，世界范围内宫颈癌的患病率为13/10万人，死亡率为7/10万人。近些年来，宫颈癌发病率、死亡率明显下降，可能与近几年宫颈癌筛查、HPV疫苗接种、健康教育等因素有关，但是发病群体逐渐年轻化。宫颈癌有多种分型，其中最常见的为鳞癌，之后为腺癌、腺鳞癌，透明细胞癌与小细胞癌不常见。此外可以根据不同发病阶段进行分期，Ⅰ期：ⅠA、ⅠA1、ⅠA2、ⅠB、ⅠB1、ⅠB2、ⅠB3；Ⅱ期：ⅡA、ⅡA1、ⅡA2、ⅡB；Ⅲ期：ⅢA、ⅢB、ⅢC、ⅢC1、ⅢC2；Ⅳ期：ⅣA、ⅣB。不同分期的患者治疗方式存有一定差异性。患者发病确诊后身心受到打击，易产生多种不良情绪而影响治疗。患者在等待检查结果、治疗一段时间后需要居家休养，缺少专业护理服务，而家庭护理是无需患者住院也可开展的一种护理方案，能够满足患者，用于宫颈癌患者效果显著。下文就宫颈癌患者案例、宫颈癌病理机制、宫颈癌常见临床症状进行了分析，并总结宫颈癌护理难点，同时提出护理方案，包括家庭护理、健康教育以及预防。

一、案例分享

刘某，女，29岁，性生活开始较早，性伴侣较多，性生活紊乱。主诉：阴道接触性出血半年。患者平时月经正常，半年前同房后阴道少量出血，未到医院诊治。近期同房后阴道出血较前增多，白带中夹有血丝，但无腹痛，无尿频、尿急、尿痛，无便秘、下肢浮肿。到医院就诊，妇科检查及宫颈病理活检后以"宫颈鳞癌"收入院。患者确诊后情绪十分不稳，有明显的焦虑、恐惧、暴躁等不良情绪，对日常生活、工作以及临床治疗造成严重影响。在医生和护士的共同努力下，对患者进行了健康宣教、心理疏导，并详细为其讲解了治疗方案、预期效果，使患者对自身疾病有正确认识，多种不良情绪也有所缓解，积极配合医护人员，经放化疗与手术联合治疗效果显著，在家人护理配合下恢复较好。患者术后随访3年，遵医嘱用药、定期复查依从性较高，未再复发。

二、病理机制

目前大量临床研究证实宫颈癌发病因素和HPV病毒感染、机体免疫调节机制异常、生活习惯与环境密切相关。

1.HPV病毒

引起宫颈癌的因素有多种，其中最主要因素为HPV感染，宫颈癌和HPV的相关性最早由德国科学家提出，之后随着相关临床研究的增多和不断深入，确定了HPV病毒的致癌机制和病毒结构，并公认为HPV病毒是引起宫颈癌的最主要因素。现阶段已知的HPV亚型有100种以上，如果由致病能力进行分类，有以下集中：低致病基因型：HPV81、72、70、61、54、42、40、11、6；高致病基因型HPV59、58、56、52、51、45、39、35、33、31、18、16。其他基因型致癌机制尚未明确。依照感染类型可分为以下两种：黏膜型HPV70、68、59、58、56、52、51、45、41、39、35、33、31、18、16；上皮型HPV47、25、21、20、14、8、5、1。

2.生活习惯与环境

血清叶酸缺乏会在一定程度上增加宫颈上皮内瘤变发生率，此外初产年龄过早、多产、吸烟、精神创伤、宫颈肿瘤家族史、被动吸烟、性伴侣数目多、人工流产次数多、HPV感染均属于影响宫颈癌的危险因素。

三、常见临床症状

宫颈癌患者处于不同阶段，临床表现也有较大差异，发病初期可能无特异症状，随着疾病的进展，患者会出现阴道异常流血、接触性出血等，随着病灶的增加，对周边组织进行侵犯和压迫，之后逐渐出现多种临床症状。

宫颈癌症状主要包括以下几点：

疼痛：肿瘤对骨盆腔中神经造成压迫，引起大腿、下腰、下腹疼痛。如果肿瘤侵犯直肠，早期会出现肛门坠胀和大便不畅，若压迫膀胱，早期症状会有血尿、尿痛、尿急以及尿频等症状出现。

（1）阴道不规则流血。宫颈癌患者中，发病早期会有81.4%患者出现阴道不规则流血，此种情况常在大便后或者夫妻性生活后出现，还有部分患者妇科检查或者体力活动时发生；此外也会出现月经失调情况。患者初期出血量较少，时常自行停止。

（2）阴道分泌物增多。其中最为常见的为白带增加，主要是肿瘤对宫颈腺体刺激，以引起分泌亢进，出现黏液样白带，还有部分患者因此出现外阴炎。

（3）宫颈癌转移。一般情况下，宫颈癌随着病情的进展，发展晚期后会出现转移，但是早期也有部分患者会出现转移。宫颈癌最常见的就是淋巴系统转移，而肝转移、骨转移、肺转移也较为常见，极有可能出现发热、消瘦、贫血或者尿毒症等。

四、家庭护理

宫颈癌患者从确诊到手术治疗，需要在家疗养，等待临床医师确定治疗方案。患者由于担心自身疾病、手术等，情绪不稳，再加上不懂治疗前需要准备的事项等，不良情绪会加重。这就需要加强术前患者的护理干预。患者术后、放化疗出院后需居家长时间休养，但是家属毕竟不是专业护理人员，对多种护理知识不了解，无法高质量护理患者，增加患者术后并发症发生风险。此外，患者的一些不良生活习惯、不遵医嘱用药等也会影响术后恢复、患者术后转归，也需要加强患者术后家庭护理，提升患者家庭护理质量。

而具体的家庭护理如下：

1.心理护理

患者确诊后可能一时无法接受患癌事实，情绪较为激动，极易产生多种不良情绪，比如焦虑、恐惧、担忧、抑郁等，因此要给患者接受自身患病事实所需时间，并安慰、鼓励患者。家属需要为患者做心理建设，帮助增加患者治疗信心，并在一定程度上缓解患者的精神压力。患者的治疗信心离不开家属的支持，而家属知晓患者患病时也会出现多种负面情绪，会对患者造成一定影响，因此患者家属也需要自行调节情绪。家属需多关注、观察患者，当其出现任何情绪严重异常情况时需及早进行心理治疗。患者的丈夫需要多关心、关注、鼓励患者，每天多抽出时间陪伴患者，避免夫妻产生嫌隙，还可以陪伴患者散步，拉近彼此之间的距离。夫妻可根据患者恢复情况适当开展亲密关系，手术治疗三个月后，如果患者机体机能、各项指标均恢复正常则可逐渐恢复性生活，但一定要注意卫生和次数。

2.康复运动

患者出院后家属应监督其进行盆底肌锻炼，包括收缩腹壁肌肉、肛门括约肌、阴道、尿道，以坐位、仰卧、站立三种体位练习，每次10~15分钟，每天3~4次，并逐渐增加练习时间。此外还需要适当开展一些有氧运动，多晒太阳，并到室外呼吸新鲜空气。

3.环境、卫生护理和注意事项

房间需要每天清洁、消毒，被褥定期更换，每天定期开窗通风，确保空气流通。患者日常休息时家属尽可能减少噪声，避免影响患者休息。患者日常尽量选择一些高腰的棉质、宽松衣裤，并按时更换、消毒和清洗。患者在洗澡方面，必须在机体耐受情况下进行，但是要严禁盆浴，三个月内严禁性生活并密切关注患者阴道流血情况，如果出血量少，不用理会，如果流血量超过月经量需要及时入院检查。

4.营养与饮食

宫颈癌手术会对患者机体组织造成严重损伤，极有可能发生消化吸收功能降低、物质代谢紊乱、发热、失血等情况，情况严重还会出现感染，因此术后需要补充营养，增强体质，提升免疫力，加速术后恢复。饮食总体上需要患者少食多餐、多饮水，减少油腻食物、生冷食物的摄入。需要严格控制摄入的热量，每天供给热量为84~126 kJ，碳水化合物、脂肪和蛋白质也按比例食用，如50%~60%碳水化合物、25%~30%脂肪、15%~20%蛋白质，其中优质蛋白为总蛋白的1/2。具体饮食计划和建议如下：多补充优质蛋白，动物蛋白以奶制品、鱼、鸡为主，植物蛋白以豆类食物为主。多食用桂圆、甲鱼、红枣、黄芪、西洋参、人参等；如果患者化疗后有贫血情况，需适当食用含铁食物，每天补充5~10 g维生素C，用于维持红细胞、白细胞功能；化疗后一些患者会出现白细胞下降情况，适合食用羊骨、牛骨、猪骨、糯米、甲鱼、猪肝、黑木耳、花生仁、大枣、桂圆、扁豆、山药等。食疗对患者恢复较为重要，除了以上建议外，也需要结合患者的实际饮食习惯、喜好选择。

5.中医食疗

中药食疗是一种很好的养生、辅助治疗手段之一，安全性较高，能够显著提升患者的免疫力，加速患者术后恢复。宫颈癌患者由于手术、放化疗的影响，机体精气、血气亏损严重，日常可通过中药食疗补充。具体如表1-6：

表 1-6

名称	食材	适用者
黄芪粥	糯米、金橘饼、鸡内金、红小豆、生薏仁、生黄芪	癌症体质虚弱患者
首乌生地乌鸡汤	生姜、乌鸡、生地、何首乌	宫颈癌贫血、形体消瘦、阴虚血亏患者
商陆粥	大枣、粳米、商陆	宫颈癌晚期合并腹水患者
龟苓汤	生姜、生薏仁、鲜土茯苓、金钱龟	晚期宫颈癌患者，尤其是进食少、形体消瘦、体质虚弱患者
苡仁芡实冬瓜汤	冬瓜、排骨、芡实、生薏仁	宫颈癌进食少、小腹坠胀以及湿毒内阻患者
五花利湿茶	甘草、生薏仁、土茯苓、木棉花、槐米花、鸡蛋花、葛花、菊花、金银花	宫颈癌、合并感染、溃疡患者

宫颈癌术后、放化疗后为了及时发现转移和复发情况，需要定期复查，治疗后6个月内复查，间隔两个月一次；1~2年间复查，间隔3个月复查一次；3~5年间复查，间隔6个月一次；5年后复查，一年一次。复查内容主要包括：了解患者近期生活质量、有无不适感、恢复详情，

同时还需要进行CT、超声、胸片、宫颈–阴道细胞学检查、肿瘤标志物、妇科检查。通过复查既能够监测疾病是否复发，也可以了解患者近期生活质量、心理状态和生活习惯。

6.遵医嘱用药

宫颈癌患者术后、放化疗后需要服用药物辅助治疗，一些患者因多种因素的影响，导致遵医嘱行为较差，患者必须遵医嘱用药，严禁私自更换剂量和用药时间。

7.预防

宫颈癌是目前唯一可以预防和治愈的癌症。宫颈癌主要发病因素为HPV持续感染，而接种HPV疫苗能够明显减少HPV相关疾病和持续HPV感染。目前，用于国内的疫苗主要有三种，适用于不同年龄段，主要有9价（进口）、4价（进口）以及2价（进口、国产），以上疫苗均需要接种三剂。以上疫苗均有较高安全性，提倡广大女性朋友积极接种。此外，日常多注意检查则可有效降低发生风险。预防宫颈癌发生的方法有多种，具体内容包括：宫颈癌虽属于高发癌症，但是能够及早发现、及早治疗。而从炎症进展为恶性肿瘤用时为6~8年，该阶段经临床医学手段极易诊断，并通过相应手段治疗。有临床资料研究显示，宫颈癌初始发病阶段有80%~90%的治愈率，二期有60%~70%的治愈率，三期有40%~50%治愈率，四期仅有10%的治愈率。而定期进行相应检查有助于及早确诊和治疗，提升预后质量。虽然现阶段两癌筛查已普及，但是仍有大部分女性不了解、不重视该疾病，因此仍需加大力度宣传该疾病。女性尤其是有性生活女性的尽可能每年进行一次妇科检查，及早发现病变，及早治疗。日常需要加强卫生管理，如：按时清洁内裤和外阴卫生，内裤多选择宽松、透气内裤；勤换床单、被罩；性生活尽量使用避孕套，产褥期和月经期严禁性生活，并保持双方生殖器卫生，不私自滥用抗生素和洗液，如有任何阴道疾病需及时入院检查、治疗。此外减少流产次数和妊娠次数；日常多开展运动，如跑步、瑜伽、跳绳、羽毛球等运动，提升自身免疫能力以抵抗外界病毒的侵袭。

参考文献

［1］王利霞.宫颈上皮内瘤病变和宫颈癌与高危型 HPV 病毒感染的相关性分析 [J]. 实用癌症杂志, 2018, 33（6）: 1021–1023.

［2］余杨, 付艳丽, 孙翔.不同宫颈病变高危型人乳头状瘤病毒载量对局部调节性 T 细胞表达的影响 [J]. 实用医学杂志, 2018, 34（4）: 583–587.

［3］李文静, 张栋（综述）, 顾绍庆（审校）.自然杀伤细胞受体与人巨细胞病毒感染 的研究进展 [J]. 国际儿科学杂志, 2015, 42（4）: 377–380.

［4］冯婉雯, 杜雪莲, 王聪, 等.骨桥蛋白和基质金属蛋白酶 –9 水平与中晚期宫颈 癌放化疗敏感性关联分析 [J]. 中华肿瘤防治杂志, 2018, 25（10）: 717–724.

［5］谢平, 白帆, 张杰, 等.HPV16/18DNA、Bcl-2、Survivin mRNA 在宫颈癌组织中 的表达及其临床意义 [J]. 中国临床研究, 2015, 28（3）: 293–297.

［6］饶华春, 魏思达.宫颈癌相关易感基因研究进展 [J]. 河南医学研究, 2018, 27 （22）: 4087–4089.

［7］卢建军, 张微, 李响, 等.宫颈癌并发人乳头瘤病毒感染癌症组织 FHIT 和 C-myc 研究 [J]. 中华医院感染学杂志, 2019, 29（21）: 3293–3297.

［8］柳正春, 蔡锐, 张凯丽, 等.慢病毒介导的 DKC1 基因沉默对人宫颈癌 HeLa 细 胞放射敏感性的影响 [J]. 中华放射医学与防护杂志, 2020, 40（8）: 590–594.

［9］梁婷婷, 杨勇霞, 侯丛哲, 等.PAX1 基因甲基化与宫颈高级别上皮内病变及高 危型 HPV 分型的关联性 [J]. 山东大学学报（医学版）, 2021, 59（11）: 48–52.

［10］Yi Y, Liu Y, Wu W, Wu K, Zhang W. Reconstruction and analysis of circRNAmiRNAmRNA network in the pathology of cervical cancer. Oncol Rep. 2019, 41(4): 2209–2225.

［11］郭伟, 魏海霞, 陆燕.心理护理对宫颈癌术后患者生活质量的影响 [J]. 中国肿 瘤临床与康复, 2017, 24（8）: 1008–1010.

［12］黄艳, 张梅, 朱洁, 等.人文关怀护理模式对宫颈癌手术患者的心理状态、康 复情况的疗效 [J]. 国际精神病学杂志, 2017, 44（1）: 165–168.

［13］吴娜, 周敏.家庭护理对早期宫颈癌患者术后的影响 [J]. 护理管理杂志,

2017, 17（2）: 132-134.

[14] 鲁振华, 张鲜芳, 张淑林, 等. 快速康复护理用于宫颈癌围手术期护理的效果观察 [J]. 山西医药杂志, 2019, 48（15）: 1927-1929.

[15] 姜振娟, 郭琳, 徐华, 等. 人性化护理在宫颈癌患者围手术期护理中的应用价值 [J]. 现代中西医结合杂志, 2019, 28（23）: 2604-2607.

[16] Adibe M O, Aluh D O. Awareness, Knowledge and Attitudes Towards Cervical Cancer Amongst HIV-Positive Women Receiving Care in a Tertiary Hospital in Nigeria[J]. Journal of Cancer Education, 2017, 33(3): 1-6.

[17] 高楠, 李大鹏, 盛修贵, 等. 早期宫颈癌术后伴高危复发因素患者不同治疗方式疗效和并发症的观察 [J]. 肿瘤学杂志, 2017, 23（4）: 312-316.

[18] 赵伟伟, 张巍, 高丽, 等. 营养干预对子宫颈癌放化疗患者的影响 [J]. 肿瘤研究与临床, 2020, 32（5）: 335-340.

[19] Lima M, Maruyama T C, IDD Custódio, et al. The Impact Of A Higher Eating Frequency On The Diet Quality And Nutritional Status Of Women With Breast Cancer Undergoing Chemotherapy[J]. British Journal Of Nutrition, 2019, 123(4): 1-24.

[20] 闻赵燕, 夏阳, 孙慧, 等. 膳食模式与宫颈癌发病关系研究进展 [J]. 公共卫生与预防医学, 2020, 31（6）: 110-113.

[21] Monica N, Wymann, Anne Spaar, Zographos, Ekkehardt, Altpeter, Virginie Masserey, Spicher, Nicola, Low, Mirjam, Mäusezahl-Feuz. Human papillomavirus vaccine uptake in adolescence and adherence to cervical cancer screening in Switzerland: a national cross-sectional survey.[J]. International journal of public health, 2018, 63(1): 105-114.

[22] 李响, 金文婷, 满玉晶, 等. HPV 疫苗预防宫颈癌的应用研究 [J]. 生殖医学杂志, 2017, 26（2）: 188-192.

[23] 魏丽惠. 中国迎来 HPV 疫苗时代 [J]. 中国妇产科临床杂志, 2017, 18（1）: 1-2.

[24] 孙雨欣, 刘永军, 刘通. 宫颈癌疫苗用于 18 ~ 25 岁中国女性预防宫颈癌的药物经济学评价 [J]. 中国循证医学杂志, 2017, 17（1）: 102-107.

[25] 杨旎, 陈飞, 沈铿. HPV 疫苗对宫颈癌筛查的影响与启示 [J]. 现代妇产科进展, 2020, 29（11）: 862-864.

第二十二节　　肺癌患的家庭护理

肺癌是一种发生率较高的恶性肿瘤，死亡率较高，男性群体发生率高于女性。据相关数据调查显示，男性患者肺癌发生率与死亡率位居恶性肿瘤首位。肺癌主要有小细胞肺癌和非小细胞肺癌之分，其中非小细胞肺癌最为常见，占比85%左右。肺癌的症状有多种，主要包括肺外症状、局部症状、全身症状、浸润和转移症状。手术是治疗该疾病的首选方案，术后通过放化疗辅助治疗。患者无论选择何种治疗方法，在情绪、病情、环境等因素的影响下，易产生多种不良情绪而影响治疗与护理依从性。此外，患者住院期间护理人员能够予以专业的护理服务，但是患者术前、术后、化疗后居家期间护理人员无法为其服务，这就需要选择一种可以延伸至院外的护理方法对患者进行干预，提升其生活质量。下文列出1例肺癌患者病例，分析病理机制、常见临床症状、家庭护理、健康教育以及预防。

一、案例分享

张某，女性，65岁，已婚，汉族，无业。患者源于7月前体检行胸部CT发现左肺占位；患者时有咳嗽、喘憋、干咳，无发热、咳痰及咯血，无消瘦、乏力、盗汗，无胸痛等不适症状，后未行进一步诊治。2020年7月12日患者就诊，行胸部CT提示左肺上叶占位性病变，考虑肺癌，纵隔多发淋巴结，左肺上叶局部串珠样改变，考虑癌性淋巴管炎，临床诊断为左肺癌。患者发病后身心备受煎熬，产生了多种不良情绪，再加上病痛折磨、治疗费用压力等因素的影响，不良情绪加重。该疾病至今无根治手段，主要以手术治疗为主，进而延长患者生命。患者治疗后需要回归家庭，在家人的悉心照顾和护理下，多种不良情绪明显改善，病痛也有所缓解，虽无法治愈该疾病，但是在医生和家人的帮助下，患者出院后恢复较好，且患者也相信通过自己和家人的共同努力，病情进展一定会有所缓解。

二、病理机制

有临床研究显示，近几年肺癌发病率明显提升的因素可能和社会人口老龄化、吸烟人数增加、烟草销售量上升等密切相关。有环境监测结果显示，近几年大气污染不断加重，可能与肺癌发病有一定关联性。国内多种临床研究显示，肺癌的危险因素主要包括人口老龄化、饮食因素、内在因素、肿瘤家族史、精神因素、既往慢性肺部疾病、职业暴露因素、室内空气污染与大气环境污染、吸烟和被动吸烟等。该疾病也是多因素共同作用下的结果。

1.吸烟与被动吸烟

多种临床研究证实，引起肺癌最直接、最主要的因素为吸烟，烟草会产生烟焦油、一氧化碳、尼古丁、苯、砷等物质，此类物质均具有较高的致癌活性。肺癌疾病中有80%~90%是因吸烟引起，与非吸烟患者相比，吸烟患者肺癌发生风险提升10~25倍。此外，肺癌发病和吸烟具有剂量效应相关性。相关研究结果显示，每天吸烟量越大、吸烟深度越深、吸烟总量越大、吸烟时间越长、初始吸烟年龄越小，肺癌的发生风险就越大。无吸烟史群体被动吸烟是诱发肺癌的主要因素，肺癌的发生和工作环境的被动吸烟、非吸烟女性、成年期被动吸烟、每日被动吸烟量20支等相关。非吸烟与被动吸烟女性肺癌之间具有剂量—反应关系。被动吸烟引起的肺癌原理与吸烟极为相近，因被动吸烟者多次、持续吸到多个吸烟者吐出的烟雾，其肺癌发生率会显著提升。

2.环境空气污染

肺癌的发病与空气污染密切相关，此种危险因素仅位居吸烟之后。流行病学研究显示，污染严重、工业发达地区的肺癌发生率明显高于非工业区域，城市发病率高于农村。肺癌与空气污染有关，与多种有害物质相关，比如沥青公路尘埃、机动车尾气以及石油、煤和内燃气等燃烧产生的物质。肺癌也与空气中的致癌性氡、砷、石棉、多环芳烃相关。此外，肺癌也与以下因素相关：室内烹饪油烟、烟煤取暖引起空气污染；装修材料中的致癌物质，比如氡气，也是引起肺癌的主要因素。

3.职业暴露因素

多种临床研究证实，以下工业物质均会增加肺癌的发生风险，如电离辐射、焦炭炉、氯乙烯、含镍的杂质、芥子气、铬化合物、砷化合物、铝制品的副产品等。如果长时间与甲醛、镉、硅、铍等物质接触，也会提升肺癌的发生风险。接触衰变的铀副产品、放射性稀有气体氡气，群体肺癌发生率高于正常人。

4.既往慢性肺部疾病史

多种流行病学研究中，调整吸烟等繁杂因素后发现，肺部疾病史也可提升肺癌发生危险，比如肺炎、尘肺、哮喘、硅肺、慢性阻塞性肺病、肺结核、支气管扩张症、慢性支气管炎等，肺癌发生率显著高于健康人。而吸烟的慢性支气管炎患者肺癌发生率更高。

5.精神因素

长时间精神压抑、心理压力大、易激动、进取心强、性急等多种精神因素均会提升肺癌风险。

6.肿瘤家属史和内在因素

肺癌亲属肺癌发生风险明显提升，产生此种情况可能与家庭共同生活方式、类似生活习惯、共同生活环境以及遗传倾向相关。在肿瘤家族史群体中，有吸烟史者肺癌发生危险显著提升。此外，内分泌功能与代谢功能失调、免疫功能降低、先天性因素等均属于肺癌危险因素。

三、肺癌常见临床症状

肺癌发病后体征与症状的有无和出现的早晚、轻重，均与肿瘤有无转移、病理类型、发生位置和是否出现并发症、耐受程度和反应程度密切相关。肺癌患者发病初期，临床症状较轻，还有一些患者无明显不适感。中央型肺癌症状出现早且重，周围型肺癌症状出现晚且较轻，还有部分患者无症状，一般是在体检时被发现。肺癌的症状大致分为局部症状、全身症状等。

1.局部症状

肺癌最为常见的症状为咳嗽，其中有35%～75%的患者首发症状为咳嗽。阵发性刺激性干咳是其主要临床表现，使用一般止咳药后无显著临床疗效。当病灶处于较细小支气管黏膜位置后，咳嗽发生率较少。针对慢性支气管炎患者或者吸烟患者来说，会出现咳嗽情况加重、频率明显增加；此外，咳嗽性质也会发生变化，当出现高音调金属音后，特别是老年患者，需要注意可能出现肺癌。肺癌常见的临床症状还包括痰中带血、咯血等，肺癌患者中有30%左右以痰中带血或者咯血为首发症状。肿瘤患者病灶组织内有丰富的血供，且血管质地脆，当剧烈咳嗽后，会导致血管破裂，进而发生出血情况。肺癌咯血特征主要有多种，即反复少量、间断性或持续性痰中带血丝，或者是少量咯血。肺癌中有25%的患者首发症状为胸痛，胸部不规则钝痛或者隐痛是其主要临床表现。一般情况下，周围型肺癌会向胸壁或者壁层胸膜侵犯，极易引起胸膜性疼痛，且具有尖锐性、断续性，如果未有效处理则导致继续发展，会转变为恒定的钻痛。肺癌患者中以气急、胸闷为首发症状，有10%左右，其中中央型肺癌最为常见，尤其是肺功能较差的患者。

肺癌患者中，第一主诉为声嘶的患者占比5%~18%，一般还会合并咳嗽症状。

2.全身症状

肺癌患者中有20%~30%首发症状为发热。肺癌患者出现发热的因素可分为两种，第一种是癌性发热，大部分患者是因机体吸收了肿瘤坏死组织所引起的，此种发热情况使用抗炎药物治疗后无明显效果，而用吲哚类药物或者激素类药物可获得一定成效；第二种则是炎性发热，在中央型肺癌肿瘤生长过程中，会将支气管开口阻塞，出现肺段或者阻塞性肺炎，或者肺不张等症状，进而出现发热症状。在周围型肺癌患者中，大部分是癌症进展至晚期，对周边肺组织产生压迫，进而出现炎症反应，以诱发发热症状。消瘦和恶病质：肺癌晚期患者，因疼痛、感染导致食欲下降，毒素与肿瘤生长会增加消耗，极易出现严重恶病质、贫血和消瘦。

四、家庭护理

1.疼痛护理

疼痛是晚期肺癌患者的主要症状，对患者的影响很大，因此家属需要加强患者的疼痛干预。可使用体表止痛法，也就是在疼痛对应的健侧或者对疼痛部位周边的皮肤进行刺激以起到镇痛效果。患者家属可以为患者涂抹一些清凉镇痛药物或者帮助其按摩。此外，温度刺激也是一种较好的镇痛方法，可在患者疼痛位置放置温毛巾或者热水袋进行热敷，但是注意温度不能太高，避免烫伤患者，每天热敷20分钟左右即可，能够起到一定的镇痛作用。

另外可以采取注意力转移止痛法，在患者日常休息时，家属可为患者播放一些舒缓音乐或者患者喜爱的音乐、小品、相声等视频，愉悦患者的身心，分散其疼痛注意力；也可与患者共同坐在沙发上，一同回忆既往经历的有趣事件，或者闭上双眼回忆曾经的美好，每次15分钟；还可以使用放松止痛法，放松全身能够使患者感觉轻松，放松肌肉能够在一定程度上减轻患者的疼痛感。家属可在睡前帮助患者放松身心，指导患者闭上双眼深呼吸，之后屈髋屈膝平卧，将背肌与腹肌放松，并进行腹式呼吸；或者在清晨开窗通风，指导患者缓慢吸气与呼气，呼入新鲜空气，在一定程度上分散疼痛注意力。

2.缓解症状

肺癌常见的临床症状之一为发热，因此家属需多关注天气，根据气温叮嘱患者加减衣物，增加体感舒适性并预防感冒。患者夜间发生持续性咳嗽时，家属及时予以患者温水，缓解咽喉部刺激感。患者家属需要增加对患者的关注度，观察患者是否出现咳嗽、咯痰、咯血、胸痛、胸闷、呼吸困难、发热等情况，还需要重点关注患者有无上眼睑下垂、上肢和头颈部水肿、声音嘶哑，询问患者是否有吞咽困难情况。当患者出现以上症状则提示疾病可能进一步加重，家属需及时带患者入院就医。

3.心理护理

肺癌患者身心饱受折磨，易出现焦虑、恐惧、悲伤、恐惧等心理，同时还会有孤独、冷漠等，不良心理情绪会影响疾病治疗和恢复，而一个良好心态对患者十分重要。患者家属要给予患者足够的同情心和责任心，为患者营造一个温馨、和谐的休养环境，同时家属需多与患者交流、沟通，多陪伴、鼓励、安抚患者。

4.不良反应护理

患者化疗期间易出现多种不良反应，而消化道毒副反应就是其中一种。家属要合理为患者安排饮食，每天尽量少食多餐，并保证饮食清淡。随着患者化疗次数的增加，食欲逐渐下降，机体缺少营养，导致体质差、免疫力降低。因此，家属可遵医嘱给予患者多酶片，促进其消化以增加食欲。此外，家属也要鼓励、劝导患者多进食。每天提醒患者早睡早起，保证良好的休息时间和作息习惯。

5.预防感染

家属要密切观察患者，每天都需要对患者的居住环境进行清洁和消毒，按时开窗通风，保证空气流通。

参考文献

[1] 唐开华.肺癌合并肺栓塞危险因素及预后的临床分析 [J].临床肺科杂志，2017, 22（8）: 1477–1480.

[2] 王丽萍.肺癌免疫治疗现状及展望 [J].中华实用诊断与治疗杂志, 2017, 31（2）: 105–110.

[3] 杨临妃, 谷伟.肺癌合并慢性阻塞性肺疾病发病机制研究进展 [J].世界临床药物, 2017, 38（1）: 6–10, 45.

[4] 黄佳滨, 隋小芳, 王凤玲, 等. CXCL12–G801A 基因多态性在非小细胞肺癌中的表达及发病风险相关性研究 [J].中国实验诊断学, 2017, 21（8）: 1346–1348.

[5] 金晨星, 赵翌.KRAS 突变肺腺癌的研究进展 [J].国际肿瘤学杂志, 2020, 47（3）: 180–184.

[6] 周鑫, 朱翠敏, 赵如涵, 等.IL–17 在肺癌中的研究进展 [J].临床肺科杂志, 2021, 26（11）: 1756–1758.

[7] 韩有明, 李志刚, 王海龙.并发于特发性肺纤维化的肺癌发病机制研究进展 [J].山东医药, 2021, 61（15）: 98–102.

[8] 金鹏, 靳琪琪, 汪毅祯, 等.基于生物信息学方法识别非小细胞肺癌（NSCLC）潜在治疗靶基因 [J].基因组学与应用生物学, 2018, 37（5）: 2118–2125.

[9] 沈湘, 肖花, 熊彬.CYP2 C19 基因型在肺癌发病机制及诊疗中的研究进展 [J].医学综述, 2020, 26（20）: 4054–4059.

[10] 郑丽君, 李卫民, 陈万青, 等.PTB 合并肺癌患者的临床特征及预后影响因素 [J].中国热带医学, 2018, 18（06）: 631–634.

[11] 张莹, 王芊芊, 屈若祎, 等.MTMR3 基因多态性与非吸烟者肺癌易感性 [J].中

华肿瘤防治杂志，2017，24（2）：79–83.

[12] 梁晓辉，孙保存，韩继媛，等. PAQR3 在肺癌中的表达及其临床意义 [J]. 中国肺癌杂志，2017，20（4）：259–263.

[13] 赵宝山，邢志君，孙光蕊，等. 甲基转移酶 DNMT3b 和 SPG20 甲基化在肺腺癌中的相关性研究 [J]. 中国肿瘤临床，2021，48（19）：973–978.

[14] 苏娟. 心理护理干预对晚期肺癌患者抑郁心理的影响 [J]. 实用临床医药杂志，2017，21（8）：182–183.

[15] 王冰，任梅香，宁世杰. 基于健康信念模式的护理干预对肺癌患者呼吸功能锻炼依从性的影响 [J]. 中华现代护理杂志，2020，26（7）：927–930.

[16] 王苹，黄鹏飞，张淑彦，等. 基于正念减压的护理干预对肺癌患者癌因性疲乏的影响 [J]. 中华现代护理杂志，2017，23（35）：4478–4481.

[17] 曹晓玲，郑海燕，钱业旺. 基于角色理论的护理干预在老年肺癌患者中的应用价值 [J]. 西部中医药，2020，33（02）：123–125.

[18] 崔瑛. 肺癌患者发生 PICC 置管静脉炎的危险因素及护理干预对策 [J]. 实用临床医药杂志，2017，21（18）：43–46.

[19] 刘芹，蒋纯，姚丽，王海燕. 心理护理对肺癌术后患者疼痛及焦虑、抑郁情绪的影响 [J]. 国际精神病学杂志，2017，44（02）：362–364.DOI：10.13479/j.cnki.jip.2017.02.048.

[20] 李燕. 基于慢性疾病轨迹模式的护理干预在肺癌患者中的应用 [J]. 中华现代护理杂志，2020，26（26）：3664–3668.

[21] 中国肺癌防治联盟，中华医学会呼吸病学分会肺癌学组，中国医师协会呼吸医师分会肺癌工作委员会. 肺癌筛查与管理中国专家共识 [J]. 国际呼吸杂志，2019，39（21）：1604–1615.

[22] 张冉，刘杰，林洪生，等. 营养与肺癌的关系及肺癌患者营养干预 [J]. 中国中西医结合外科杂志，2017，23（5）：575–578.

[23] 邵茹. 个性化护理结合饮食调护对肺癌化疗患者睡眠质量及心理状况的影响 [J]. 检验医学与临床，2018，15（15）：2293–2296.

[24] 董琪，李金花，丁清清. 患者参与式饮食干预对老年肺癌化疗患者营养状态和疲乏的改善效果 [J]. 河北医药，2021，43（17）：2598–2601.

[25] 王爱军，崔更力，赵平. 基于保护动机理论的多模态运动对老年肺癌化疗患者癌因性疲乏的影响 [J]. 河北医药，2021，43（21）：3250–3253.

第二十三节　前列腺癌患者的家庭护理

前列腺癌是指发生在前列腺的上皮性恶性肿瘤，是男性泌尿系统最常见的恶性肿瘤之一。其发病率有明显的地区和种族差异，在我国发病率相对较低，在欧美国家发病率较高，是美国男性癌症死亡的第二大常见原因，仅次于肺癌。欧洲联盟癌症死亡率预测，前列腺癌死亡率将位居第三。在我国患者的初诊当中，晚期前列腺癌发病率更高。近年来，我国前列腺癌发病率虽然低于欧美国家，但也呈明显上升的趋势，尤其是年龄超过70岁的老年患者。

一、案例分享

张某，男性，68岁，因体检发现前列腺特异性抗原（SPA）增高3月入院。入院查体：双肾未触及，无压痛，肾区无叩击痛，双侧输尿管走行区无压痛，膀胱区无膨隆及压痛，尿道口未见异常分泌物及出血。直肠指检：前列腺I度大小，中央沟变浅，未扪及明显硬结，无明显压痛，指套无染血。前列腺特异性抗原（SPA）增高。在全麻下行机器人辅助经腹腔镜前列腺癌根治术+尿道重建术+膀胱悬吊术。术中见：前列腺体积增大，周围脂肪堆积，前列腺表面大量浅支静脉穿行，背深静脉丛宽大，前列腺表面血管丰富；腺体与直肠前壁和尿道尖部周围组织粘连。术中保留双侧神经血管束（NVB）结构，保留前列腺耻骨韧带和部分盆内筋膜腱弓结构，完成切除前列腺和精囊腺，术后给予抗感染对症支持治疗。

二、病理机制

前列腺癌的发生与遗传因素、年龄、泌尿系统病史、种族和地理因素、饮食等相关。

三、常见临床症状

1.早期症状

前列腺癌早期由于肿瘤生长速度慢，大多数患者无明显症状，但随着肿瘤的长大，压迫下尿路，可出现尿频、尿急、排尿费力、排尿时间延长甚至尿潴留、尿失禁等症状。

2.中期症状

如果肿瘤局部进行性增大，压迫前列腺部尿道，则表现为：①中期患者会有排尿困难，尿频加剧，排尿中断，血尿；②笑或咳嗽时漏尿；③无法站立排尿；④排尿或射精时疼痛或有烧灼感；⑤射精时精液较少；⑥直肠有压迫感或疼痛；⑦勃起功能障碍。

3.晚期症状

晚期前列腺癌患者除了有早中期症状外还会出现全身疼痛。由于疼痛对饮食、睡眠和精神的影响，患者全身状况比较糟糕，消瘦乏力，贫血，进而呈现恶病质。当前列腺癌转移到骨时，可引起转移部位骨痛，骨痛有持续性疼痛和间歇性疼痛形式；疼痛可以是局部的，也可表现为身体不同部位呈游走性疼痛。由于肿瘤的侵犯，患者骨质明显变脆，容易发生病理性骨折。前列腺癌淋巴结转移通常没有任何症状，如果前列腺癌有广泛转移的话可能会发生肿瘤破裂出血。

四、家庭护理

1.饮食指导

鼓励患者术后早进食以促进肠道功能的恢复，防止术后腹胀。虽然提倡早进食，但也需要循序渐进，少量多餐，注意营养均衡，可以先让患者喝少许温开水，如果没有出现呛咳、恶心及呕吐，再让患者进高维生素、高蛋白、高热量的食物，比如牛肉、动物脂肪和奶粉等；还可以吃一些新鲜的果蔬，保证大便通畅；多饮水以预防泌尿系结石和泌尿系感染的可能。患者家属应该帮助患者做好口腔护理，以增加患者的进食欲望。

2.活动指导

术后第一天应鼓励患者下床活动，以坐位→床边站立→下床活动的原则逐步进行，活动时间以患者不感觉劳累为准。早期下床活动可以促进胃肠蠕动，预防下肢静脉血栓形成。

3.心理指导

保持心情愉悦，减轻心理负担，建立战胜疾病的信心，积极配合后续治疗，转移注意力，克服自卑心理，做平时特别喜欢做的事情，比如下棋、打太极、听音乐等。

4.尿管护理指导

患者出院后会带尿管回家，因此需要做好尿管及尿道口的护理，保持尿管通畅，防止牵拉尿管以及尿管打折，注意观察引流液的性质、颜色以及量，注意清洁，防止尿路感染。当患者拔除尿管后，应指导患者模仿平时排尿时中断排尿的感觉，收缩肛门括约肌。具体操作如下：家人用右手食指插入患者的肛门，左手放在患者腹部，用右手的手指感受肛门括约肌有节律收缩。若患者腹部处于平软的状态，则盆底肌肉训练是有效的，每次训练可持续5秒，放松5秒，一日3次，收缩放松15个/次，取卧位，每隔1天更换1次侧位，从卧位逐渐过渡到坐和站立位。可根据患者的具体情况，每3~4小时督促其排尿一次后饮水300~400 mL，要建立规律的排尿和饮水时间，重新建立膀胱的功能，如果坚持每天的功能锻炼，可在3个月到1年内恢复小便的控制功能。

5.伤口指导

保持伤口的清洁干燥，不要抓挠伤口，注意伤口情况，观察有无发红、肿胀、疼痛，有无发热等症状。

6.遵医嘱

按时吃药、定期复诊。

参考文献

［1］Malvezzi M, Bertuccio P, Rosso T, et al. European cancer mortality predictions for the year 2015: does lung cancer have the highest death rate in EU women?. Ann Oncol, 2015, 26(4): 779–786.

［2］徐磊, 王国民, 孙立安, 等.1673例前列腺癌的诊治和预后——上海单中心10年回顾分析[J].复旦学报（医学版）, 2019, 46（02）: 143–148.

［3］SIEGEL R L, MILLER K D, JEMAL A. Cancer statistics, 2019[J]. CA Cancer J Clin, 2019, 69(1): 7–34.

［4］Chen W, Zheng R, Baade PD, et al. Cancer statistics in China, 2015. CA Cancer J Clin, 2016, 66(2): 115–132

［5］SONG L Y. The latest progress of diagnosis and treatment of prostatic cancer in China[J]. Guide China Med, 2012, 10(36): 50–52.

［6］陈万青, 郑荣寿, 张思维, 等.2013年中国老年人群恶性肿瘤发病和死亡分析[J].中华肿瘤杂志, 2017, 39（01）: 60–66.

［7］周利群.北京大学第一医院泌尿外科研究所.前列腺癌的病因、诊断与治疗进展[J].继续医学教育, 2006,20（8）: 7.

［8］屈晓玲, 方汉萍, 陈小芹, 等.机器人辅助腹腔镜前列腺癌根治性切除术患者快速康复护理[J].护理学杂志, 2015, 30（20）: 47–48, 56.

［9］汪翔 . 机器人辅助腹腔镜应用于前列腺癌根治性切除术的护理体会 [J]. 实用临床护理学电子杂志，2017，2（12）：98–99.

［10］陈美琼 .10 例腹腔镜下前列腺癌根治术患者的围术期护理 [J]. 全科护理，2013，11（10）：907–908.

［11］刘艳，郭良芳，杨秋香 . 达·芬奇机器人辅助下前列腺癌根治性切除术患者 50 例围手术期的护理效果分析 [J]. 中华肿瘤防治杂志，2018，25（S1）：260–261.

第二十四节　肝癌患者的家庭护理

　　肝癌是一种常见的恶性肿瘤，其发病率与死亡率非常高，并且一直呈现上升趋势，每年新增病例约 84.1 万例，死亡病例约78.2万例。我国因肿瘤而死亡的人群中，肝癌死亡人数占第二位。肝癌常发生在发展中国家以及经济相对落后的地区，如非洲、东亚等约占全球发病率的85%，而发达国家的发病率明显较低。通常肝癌的病情发展较为迅速，因此在治疗上存在很大的难度，其致病因素主要包括病毒、肝硬化、肝纤维化、吸烟、超重和糖尿病等。

一、案例分享

　　张某，男性，58岁，因体检发现肝占位10⁺天入院。查体：腹部外形正常，全腹软，无压痛及反跳痛，腹部未触及包块，肝脏肋下未触及，脾脏肋下未触及，双肾未触及。乙肝小三阳，异常凝血酶原941.00 mAU/ml，丙氨酸基转移酶75 IU/L，门冬氨酸转移酶862 IU/L。上腹部增强CT示肝包膜下肝实质强化不均匀减低，包膜增厚。肝尾叶见低密度结节影，约0.9 cm，增强似见边缘强化。考虑肝右叶占位，恶性肿瘤病变，肝细胞癌（HCC）可能性大，肝尾叶结节，远端肝实质门脉期灌注不均匀。入院后积极完善术前准备，在全麻下行右侧复杂肝癌切除术+左尾叶切除术+肝静脉修补术+胆囊切除术。术中腹腔未见明显积液，腹膜、大网膜等未见明显病变。手术顺利，术后给予心电监护仪、吸氧、止痛、抗感染、补液等对症治疗。

二、病理机制

肝癌分为原发性肝癌和继发性肝癌两种。原发性肝癌是指发生于肝细胞与肝内胆管上皮细胞的癌变，又可分为肝细胞肝癌、胆管细胞癌以及混合型肝癌三种，其中肝细胞肝癌占原发性肝癌的85%～90%。原发性肝癌早期诊断困难，病情进展快，一旦发现时已属于中晚期，且男性明显多于女性。引起原发性肝癌的原因有以下几点：

（1）病毒性肝炎，常见于慢性乙型和慢性丙型肝炎，是引发原发性肝癌发生的最主要因素。

（2）肝硬化。

（3）吸烟、黄曲霉毒素、遗传、肥胖、生活饮食因素和环境因素等相互作用的结果。

（4）幽门螺杆菌感染。有研究指出，幽门螺杆菌感染不仅与慢性胃炎、胃癌等疾病相关，还与慢性肝脏疾病相关。

继发性肝癌是指由其他器官的原发癌转移至肝脏引起的癌症。

三、临床症状

1.早期症状

原发性肝癌的早期症状不明显，无明显特征，少数患者可能会出现食欲减退，看见喜欢的也不想吃，或者吃了后就出现恶心呕吐、腹泻等胃肠功能紊乱现象，还有患者有腹胀（一般为上腹胀）、腹痛、乏力等症状。对早期可疑患者，可以进行甲胎蛋白检查，为早期手术和术后提高存活率赢得时间。

2.中期症状

（1）肝痛。其为最常见症状，当肝癌发展到中期后，大多数患者有肝区疼痛症状，多为胀痛、钝痛和刺痛，呈间歇性疼痛，也可为持续性疼痛。肝痛是由于肿瘤增长速度较快，使肝包膜被牵拉紧张所引起。如病变侵犯膈或者腹膜后时，疼痛可牵涉肩部及腰背部引起胀痛，当病变侵犯肝右后上部时可有胸痛的症状。

（2）肝大。大部分的患者有肝脏肿大，而且呈进行性肿大，质地坚硬，表面凹凸不平，边缘钝而且不整齐，有压痛。

（3）全身症状。表现为乏力、疲劳、消瘦。

（4）部分患者会出现发热的症状，由肝癌患者肿瘤组织坏死后引起，有的患者是低中度的发热，有的患者则表现出高热。

3.晚期症状

（1）肝癌晚期最突出的表现就是疼痛，表现为右上腹部疼痛明显，阵发性发作，需要给予止疼药后方可缓解。

（2）黄疸。患者出现黄疸一般是在肝癌晚期，受肝细胞的损害而引起，又或者是由于肿块压迫胆管引起黄疸，从而造成皮肤、巩膜黄染，严重者会有全身皮肤瘙痒。

（3）肝硬化腹水。肝癌晚期会出现肝腹水，患者自觉腹胀、腹痛、食欲不佳、腹部突起，甚至可见腹部静脉曲张，平躺时可见蛙状腹。所谓蛙状腹是指平躺时腹部向两边突起，就好像青蛙的腹部一样。

（4）肝昏迷。当患者出现肝昏迷时会有行为意识的改变，会出现神志不清昏迷，偶有躁狂或淡漠少言的表现，出现反常行为。

（5）恶病质。由于癌细胞的生长会消耗很多营养物质，加之患者会因病出现食欲不振，致使患者出现贫血、水肿、营养不良和恶病质等表现。

四、家庭护理

1.心理护理

中医认为"怒则伤肝",因此保持情绪稳定及乐观开朗的性格,避免精神紧张。家属应该积极主动和患者进行交流和沟通,了解患者的心理状态,同时给予患者正能量,帮助患者树立信心,消除恐惧心理,以便更好地配合治疗。

2.呼吸道的护理

肝癌患者较虚弱,后期由于腹水增多,有时候没有办法通过咳嗽排痰,所以很多患者容易引发坠积性肺炎。家属应该协助长时间卧床的患者2~3小时翻身一次,翻身时动作应轻柔,避免分泌物的沉积,促进血液循环。

3.饮食护理

肝癌患者的饮食管理极为重要。研究显示,约20%的恶性肿瘤死亡原因是营养不良而非肿瘤本身。肝癌患者本身能量消耗就大,再加上治疗导致的胃肠道反应,患者容易出现食欲不振、恶心呕吐等,从而影响患者的营养需求,降低机体免疫力。患者进食时,一定要遵循少量多餐的原则,每次吃得不宜过多,容易造成消化不良、腹胀、恶心、呕吐等不适。患者宜进食瘦肉、蛋类、豆类、奶类等,需注意蛋白质的摄入量不能过多,以避免诱发肝性脑病。

4.皮肤护理

由于肝癌患者全身免疫功能下降、营养不良、皮下脂肪少,使得皮肤变薄,皮肤干燥没有弹性,容易出现皱褶,对外部刺激较敏感,易引起皮肤瘙痒,再有胆红素增加同样会引起皮肤瘙痒。因此,家属应保持患者皮肤的清洁干燥;剪短患者的手指甲和脚指甲,以避免患者抓挠皮肤后引起破损感染;不可用肥皂水洗手,肥皂液含碱性物质,会刺激皮肤引起皮肤瘙痒。每日为患者进行全身擦浴，以温水为宜，擦浴时关好门窗，以免患者感冒；保持床单位的清洁、干燥、无皱折，以免刺激皮肤引起压疮。压疮是指局部组织失去正常功能而形成的组织坏死或者皮肤的溃烂，压疮可以分为4期：Ⅰ度，皮肤发红，与周围皮肤分界清楚，压之不褪色；Ⅱ度，局部皮肤出现水泡或皮肤破损，基底红；Ⅲ度，皮肤破损加重，破损处可见皮下脂肪，也可有结痂；Ⅳ期，皮肤破损处可见骨骼、肌肉等。预防压疮应从以下几点出发：定时协助患者翻身，动作要轻柔，侧卧位身体空隙处可以垫软枕，排便或排尿后及时清洁，减少局部刺激，对受压部位进行按摩也能有效减少压疮的发生。腹水患者腹部是膨隆的，腹部的皮肤就更薄，这时要提醒患者不要将双手放在腹部，以免压红皮肤，造成腹部皮肤血液循环的不畅，引起局部皮肤的压疮坏死，可以在腹部两侧放毛巾，双手放于腹部两侧；由于肝腹水导致患者不能平卧，易形成双下肢水肿，这时应抬高床尾30°～45°，以利于静脉回流，还可以按摩双下肢，减轻水肿。

5.肝癌的预防对策

首先需要预防肝炎，避免感染乙肝和丙肝，戒掉不良的生活方式和习惯，忌烟忌酒，不吃霉变的食物，少食腌制肉制品等，强身健体，增强免疫力，预防及治疗脂肪肝，定期做体检，做好肝癌的"三查两早"。"三查"即根据肝癌的危险程度把肝癌的好发人群分为三类，根据三类人群进行不同检查。第一类是高危人群，比如慢性病毒性肝炎（乙肝或者丙肝）引起的肝硬化，每3个月做1次相关检查；第二类是中度危险人群，如慢性病毒性肝炎，没有肝硬化以及肝癌家族史者，至少每半年做1次检查；第三类是低危人群，如果不是病毒性原因导致的肝硬化患者，可1年做1次相关检查。三级普查及根据三类人群进行不同检查，一般高危人群每3个月做1次相关检查（肝功、甲胎蛋白和超声）；中度危险人群至少每半年做1次检查；低度危险人群每1年做1次相关检查。"两早"指早预防和早诊断。

参考文献

[1] Siegel RL， Miller KD， Jemal A. Cancer statistics， 2019[J]. CA Cancer J Clin， 2019， 69(1): 7–34.

[2] Bray F， Ferlay J， Soerjomataram I， et al. Global cancer statistics 2018: GLOBOCAN estimates of incidence and mortality worldwide for 36 cancers in 185 countries[J].CA Cancer J Clin， 2018， 68(6): 1–31

[3] Zhu RX， Seto WK， Lai CL， et al. Epidemiology of hepatocellular carcinoma in the Asia–Pacific region[J]. Gut Liver， 2016， 10(3): 332–339

[4] Center MM， Jemal A. International trends in liver cancer incidence rates， Cancer Epidemiol[J]. Biomark Prev， 2011， 20(11): 2362–2368.

[5] Zhou J， Sun HC， Wang Z， et al. Guidelines for diagnosis and treatment of primary liver cancer in china(2017 edition)[J]. Liver Cancer， 2018， 7(3): 235–260.

[6] 褚光平 . 原发性肝癌: 男多女少的原因分析 [J]. 中国肿瘤临床与康复, 2002, 9（2）: 67–68.

[7] 张春晨, 董勤 . 原发性肝癌发病相关因素研究进展 [J]. World Latest Medicne Information（Electronic Version）, 2015 Vol.15　No.75

[8] Vergara M， Calvet X， Roqué M.Helicobacter pylori is a risk factor for pepticulcer disease in cirrhotic patients. A meta–analysis[J]. European journal of gastroenterology & hepatology， 2002， 14(7): 717–722[13]. Pellicano R， Ménard A， Rizzett.

[9] 柴玉玲, 路潜, 杨萍 . 原发性肝癌手术患者症状及延续照顾需 求的研究 [J]. 中华护理杂志, 2015, 50（6）: 684–687.

[10] 丁晓玲 . 不同病因肝硬化临床特征对比分析 [D]. 宁夏: 宁夏医科大学, 2013.

第二十五节　食管癌患者的家庭护理

食管癌是指由食管鳞状上皮或腺上皮的异常增生所形成的恶性病变，是常见的消化道肿瘤。食管癌在世界癌症死因中排第7位，在中国癌症死因中排第4位。在我国食管癌的发病率较高，暂居世界第 1 位，因此每年死于食管癌的患者高达15万人左右，在所有恶性肿瘤死亡率中占有比例高达25%，其中又以男性较为显著。

一、案例分享

患者男性，56岁。因一月前进食时出现哽噎伴胸骨后和剑突下疼痛声音嘶哑就诊。诊断为食管癌。患者入院后完善相关检查，排除手术禁忌后行胸腹镜腔联合颈胸壁三切口食管癌切除+胃代食管颈部端套入吻合+颈部选择性淋巴结清扫+胸膜粘连烙断+胸导管结扎+淋巴结清扫+胃减容+肠粘连松懈术。术中见：①胸腔无积液，胸腔少量粘连，胸膜无种植；②胸腔少量粘连，见少量淡黄色透明腹水，肝脏、胰腺及大网膜未见肿瘤浸润转移；③剖视食管见病变位于食管中下段，侵及外膜；④淋巴结肿大情况，左侧101组、右侧101组，左喉返神经旁，右喉返神经旁，4、5、7、8U、8M、8L、9L、9R、10L、10R、15、16、17、胃小管组淋巴结肿大。术后CT提示肺部感染，予以抗感染、吸痰、镇痛、营养支持及预防静脉血栓形成等对症支持治疗。

二、病理机制

（1）吸烟为主要原因。包括两点：第一是烟草中含有的多环芳烃、苯并芘和氧化剂会氧化食管上皮细胞，使其发生损伤，时间长了就会造成慢性食管炎，此为食管癌的癌前病变；第二是因为烟中含有亚硝基化合物等致癌物质。吸烟、喝酒是引起食道癌最常见的病因，且男性多于女性，以40岁以上者居多。

（2）食管癌在中国有较明显的地理聚集，北方高于南方，发病率及死亡率较高的地区相当集中。

（3）长期食用腌制食物。因腌制食物中含有大量的亚硝酸盐，而亚硝酸盐本身就是一种致癌的物质，当它与含胺类物质结合后会产生亚硝胺类化合物，这是导致食管癌发生的重要致病因素。

（4）饮食习惯如长期吃较烫的食物，食物过硬且咀嚼不细。

（5）进食含霉菌的食物，霉菌本身就是高度致癌物质，当食物放置过久就会产生霉菌。

（6）遗传因素。食管癌的发病有比较明显的家族聚集现象，可能与所居住和生活的环境有关，此外还有饮水、食物和蔬菜中缺乏维生素及蛋白质等。

（7）人体缺乏铁、锌等微量元素也与食管癌的发生有关。

（8）其他疾病因素如慢性食管炎症、食管上皮增生、食管黏膜损伤、裂孔、贲门失弛缓等均被认为是食管癌的癌前病变或癌前疾病。另有研究显示HPV的感染，尤其是高危型（16型、18型）与食管癌的发生有着显著的联系。

三、临床症状

1.早期症状

食管癌的早期症状不是特别明显，偶有咽下哽噎感，可自行消失，吞咽食物时胸骨后或剑突下有疼痛或者不适，其性质可呈烧灼样、针刺样或者牵拉样的疼痛，还有些患者有食物滞留感（所谓滞留感就是吞咽得不顺畅，自觉食物下行比较缓慢并且有滞留），吃完食物后症状消失。

2.中期症状

中期食管癌较典型的症状就是进行性地吞咽困难，有明显吞咽时的胸骨后或者剑突疼痛症状，性质同早期是一样的；中期还会出现吐泡沫状黏液的现象，尤其是有食管的梗阻或者吞咽困难比较重的患者，因为食管梗阻会使唾液和食管的一些分泌黏液不能向下到达胃部，那么自然就会逆流，经口吐出来。

3.晚期症状

晚期食管癌患者有明显的吞咽困难，会从最初对干燥较硬的食物吞咽困难到对流质食物也咽不下，并且会伴有明显的消瘦；部分患者会有持续性的胸骨后或剑突疼痛，不论是在吞咽或者未进食的情况下都会疼痛，这也是晚期比较明显的体征。当癌肿压迫喉返神经可致声音嘶哑；当压迫气管或支气管可出现气紧和干咳。一旦进入晚期，癌细胞会扩散至肝脏，患者会出现黄疸、腹水甚至肝昏迷，最终会导致全身多器官功能衰竭而死亡。

四、家庭护理

1.一般护理

（1）鼻饲的护理。 食管癌患者在手术后的前5天需要禁食禁饮，这时的营养需要静脉给予和鼻饲。所谓的鼻饲管是指术后经鼻子放置一根特制的细营养管到达空肠进行术后营养输送。食管癌患者术后为什么需要鼻饲？因为术后的1~5天是手术的创伤期，吻合口尚未愈合，胃肠道功能也未能很好地恢复，消化功能差，如果这时进食，对胃肠道及食道的功能恢复是很不利的，但这时又需要增加营养，促进胃肠功能的恢复，减少患者静脉输液和卧床时间，也为了能减轻患者的经济负担，所以需要以鼻饲增加营养。鼻饲的营养液应该满足人体对糖、蛋白质、脂肪、维生素的需求，一般来说，主要是混合奶、蔬菜汁、果汁、米汤等。注射的量可以从第一天的500 ml分成4~5次缓慢注入，然后再根据患者的耐受程度增加至每天1 500~2 000 ml，温度以36~38℃为宜。如果家里没有温度计，可以把营养液倒一点在手背上试温，以不烫手背为宜，从流质到半流质过渡。每次给患者注射时都需要抬高床头，一般30°~40°就可以了，这样可以尽可能地避免患者在进食时出现呛咳、反流、呕吐等影响呼吸，从而减少吸入性肺炎的发生。每次注射前需要先回抽看看有无胃内容抽出，以确保管子是在胃内后再注射，注射完成后再用温水冲洗管道。

（2）呼吸道的护理。食管癌患者术后应鼓励其早期下床活动。当有痰液时，指导患者咳出痰液。患者咳痰以及协助患者咳嗽排痰的方法：

第一，深呼吸咳痰法，患者深呼吸2次，当第三次吸入后屏气1~2秒后深咳嗽3次，咳嗽的同时按压住伤口，可以有效缓解疼痛。

第二，自助排痰法：患者双手放在胸部下方，慢慢地吸气，呼气开始时按压住胸部，继而挤压胸部，这样痰较容易排出，也可以放置一枕头抵住患者的腹腔部，如果患者病情允许，可坐于床边，脚上踩一个小凳子，鼓励患者缓慢地深呼吸后用力咳嗽，但床旁一定要有人固定住患者，以免患者发生坠床。固定者力量要稳而且要轻柔。咳嗽间歇时，可以让患者休息并给予精神上的鼓励。

第三，拍背法：我们在指导患者进行有效咳嗽的同时可以通过叩击背部的方法使痰液脱落至气道，通过咳嗽从而排出。具体方法为：协助患者取半坐卧位或侧卧位，操作者手指并拢弯曲呈弓形，力量适中，腕关节用力，自下而上、由内向外有节律地（30~40次/分的频率）叩击患者背部，每4~6小时可重复1次，每次8~10分钟；拍背后指导患者深吸气后再用力咳痰，咳嗽时身体略向前倾，有利于痰液的排出。叩背排痰时要注意避开衣服拉链、纽扣等以免划伤皮肤，叩击时力量要适中，以免患者因疼痛感到不适；应在餐后2小时进行；叩击后应协助患者漱口，去除口腔痰液引起的异味，提高患者的舒适度，并注意观察痰液的颜色，性质等。

3.饮食护理

家属应为患者准备清淡、易消化的食物，不能为了增加营养强迫患者进食或让患者吃不喜欢的食物；不仅如此，患者每次进食量不能过多、过快、过热、过硬。营养要均衡，家属在准备患者平时饮食时，应多注意营养的均衡，要荤素搭配。患者术后因为需吃流质，所以食物必须要捣碎后再吃，可以做成肉汤或肉粥，水果可以榨汁，蔬菜可以做成菜泥。

4.口腔护理

患者应注意口腔卫生，勤漱口、刷牙，保证口腔的清洁。在使用牙刷时要选择软毛牙刷，避免损伤口腔里的软组织。做好口腔护理可降低患者口腔炎、口腔感染等并发症的发生率。

5.皮肤护理

食管癌患者术后一段时间会生活不能自理或者自理能力下降，这时就需要家属协助进行清洁皮肤、按摩、翻身的生活护理，其目的就是保持患者皮肤清洁，预防感染，促进皮肤的血液循环，预防压疮的发生，活动肢体，防止肌肉萎缩、关节僵硬和血管栓塞的发生。其具体操作如下：

为患者擦浴前，调整室温为21~26℃，关好门窗，以免患者感冒。擦浴时使用40~45℃的温水，去掉患者的枕头，协助患者取俯卧位或侧卧位，清洁背部，依次从患者颈部、肩部、背部、臀部擦拭干净后再进行全身的按摩。首先是背部的按摩，可在掌心处放少许润肤露，先从臀部开始，以环行方式向背部按摩，当按摩至肩胛部位时用力稍轻，再由肩胛部沿背部两侧向下按摩至腰部再到臀部，如此反复按摩5~6次。当按压受压部位如骶尾部、后足跟、外踝、肘关节、双侧髋部等时，应以向心方向按摩，由轻到重，每次4~5分钟；背部按摩后还有四肢关节的按摩。擦浴及按摩时应注意观察患者的反应，力量要适中，避免用力过度损伤皮肤。

6.并发症吻合口瘘

吻合口瘘是食管癌术后最严重的并发症，它是指食管与胃肠吻合口愈合不佳而发生的瘘。吻合口瘘的临床表现为：患者突然出现高烧，体温高达38.5~39.6℃，并伴有胸痛、心慌、胸闷、呼吸困难等不适，呼吸音减弱。这是因为消化液从吻合口瘘流出刺激胸膜组织所导致的症状，还有可能会出现休克等症状，甚至导致患者在较短时间内死亡。其分为颈部吻合口瘘和胸内吻合口瘘。颈部吻合口瘘表现为局部切口红肿、热、痛，严重的话会有轻度的皮下气肿，全身症状不明显；胸内吻合口瘘是较严重的并发症，表现为呼吸困难，张力性气胸。一旦发生吻合口瘘应立即禁食、禁饮，立即就医。

7.食管癌预防对策

首先生活饮食规律，不吃已发霉变质的食物，因其含有致癌的黄曲霉素；不吃或少吃咸菜及腌制食物，其含有致癌物质亚硝酸盐；不能吃过热、过烫的食物；不抽烟、不喝酒；增强自身免疫力，多吃蔬菜、水果，提高防癌意识。

参考文献

［1］Lefebvre L, Noyon E, Georgescu D, et al. Port catheter versus peripherally inserted central catheter for postoperative chemotherapy in early breast cancer: a retrospective analysis of 448 patients. Supportive Care in Cancer: Official Journal of the Multinational Association of Supportive Care in Cancer, 2016, 24: 1397-1403.

［2］宋秀娟，前同步放化疗食管癌患者术后并发症相关原因分析及护理.全科护理，2014，12：3134-3135.

［3］杨晓鹤，蔡丹，贺气志.探索食管癌的主要病因及治疗方法[J].饮食科学，2019（6）：11.

［4］陈洲.HPV感染与食管癌发生相关性的Meta分析[D].江苏：东南大学，2019.

［5］宋金霞，刁兰贞.新编护理技术操作标准与流程：护理操作标准与流程[M].北京：军事医学科学出版社，2007.

［6］许洪峰，食道癌根治术后吻合口瘘的防护体会[J].当代医药论丛，2014，1：251-252.

第二十六节　结直肠癌患者的家庭护理

结直肠癌是胃肠道中常见的恶性肿瘤，其发病率和病死率在消化系统恶性肿瘤中仅次于胃癌、食管癌和原发性肝癌，是威胁我国居民生命健康的主要恶性疾病之一，每年造成很严重的公共医疗负担。据近期的全世界统计显示，结直肠癌成为全球发病率第三位的肿瘤。2018年全球新发病例约140万，死亡病例70万。在中国，2015年新发病例38.76万，死亡病例18.71万。结肠癌的发病率没有性别差异；而直肠癌在男性中更为多见。结直肠癌大体形态可分为三种：息肉样型、狭窄型和溃疡型，各种癌肿的好发部位和临床表现均有所不同。随着人们生活水平的日益提高及医疗普及化的进步，近些年结直肠癌的发病率呈逐年升高的趋势，而以五年生存期为标准的治愈率正逐年提高。

下面首先了解什么是结直肠及它的基本功能。

大肠由盲肠（包括阑尾）、结肠和直肠组成，是消化道的最后部分，它的主要功能是吸收水分和电解质，大肠内的细菌对食物残渣和植物纤维起到分解作用并合成维生素B复合物、维生素K等营养物质。未被利用的食物残渣在大肠内经细菌酶的发酵和腐败作用，最终形成粪便，排出体外。大肠是维生素、水分、无机盐等营养物质的吸收及粪便形成的重要场所；肠管的最末一段也就是靠近肛门的部分叫直肠，它的功能主要是储存粪便。成年人的大肠约1.5 m，整个形状就像是一扇门框，其周围被小肠所簇拥。见图1–5。

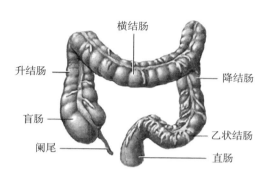

图1-5 大肠

一、案例分享

张某，男，36岁，新婚不久。其母亲在他年幼时因肠癌去世，自幼生活在单亲家庭。现在外企担任经理工作，长期饮食不规律，熬夜加班，平时应酬较多，喜食肥腻食物。张某3月前无明显诱因排便次数增多，3~6次/天，不成形，间断有暗红色血迹。中、下腹疼痛，无明显腹胀及恶心呕吐。近来明显乏力，体重下降4 kg，自行门诊检查肠镜显示：直肠乙状结肠移行部（距肛门16 cm）可见一个5.0 cm×6.0 cm不规则的结节隆起，隆起表面糜烂溃疡，伴有新鲜出血，管壁僵硬，蠕动缺失。自肠镜检查后张某情绪低落、消极，对手术信心极低，面对术后涉及肠造瘘等事宜不能接受。在其妻及医护人员的反复劝解开导下，张某现对该病有了新的认识，主动配合治疗。

二、病理机制

其病因尚不十分清楚，但是已经知道可能与以下癌前病变和一些因素有关。

1.结肠息肉

结肠息肉其是一类从黏膜表面突出到肠腔内的隆起病变，由于肠黏膜过度增生形成的赘生物，是一种常见的消化道疾病，是起源于结肠黏膜上皮的增生物，可见于结肠任何部位，通常分为炎性增生性息肉、腺瘤性息肉。20世纪就有学者研究发现，有50%~70%的结肠癌都来源于结肠腺瘤，而结肠腺瘤发生癌变的概率为2.9%~9.4%，整个癌变过程大约需要10年。

2.慢性溃疡性结肠炎

慢性溃疡性结肠炎是一种复杂的多因素疾病，它的特征为可能涉及整个胃肠道的慢性、复发性或进行性炎症，病变局限于大肠黏膜及黏膜下层。其病程漫长，常反复发作。它的典型发病症状包括腹痛腹泻和黏液脓血便。

3.血吸虫病

血吸虫病是由血吸虫寄生于人体所引起的一种地方性寄生虫病。人体一般通过皮肤接触含尾蚴的疫水而感染，主要病变为在肝脏与结肠内由虫卵囤积而引起的肉芽肿。我国的血吸虫病是由日本血吸虫引起的，因此通常将日本血吸虫病简称为血吸虫病。江苏省的一项调查研究发现，日本血吸虫感染患者和未感染者的直肠癌的发生风险比值比为4.5~8.3。一项纳入60个结直肠癌患者的对照研究发现，血吸虫相关结直肠癌患者比非血吸虫相关结直肠癌患者较为年轻，黏液腺癌的发生率显著高于非血吸虫相关性结直肠癌。

4.高脂肪饮食

由于时代的发展和社会的进步，高脂饮食人群日益增加。因为油脂促进机体胆汁的分泌，胆汁在肠道菌群的作用下转变成的刺激胆酸对结肠隐窝上皮细胞有细胞毒作用，致使结肠上皮细胞受损并过度增生，逐渐形成结肠息肉。高脂饮食，尤其是进食大量的动物脂肪，一方面会增加胆汁分泌，提高结肠胆汁酸、中性固醇浓度，同时在肠道菌群作用下会产生许多致癌产物；另一方面，膳食纤维摄入不足，使得次级胆酸、致癌物质等成分长时间滞留，致使肠道菌群失衡，导致致癌物质水平不断增高。有研究显示，高脂饮食结构发生肿瘤的数量多于普通饮食结构，提示高脂饮食积气导致的肠道菌群结构改变在结肠癌的发生中有一定的作用。

5.遗传因素

家族性结肠癌占25%～30%，包括遗传性非息肉病性结直肠癌、家族性腺瘤性息肉病、MUTYH相关性息肉病和幼年息肉综合征及其他原因不明的阳性家族史结肠癌。

三、临床表现

1.便血

血便为结肠癌的主要症状，也是直肠癌最先出现和最常见的症状。由于癌肿所在部位的不同，出血量和性状各不相同。

2.腹痛及排便习惯的改变

息肉型大肠癌可出现右下腹部局限性腹痛和腹泻，粪便呈稀水样、脓血便或果酱样，大便隐血试验多为阳性；随着癌肿的增大，在腹部的相应部位可以摸到肿块。狭窄型容易引起肠梗阻，出现腹痛、腹胀或腹泻与便秘交替。溃疡型大肠癌的患者，可出现腹痛、腹泻、便血或脓血便，并易引起肠腔狭窄和梗阻，一旦发生完全性梗阻，则腹痛加剧，并可出现腹胀、恶心、呕吐，全身情况急剧变化。

四、家庭护理

1.体位与活动

选择去枕平卧位休息，待患者生命体征平稳及麻醉清醒后，可取半卧位，有利呼吸、引流和炎症局限及切口愈合。术后1～3天，根据病情逐步开始活动，首先应在床上自行缓慢翻身，活动范围可由床上到床边再到室内以及其他范围。运动量应循序渐进地增加，切记不可操之过急。早期活动可促进肠蠕动和胃肠道功能的恢复，可以促进胃管拔出，并且可以减少下肢静脉血栓的发生。

2.呼吸护理

取坐位或半卧位，上身微微前倾，用双手保护住伤口，先做深呼吸以屏气3秒后，用腹肌收缩咳嗽，将痰液咳出。对于痰液较黏稠的患者，可适当给予雾化吸入后，再配合拍背排痰，拍背时，应注意五指并拢使掌心中空，呈"勺状"由下至上、由外至内依次拍背扣打，鼓励患者咳嗽。

3.引流管护理

患者术后带有各种引流管，应先将引流管妥善固定后，注意观察管道内引流液颜色、量以及性状，防止引流管堵塞。患者翻身或下床活动时，要防止管道扭曲、打折、受压及脱出，如不慎发生脱出，应立即通知医生并使用无菌敷料覆盖伤口，不可随意将管道重新连接。

4.饮食护理

在术后初期，应严格禁饮、禁食，在禁食期间给予静脉或营养管等途径行肠内、肠外营养支持；在医生告知患者可以饮水后，进食才可进行。当可以进食后，应先尝试少量饮水，无不良反应后选择进食流质饮食，逐渐过渡至半流质饮食；流质饮食的选择应以高营养易消化的少渣饮食为主。要注意的是，不可进食过多的油脂，应合理搭配脂肪、蛋白质、矿物质、维生素等食物。每餐应包括粮食、瘦肉、鱼、蛋、乳、各类蔬菜以及水果。膳食中应注意多选择膳食纤维丰富的蔬菜（如芹菜、韭菜、萝卜等绿叶蔬菜），以刺激肠蠕动的恢复。

5.造口护理

造口是指通过手术建立的排出体内排泄物的通道，是治疗结直肠癌、浸润性膀胱癌、难治性炎症性肠病等疾病的必要手段之一。造口主要是用于排泄粪便，在日常的生活中，应保持造口周围皮肤清洁，减少刺激，避免炎症。同时应该观察造口的颜色，正常造口应呈红色、粉红色或牛肉色，表面平滑呈潮湿透明状且光泽。造口周围皮肤是健康和完整的。同时也要观察粪便的性质、颜色以及量。造口袋的更换：①洗手，选择半坐位或是坐位，露出造口部位，将所需用物放置在易于取放处。②取下造口处的造口袋，放入污物桶中。③在换药碗内倒入生理盐水，用镊子夹取沾湿的棉球，由内向外擦拭造口处及周围皮肤，再用干棉球擦干，同时，注意观察造口周围皮肤颜色。④用尺子测量造口大小，剪出造口约3 mm长的合适造口袋；预防造口处受摩擦造成损伤。⑤撕去贴纸，将造口袋对准造口贴好并轻压，使之紧贴于皮肤上，以防止排泄物渗漏。⑥协助患者整理衣物，患者穿衣应以宽松、柔软为原则，勿着过紧衣服，以摩擦造口。⑦当粪便超过1/3时，应及时更换造口袋。见图1-6。

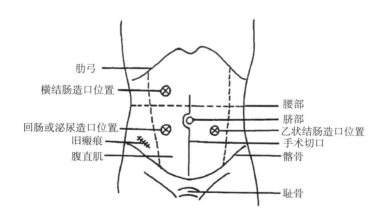

图1-6 造口解剖图

6.排便

术后一个月，肠管吻合尚未牢固，为了吻合口的顺利愈合，应保持大便通畅，避免大便时过度用力造成腹压增高而导致吻合口破裂。如便秘，要及时使用通便药物。对低位直肠手术的患者，在术后3个月内大便次数会增多，特别是放疗期间，每日大便次数可达10次以上，并伴有大便不尽的感觉，肛周还会出现红、肿、刺痛的感觉，应在每次便后用温水清洗肛周保持清洁。如出现大便难以控制的情况，可练习收缩肛门运动。具体做法：采用站立或者全身放松的舒适体位，深吸气时收缩肛门，停留5~10秒钟，然后呼气时放松肛门，反复做50次左右，持续时间5~10分钟，每天可做1~2次。造口术后患者，应观察排泄物的量及性质；回肠造口排泄物为稀便，结肠造口排泄物为成型软便，并学会人工肛袋的护理。如出现停止排气、排便等症状，应及时就医。

7.活动与运动

出院后逐步恢复适度的运动，对恢复体力及饮食有较大帮助。出院后的1个月内进行运动时，建议继续保留束腹带，有助于减轻疼痛，并降低发生术后切口疝的风险。直肠手术患者1月内避免下蹲及用力排便，结肠造瘘（人工肛门）患者应始终避免剧烈运动及负重。根据工作性质的不同，一般可在1~3个月内恢复非重体力劳动的工作。在半年内均应避免剧烈运动及重体力劳动。

8.并发症护理

（1）切口感染。保持切口周围清洁干燥，及时应用抗生素。

（2）吻合口瘘。注意观察有无吻合口瘘的表现，术后7~10天不可灌肠，以免影响吻合口愈合。

（3）其他。术后如出现发热、呕吐、腹部突发剧痛或持续疼痛不缓解、明显的便血、伤口红肿疼痛并伴有脓性分泌物、造瘘肠管的脱出加长或颜色改变，应及时就医就诊。

9.健康教育及预防

结直肠癌严重影响患者的生活质量，威胁着人类的健康，为国家及个人带来严重的经济负担。结直肠癌起病隐匿、发展快、浸润程度深、转移早、恶性程度高等特点，加上大部分患者对该疾病认识不足，确诊时多数是中晚期，从而导致生存率低、病死率高、预后差。由此可见越早发现及诊断结直肠癌，可以手术切除，改善结直肠癌的治疗及预后，但由于消化道癌症早期很少有明显症状，故不被重视，一旦出现症状而就诊时患者已属中晚期，所以结直肠癌的早期发现、早期诊断、早期治疗至关重要。有研究显示，85%以上的结直肠癌都是由腺瘤引起的，从腺瘤发展到Ⅳ期浸润性癌一般要经过10～15年的时间。内镜下摘除腺瘤可以预防75%的结直肠癌。Ⅰ期结直肠癌五年生存率可达90%，Ⅳ期则不足8%。因此结直肠癌也被称为是最可以预防但最没有被预防的癌症。

参考文献

［1］BRAY F, FERLAY J, SOERJOMATARAM I, et al.Global cancer statistics 2018：GLOBOCAN estimates of incidence and mortality worldwide for 36 cancers in 185 countries[J].CA Cancer J Clin， 2018， 68(6): 394-424.

［2］郑荣寿, 孙可欣, 张思维, 等.2015 年中国恶性肿瘤流行情况分析 [J].中华肿瘤杂志, 2019, 41（1）: 19-28.

［3］方敏, 吕嘉晨.结直肠癌筛查的现状、进展及问题思考 *[J].医学与哲学, 2021，（第 11 期）.

［4］BRYCE C.Association of 25-OH vitamin d status with findings on screening colonoscopy［J］.Mil Med， 2018， 183(1): 547-551.

［5］柳雅玲, 王金胜, 张国民, 等.病理学 [M].北京: 中国医药科技出版社, 2016.

［6］Xu Z， Su D. Schistosoma japonicum and colorectal cancer: an epidemiological study in the People′s Republic of China[J]. Int J Cancer， 1984， 34(3): 315-318.

［7］肖军, 邓长生, 易峰明, 等.血吸虫病性大肠息肉进展为结直肠癌风险评估 [J].武汉大学学报（医学版）, 2013,（第 6 期）.

［8］夏阳, 朱庆超, 汪昱, 等.等高脂饮食引发肠道菌群结构改变与结直肠癌发生的相关性研究 [J].中国全科医学, 2016,（第 20 期）.

［9］高永辉, 龚杨明, 杜晓利, 等.结直肠癌早期筛查进展 [J].现代预防医学, 2020, 16.

第二十七节　胃癌患者的家庭护理

近年来，我国胃癌的发病率在逐步上升。国际癌症机构发布的全球癌症统计报告，2021年中国胃癌发病例数47.9万人，且呈现年轻化趋势。由此可见胃癌不仅常见，而且凶险。对于我国而言，民众对胃癌的防范程度依旧不够。

胃癌是起源于胃黏膜上皮的恶性肿瘤，是威胁人类健康的重要疾病之一，且发病率随着年龄的增长而上升，一般从35～39岁开始成倍增长，男性发病率高于女性。胃癌按组织病理学分为腺癌、腺鳞癌、鳞癌、类癌等。见图1-7。

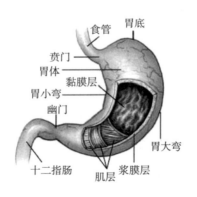

图1-7　胃解剖图

胃是消化道中最膨大的部位，也是人体最重要的消化器官。它的主要功能是暂时储存食物以及通过胃蠕动和分泌胃液将食物进行机械性和化学性消化，并将食糜缓慢推送至十二指肠。胃内食物完全排空通常需要4～6小时。胃癌的发生会使胃的功能受到严重影响。家庭是晚期癌症患者最后的生活场所，家庭护理弥补了传统护理的不足，家庭护理干预从心理、生理、环境、社会等多方面着手，尽可能使患者达到身心愉悦和社会支持的目的。

一、案例分享

王某，女性，52岁。2月前开始出现上腹部隐痛不适，进食后明显伴饱胀感，食欲逐渐下降，无明显恶心、呕吐及呕血。在当地医院按胃炎进行治疗，稍好转。近半月自觉乏力，体重较2月前下降3 kg。近日大便呈色黑。查2次大便潜血（＋），查血Hb：96 g/L，吸烟20年，10支/天。其兄死于消化道肿瘤。上消化道造影示：胃窦小弯侧似见约2 cm大小龛影，位于胃轮廓内，周围黏膜僵硬、粗糙。由于其兄死于消化道肿瘤，王某对疾病产生极大的恐惧，并认为检查错误，极力否认自己得病的事实。在家属及医务人员的安慰及支持下，对战胜疾病重拾信心，主动配合治疗。术后定期监测和复查，最大限度地恢复了正常生活，提高了生存质量。

二、病理机制

很多生活习惯都可诱发胃癌，目前胃癌的病因尚未明确，最常见的致病相关因素包括以下几类。

1.饮食因素

亚硝胺致病是胃癌发病的经典学说，胃液中亚硝酸盐的含量与胃癌的发病率相关。不当饮食能够使人们暴露在亚硝基化物的影响中，增加胃癌的发病风险。亚硝酸铵是一种强致癌物，会增加胃、肠、胰腺等消化器官癌变的概率。经常摄入腌菜、腌制烟熏食品、霉变食品，以及过多摄入食盐，均可增加胃癌风险。

2.幽门螺杆菌感染

幽门螺杆菌是定植于人类胃黏膜的一种螺旋样杆菌，人是它的唯一宿主和传染源。幽门螺杆菌生长缓慢，对酸有一定耐受性，这是它可以在胃内酸性环境生存的原因。目前普遍认为，幽门螺杆菌是诱发胃癌发生的关键因子，持续幽门螺杆菌感染会加大慢性胃炎、萎缩性胃炎的发生率，因此造成胃黏膜细胞DNA受损，为癌症的发生奠定基础。研究表明，感染幽门螺杆菌使发生非贲门型胃腺癌的风险增加了6倍以上。在受感染的患者中，约10%发展为消化性溃疡，1%～3%发展为胃腺癌。

3.吸烟、饮酒

长期饮酒以及喜食辛辣、烫食不仅对消化道黏膜造成刺激，同时也会损坏胃黏膜。有研究表明，饮酒并不能直接致癌，但可提高N-亚硝酸基化物的致癌性，且随着饮酒量的增加和饮酒史的延长，发生胃癌的危险性也随之增加。

4.遗传因素

由于人群在生物学方面的多样性，不同个体对疾病的易感性可能有很大差异，胃癌的发病有明显的家族聚集性，A型血胃癌的患者所占比例较一般人群高，因此胃癌的遗传倾向也是胃癌发生的危险因素之一。

5.癌前病变

癌前病变是指容易发生癌变的胃黏膜病理组织学改变，是从良性上皮组织转变成癌的交界性病理变化。易发生胃癌的胃疾病包括胃息肉、慢性萎缩性胃炎以及胃部分切除后的残胃。如：慢性萎缩性胃炎时，胃黏膜腺体可有肠上皮化生，这种肠上皮化生与胃癌的发生有一定关系，如久治不愈可发生癌变。慢性胃溃疡时溃疡边缘的黏膜因受刺激而不断增生。

三、胃癌的临床表现

早期胃癌多数患者无明显症状，少数人有恶心、呕吐类似溃疡病的上消化道症状，难以引起足够的重视。有时出现上腹部不适，进食后饱胀、恶心等非特异性上消化道症状。

进展期胃癌最常见的症状为疼痛与体重的减轻，可出现上腹疼痛加重、食欲下降、消瘦、体重减轻等。根据肿瘤生长位置的不同，幽门附近的胃癌随着瘤体的不断长大，可致幽门部分或完全梗阻而发生呕吐，呕吐物多为隔夜宿食和胃液；贲门胃底癌可有胸骨后疼痛和进食梗阻感。当肿瘤破溃或侵犯周围血管，可有呕血、黑便等消化道症状，也有可能发生急性穿孔而引起剧烈腹痛，导致出现腹膜刺激征等表现。

晚期胃癌患者可触及上腹部质硬且固定的肿块，锁骨上淋巴结肿大，有贫血、腹水、黄疸、营养不良甚至恶病质的表现。

四、家庭护理

1.心理护理

疾病确诊后，不仅对患者本人造成了心理压力及恐慌，对患者的家庭成员也是如此。患者可能缺乏对治疗的信心，同时存有恐惧心理，因此患者及家属应该充分了解疾病以及手术的相关知识，使其理解手术的必要性，并配合做好术前准备。俗话说，"一根筷子易折断，一捆筷子抱成团。"我们应鼓励患者及家属，给予他们关心与支持，积极面对，增强战胜疾病的信心。

2.伤口护理

教会患者正确使用腹带，腹带对腹部伤口起束紧、固定作用，帮助伤口愈合，避免伤口出血。当咳嗽时，应双手固定伤口，手掌张开，手指并拢，先慢慢轻咳，再将痰液咳出，以避免因腹腔压力的增高，造成伤口裂开。同时关注伤口敷料情况，保持敷料清洁、干燥，如出现渗血、渗液、敷料脱落等情况，应立即通知医生，必要时予以更换。妥善固定引流管，防止其受压、打折或脱落，密切观察和记录引流液的颜色、性状、量等情况。在引流管拔除后，如发生发热、腹胀等症状，应及时就医。

3.体位与活动

麻醉清醒前宜采取去枕平卧位，清醒后可改为低半卧位，以减少伤口张力，减轻疼痛，同时有利于引流，防止积液积气。手术后，由于活动量减少，易导致血流变慢，血小板凝聚，易形成血栓，为防止血栓形成，术后应练习踝泵运动，可有效预防术后下肢静脉血栓。经评估后，应鼓励患者早期下床活动，以促进肠蠕动的早期恢复及血液循环，增加机体代谢，减少并发症的发生。踝泵运动的主要动作包含踝部的趾屈、背屈及环绕动作。临床实践从早期的患者自行活动逐渐发展为被动活动、器械辅助活动、抗阻力活动等。

4.饮食护理

家属应保证患者有足够的营养，如高蛋白、高维生素（维生素A、维生素B、维生素C）含量充足的食物，以促进创伤的修复。术后初期应按照无渣流食→少渣流食→半流食→软食→普食的顺序进食。流食以米汤、蛋汤、肠内营养制剂、蛋白粉等为宜。营养制剂的选择主要取决于胃肠功能和有无特殊禁忌，营养液应现用现配，过期则废，使用之前应进行复温。温度一般30°~40°为宜，过冷可刺激肠痉挛引起腹痛、腹泻，过热易损伤肠黏膜，甚至引起溃疡或出血。半流食应选高蛋白、高热量、高维生素、低脂肪、新鲜易消化食物。因术后接纳食物空间明显缩小，每餐食量也不能多，只能少食多餐才能满足机体对营养的需求。根据进食是否不适来决定每次的进餐量和间隔时间。由于患者短期内并不习惯小胃或无胃的状态，往往容易按术前习惯吃喝而导致胀满难受、胃排空障碍，甚至吻合口裂开，所以千万不可暴饮暴食。术后3~6个月以内，避免食用刺激性强和不易消化的食物，如辣椒、酒、咖啡、浓茶和含粗纤维多的芹菜、萝卜、柿子等，避免粪石形成继发梗阻。

5.并发症

胃大部切除后，会有少量暗红色或咖啡色胃液，一般24小时不超过300 ml，若术后短期从胃管内引出大量鲜红色血液，且持续不止，需及时告知医护人员进行处理。在术后的5～7天，出现发热、腹膜炎及盆腔引流管引出含肠内容物的液体时，应及时就医。恢复饮食后，在进食尤其是进食甜的流质后10～20分钟，出现剑突下不适、心悸、乏力、出汗、头晕、恶心呕吐甚至虚脱，并伴有肠鸣音亢进和腹泻，应少食多餐，避免进食过甜、过咸、过浓的流质食物，多进食低碳水化合物及高蛋白饮食，并在进食后平卧20分钟。

6.健康教育及预防

根据相关的前瞻性随访数据发现，临床在案的胃癌患者中，有65%以上在第一次查出胃癌时就被确诊为中晚期。换句话说，胃癌从早期到晚期，中间的这段"救命时间"有很多患者没有把握住，胃癌的治愈成功率也会大幅度下降。据估计，约90%非贲门部胃癌的发生与幽门螺杆菌感染相关，因此幽门螺杆菌感染是目前预防胃癌最重要且可控的危险因素。俗话说病从口入，养成良好的生活习惯可有效地预防幽门螺杆菌感染。生活中，做到餐具消毒、分餐及使用公筷饮食，不吃生食或太烫的食物，不要"口对口"喂饭，勤洗手，做好口腔清洁，对于年龄大于35岁、有胃癌家族史或有幽门螺杆菌感染者，应定期进行胃镜检查。根据营养专家的推荐，增加新鲜水果和蔬菜的摄入，减少深加工的红肉类食物，可使胃癌风险有所降低。在我国，人们以谷物和蔬菜类食物为主，需要注意的是不要过多地选择精加工的谷物，养成良好的进餐习惯，少食多餐，细嚼慢咽，避免食用高盐、腌制食品、辛辣刺激及霉变食物，以及注意食物的新鲜程度。同时，应戒烟，避免过量饮酒。没有烟酒的刺激，胃内的慢性炎症、感染等不良因素产生的危险也相对减少。做到起居有常，生活有规律，按时作息，保证充足的睡眠，根据气候变化适当增减衣物，适度地进行户外活动，避免劳累。

参考文献

［1］刘红霞.家庭护理干预对晚期胃癌患者生存质量的影响[J].护理研究,2018,
　　（第14期）.
［2］李颖,朱林江.分析幽门螺杆菌感染与胃癌发生、预后的相关性[J].世界最新
　　医学信息文摘,2021,（第57期）.
［3］任军芳,李帅,吴晨,等.年轻人群胃癌的研究进展[J].中国肿瘤临床,2020,
　　（第23期）.
［4］程时磊,张发斌,李斌.中国人群胃癌发病影响因素meta分析[J].中国公共卫
　　生,2017,（第12期）.
［5］俞洁,欧梦仙,王军,等.踝泵运动预防术后下肢深静脉血栓形成的应用现状
　　[J].中国护理管理,2020,（第12期）.

第二十八节　甲状腺癌患者的家庭护理

甲状腺疾病是内分泌系统常见的疾病之一。其中甲状腺癌是恶性肿瘤中最常见的一种,占全身恶性肿瘤的比例约为1%。它包含有四种病理类型:乳头状瘤、滤泡状瘤、未分化癌、髓样癌。现代社会中,人们由于工作节奏快,生活压力大,经常熬夜加班,作息不规律,情绪控制不好等,导致甲状腺功能异常、甲状腺结节频发。而当甲状腺发出异常信号时由于认识不够或不够重视又导致治疗不及时,使得甲状腺癌的发病率节节高升。甲状腺癌通常女性发病多于男性,比例为（2~4）:1。其跟年龄大小无关,任何年龄均可以发病,以青壮年居多,还与我们的性别、地区、种族有一定的关系。

甲状腺癌虽然是癌症中预后较好、存活率较高的一种恶性肿瘤（其病死率仅为0.40/10万）,但其发病率在全球恶性肿瘤中仍位列第

九，值得关注。当被诊断为癌症时，或多或少对患者和家属会造成不小的心理压力，从而使其产生焦虑、抑郁的状态，影响康复。

而我们的家庭护理针对后续有照顾需求的患者，可使其能在自己生活的环境中获得定期的、专业的健康照顾，包括生理及心理方面的一系列护理，从而达到教会患者正确认识及对待疾病，缓解患者焦虑抑郁，促进健康、预防疾病的目标。

一、案例分享

李某某，女，45岁，有一个幸福的家庭。月初，李女士在公司组织体检时发现甲状腺有多个低回声结节。自诉最近半年来有全身乏力，记忆力减退，脾气暴躁的现象。无意扪及左侧颈前区包块，不伴有压痛、声嘶、饮水呛咳、吞咽困难等不适，未予重视。查体示：左侧颈前区可扪及一大小约5 cm×6 cm包块，质地硬，边界欠清楚，形态尚规则，可随吞咽上下活动；左侧颈侧区可扪及肿大淋巴结，最大约1 cm×1 cm，质韧，边界清楚，形态规则，活动度可。实验室检查：T3，T4，FT3，FT4，TSH，降钙素均正常。多普勒超声检查：右侧甲状腺中份探及一低回声肿块，大小约3.5 cm×3 cm，肿块形态不规则，内部可见强回声，纵横比＞1。纤维喉镜检查示：左侧声带固定。甲状腺结节细针穿刺细胞学检查示甲状腺乳头状癌。李女士想保守治疗，消除结节。在得知自己患病的一个月里，李女士焦虑、暴躁、爱发火，拒绝与他人沟通，性格变得孤僻，严重影响了其工作和生活质量。通过医护人员对甲状腺癌相关疾病知识的详细讲解及做好对此病治疗方案的告知和心理护理与心理建设，加之家属的精心照顾、陪伴和家庭的支持，最终李女士树立了对甲状腺癌的正确认识，并调整心态，积极配合医生，接受手术治疗。门诊随访3年来她遵医嘱口服药物治疗，无复发现象。

二、病理机制

甲状腺恶性肿瘤的发病机制尚不明确。目前甲状腺癌典型的致病相关因素包括：

1.诱因

家族遗传因素、生活环境因素，以及在胚胎时期、未成年时期受到放射物质及核物质的辐射均可成为甲状腺癌的诱因。

2021年，《柳叶刀》刊发的一项对北欧人群在母体健康、胚胎和围产期暴露及后代甲状腺癌风险研究的结果显示：胚胎暴露——与母体甲状腺疾病有关的暴露，母体甲状腺功能亢进，有甲状腺功能减退和良性甲状腺肿瘤，都可以增加后代患甲状腺癌的风险。随着社会的快速发展，人们生活环境中的污染物也越来越多，包括工业垃圾、重金属、农药、持久性有机污染物等都可能影响甲状腺功能，从而造成一系列的甲状腺疾病。

2.不合理摄入碘元素

不建议长期吃海产品。在高碘地区的人们，建议食用无碘盐，从而预防甲状腺肿大。

3.女性激素

甲状腺癌全球发病率女性是男性的3倍，有研究表明这一差异与女性体内的激素水平有关。近期韩国的一项研究评估了7.9万例患者在子宫切除术或双侧输卵管、卵巢切除术与甲状腺癌风险之间的关系，发现手术组女性患甲状腺癌的发病率增加，提示雌激素水平突然下降可能是甲状腺癌发病的相关致病因素之一。女性激素分泌异常导致情绪不稳定，长期焦躁、易怒，加上长期加班熬夜，会导致内分泌失调从而诱发甲状腺疾病的发生。另外，肥胖、夜间各种光照、双酚A及手机射频辐射等可能提高发病率的致病相关因素也在持续增加。

4.过度干预

过度干预是目前备受争议的关注点之一。对甲状腺癌的过度干预是甲状腺癌发病率升高的主要危险因素。过度干预可能会造成患者较大的心理压力，给患者造成了一种不好的心理暗示（我得的是癌症，需要治疗），使其情绪低落、抑郁，反而不利于疾病的康复。当病情康复不好的时候，患者就必须终身服药，继而增加了患者不必要的经济压力。

目前包括梅奥诊所（Mayo clinic）、纪念斯隆·凯特琳癌症中心在内的全球多家顶级医院以及甲状腺癌主流指南建议，不要对极小的或无明确可疑特征的甲状腺结节进行活检。

三、临床表现

多数患者早期多无明显症状和体征

（1）颈部变粗。肉眼可见的左右不对称，穿套衣物时感到颈部不适，但又无法详细描述，或者由他人告知最近颈部有增粗的现象。自行触摸颈部有肿大，并且可以随吞咽动作而上下活动。

（2）有压迫症状。咽喉处有异物感，当肿瘤增大到一定程度的时候可以压迫到气管或食管，此时便会伴有不同程度的呼吸困难，声音嘶哑、吞咽障碍等。

（3）短期内包块迅速增大。若短时间内包块迅速增大，应及时就医，生长速度快的包块应警惕恶性程度高。当肿瘤有侵犯周围组织或转移的时候，患者可出现腹泻、心悸、颜面潮红、血钙降低等全身症状。晚期有远处器官转移，如肺转移、骨转移。有些患者甚至可能出现病理性骨折。

（4）在无明显诱因的情况下，出现体重快速增加或者减少。

（5）当甲状腺功能受到破坏、内分泌不稳定的时候，人体的免疫力会有所下降，会不同程度地发生各种各样的不适，如经常感冒、头晕、乏力、记忆力下降等。

四、家庭护理

1.定期复查

国家癌症中心2020年度工作报告数据显示，我国癌症患者总体的五年生存率为40.5%，也就是说近60%的癌症患者无法达到临床治愈，体内有残存的肿瘤细胞。残存的肿瘤细胞可能通过我们的积极面对、锻炼被人体的免疫系统所吞噬，但也有可能出现复发，再次形成肿瘤或者转移。因此定期复查是必不可少的。一般术后1个月开始复查甲状腺功能，根据检查结果调整用药剂量。之后早期和低危患者术后每3~6个月复查1次，连续3年，之后每年1次。中晚期和高危患者术后每3个月复查1次，连续2年，第3年每6个月复查1次，之后每年复查一次。如患者中间出现原来术前的症状或者其他不适症状，随时就医。

2.遵医嘱用药

甲状腺癌患者确诊以后通常会服用甲状腺素制剂，长期按医嘱服用并按时监测，将甲状腺功能调节在正常范围之内，一般不会出现不良反应。但患者若凭自己的感觉随意增减药物剂量，可能会出现心悸、心律不齐、头痛头晕、乏力、皮肤潮红、发热、坐立不安、震颤、失眠、多汗、表情淡漠及体重增加或减轻等症状，此时需立即就医调整药物剂量，不能自行停药或者随意改变药物剂量。

服药时间建议在早餐前半小时，在其他时间服药亦可，但需注意的是应该在每一天的同一时间服药，养成良好的服药习惯，若漏服，可以在其他时间补充服用，甚至可以在次日翻倍服用。为了避免忘记服药，可以提前在手机备忘录设定闹钟。如果是老年人，建议将药物剂量一并输入且将闹钟铃声调高，避免未能及时听见。不携带手机者，可以制作一个用药台历，将时间、药名、剂量都备注好，放置于显眼的地方，提醒服药。外出患者可以在网上购买药丸分装盒，当出差、旅游时可以将一周之内的药物进行整理，随身携带，避免漏服、忘服。

3.营养与饮食

患者的营养有没有达到机体的需要量，对此我们需要引起重视。肿瘤都是一种消耗性疾病，加上疾病本身和治疗都会改变患者的营养需求和饮食状态。甲状腺癌患者应该多食鸡、鸭、鱼等肉类及蛋奶和豆制品等优质蛋白，多摄入新鲜水果、蔬菜，低盐、低糖，忌高磷（汽水、可乐等）饮食，一日三餐合理搭配，保证机体的需要，提高自身免疫力，促进疾病的恢复。

4.适量合理运动

美国癌症协会实践指南建议对癌症患者进行运动训练。有研究表明，在甲状腺切除术后接受甲状腺激素替代治疗的甲状腺癌患者中，实施以家庭为基础的锻炼计划，适量合理地运动可有效减轻疲劳，减少日常焦虑，改善生活质量，并增强免疫功能。建议每天进行 30分钟以上的有氧运动，主要方式可以步行、快速行走，同时大力摆动手臂等。

5.甲状腺癌的预防

根据其致病因素不难得出结论，尽量避免接触放射性的物质，合理摄入碘元素，保持心情舒畅，找到适合自己释放压力的方式，比如听音乐、看书、逛街、看电影、旅游；与比自己阅历丰富或有相同经历的人交谈，亦可以达到一种共情，让自己身心放松。一旦有不适症状及时就医，并遵医嘱治疗，不悲不喜，正确看待甲状腺癌这个疾病。

参考文献

［1］Sung H，Ferlay J，Siegel RL，et al. Global cancer statistics 2020：GLOBOCAN estimates of incidence and mortality worldwide for 36 cancers in

185 countries[J]. CA Cancer J Clin, 2021, 71（3）: 209-249. DOI: 10.3322/caac.21660.

［2］Kitahara C, Slettebø Daltveit D, Ekbom A, et al. Maternal health, in-utero, and perinatal exposures and risk of thyroid cancer in offspring: a Nordic population-based nested case-control study[J]. Lancet Diabetes Endocrinol, 2021, 9（2）: 94-105. DOI: 10.1016/S2213-8587（20）30399-5

［3］Sung H, Ferlay J, Siegel RL, et al. Global cancer statistics 2020: GLOBOCAN estimates of incidence and mortality worldwide for 36 cancers in 185 countries[J]. CA Cancer J Clin, 2021, 71（3）: 209-249. DOI: 10.3322/caac.21660.

［4］Kim M, Kim B, Lee H, et al. Thyroid cancer after hysterectomy and oophorec-tomy: a nationwide cohort study[J]. Eur J Endocrinol, 2021, 184（1）: 143-151. DOI: 10.1530/EJE-20-0686.

［5］Li M, Dal Maso L, Vaccarella S. Global trends in thyroid cancer incidence and the impact of overdiagnosis[J].Lancet Diabetes Endocrinol, 2020, 8（6）: 468-470. DOI: 10.1016/S2213-8587（20）30115-7.

［6］Van Gerpen R E, Becker B J.Development of an evidence-based exercise and education cancer recovery program[J].Clin J Oncol Nurs, 2013, 17（5）: 539-543.

［7］林燕, 王春玲, 黄春琴. 甲状腺癌术后患者进行家庭锻炼的应用效果 [J]. 中外医学研究, 2019, 17（32）: 172-175.

第二章
常见自身免疫性疾病的家庭护理

第一节　系统性红斑狼疮患者的家庭护理

系统性红斑狼疮（SLE）是一种具有多系统损害表现的自身免疫性结缔组织病，发病患者群体体以女性多见。系统性红斑狼疮的确切发病机制尚未完全明确，但本病突出表现为自身免疫耐受破坏和自身抗体的出现。近年来，系统性红斑狼疮的预后已经明显改善，10年存活率已经达到了90%，15年生存率达到了80%，少数患者可没有症状，长期处于缓解状态。在确诊此病后，不论是患者还是家属都会产生不小的心理压力、经济压力，从而产生焦虑的情绪，影响患者康复。而对患者的护理方式使患者能在生活环境中获得相对专业的健康照顾，包括生理、心理的一系列护理，从而达到教会患者及家属正确认识及对待疾病，缓解患者焦虑、抑郁的状态，促进健康，预防疾病的目标。

一、案例分享

王女士，22岁，春游后面部出现蝶形红斑，有灼热感，误以为是晒伤，未予以重视。一周后出现口腔黏膜溃疡，下肢关节肿胀疼痛，全身乏力，发热，体温达39℃，立即前往医院就诊。入院后查体温38~39℃，关节疼痛明显，掌跖红斑为深红色，伴有明显疼痛。诊断为系统性红斑狼疮、狼疮性肝炎。在得知自己患病的一段时间里，王女士焦虑、抑郁、拒绝与人沟通，常常哭泣，家属也很着急。通过医护人员对SLE这个疾病的详细讲解，做好对此病治疗方案的告知和心理护理，在家属的精心照顾下，在家庭的支持下，最终王女士树立了对SLE的正确认识，并调整心态，积极配合医生。治疗3个月后，患者系统性红斑狼疮、掌跖红斑基本消退，关节及皮疹疼痛消失，化验指标趋于正常。王女士出院后继续治疗，定期随访，随访1年病情稳定。

二、病理机制病因

系统性红斑狼疮的真正发病原因不是很清楚，但是经过多年的研究发现与以下因素有着密切关系。

（1）遗传因素。临床上发现单基因的遗传，比如说母亲是红斑狼疮，她的孩子是红斑狼疮的概率就要比母亲不是红斑狼疮的孩子概率高很多。另外，双胞胎姐妹同时患红斑狼疮的现象在临床也很常见，单卵双胞胎患红斑狼疮的概率高于异卵双胞胎5~10倍。而系统性红斑狼疮患者家族中也常有人患有其他种类的结缔组织病。这些现象提示系统性红斑狼疮的发病与遗传因素有关。

（2）环境因素。系统性红斑狼疮患者常在晒太阳后发病，可能与紫外线使皮肤上皮细胞出现凋亡，引起抗原暴露或新抗原暴露与自身抗原有关。临床上还有些患者在使用了普鲁卡因胺、异烟肼、氯丙嗪等药物后或者用药过程中出现狼疮样症状，停药后多数会消失。药物及化学试剂可以使DNA甲基化程度降低，从而诱发药物相关的狼疮。

（3）感染病原微生物同药物一样，也是常见的引起免疫系统产生自身抗体的外来物质。

（4）雌激素流行病调查显示，更年期、育龄期妇女系统性红斑狼疮患者明显多于男性，发病患者数比达9∶1；而在儿童及老年人中，女性、男性发患者数比则降至3∶1；妊娠期雌激素分泌量急剧增加，而系统性红斑狼疮的病情也会加重。另外，口服雌激素类避孕药或长期口服雌激素进行激素替代治疗者，系统性红斑狼疮的发病风险会增加。

三、疾病诊断标准

目前普遍采用美国风湿病学会（ACR）推荐的SLE分类标准：1982年ACR 标准及1997年的修订版。该分类标准的11项中，符合4项或者4项以上者，再除感染、肿瘤和其他结缔组织病后，可确诊为SLE。见表2-1：

表 2-1　美国风湿病学会（ACR）1997 年推荐的 SLE 分类标准

颊部红斑	固定红斑，扁平或高起，在两颧突出部位
盘状红斑	片状高起于皮肤的红斑，黏附有角质脱屑和毛囊栓；陈旧病变可萎缩性瘢痕
光过敏	对日光有明显的反应，引起皮疹，从病史中得知或由医生观察到
口腔溃疡	经医生观察到的口腔或鼻咽部溃疡，一般为无痛性
关节炎	非侵蚀性关节炎，累及2个或更多的外周关节，有压痛、肿胀或积液
浆膜炎	胸膜炎或心包炎
肾脏病变	尿蛋白>0.5 g/25 b或+++，或管型（红细胞、血红蛋白、颗粒或混合管型）
神经病变	癫痫发作或精神病，除外药物或已知的代谢紊乱

续表

血液学疾病	溶血性贫血，或白细胞减少，或淋巴细胞减少，或血小板减少
免疫学异常	抗dsDNA抗体阳性，或Sm抗体阳性，或抗磷脂抗体阳性（包括抗心磷脂抗体，或狼疮抗凝物，或至少持续6个月的梅毒血清试验假阳性3项中具备1项阳性）
抗核抗体	在任何时候和未用药物诱发药物性狼疮的情况下，抗核抗体滴度异常

四、临床表现

系统性红斑狼疮的表现多种多样，起病可为爆发性、急性或者隐匿性（通过常规甚至特殊检查手段都难以有检查结果的隐藏在人体深处的潜在性疾病的性质）。早期可仅侵犯1~2个器官，表现不典型，容易误诊，以后可侵犯多个器官。多数患者呈缓解与发作交替病程。

1.全身症状

疾病活动期的患者大多数有全身症状，主要包括发热、疲倦、乏力、体重下降等。其中有90%的患者出现发热，以低热、中度热多见，偶有高热。

2.皮肤、黏膜

80%的患者出现皮疹，多见于阳光能直晒部位，鼻梁处、双颧面颊部位呈蝶形分布的红斑最具有特征性，也可以是其他皮疹，如盘状红斑、指掌部和甲周红斑、指端缺血、面部及躯干皮疹等。

3.肌肉关节

SLE的主要表现为关节炎，其发病率一般在53%~95%，好发于患者的手指关节、手腕关节以及膝关节，肩关节、肘关节比较少见。对称性多发性关节炎为其最典型的表现，主要特征为晨僵（伴有晨僵的轻度关节痛是SLE最常见的初发表现）、活动受限、关节肿胀、疼痛等。

首先受累1～2处关节，逐渐影响其他关节。症状会反复出现，通常持续时间较短，关节会有肿胀和压痛感，疼痛呈游走性，但大多数患者不会产生关节畸形。

五、家庭护理

1.皮肤护理

做好皮肤清洁，用清水洗脸（冬季可用30℃温水），禁用碱性肥皂，尽量不用化妆品。外出时做好物理防晒，穿长衣、长裤，戴遮阳帽，避免皮肤裸露于外被阳光直射。冬季要做好保暖，戴围巾、帽子、手套，防止皮肤冻伤。

2.口腔护理

患者需要注意个人卫生，特别是口腔。有口腔黏膜破损时，每天晨起、睡前、餐后用漱口液漱口；有口腔溃疡者可在漱口后用中药冰硼散涂敷溃疡部位，帮助恢复。

3.疼痛护理

慢性关节疼痛时，应协助患者采取舒适的体位，保持关节的功能位。为患者创造安静、舒适的环境。观察患者疼痛的部位，如果有必要遵医嘱给予患者一些止痛药物。

4.饮食护理

系统性红斑狼疮患者的饮食搭配原则应是高蛋白、低脂肪、低盐、低糖、富含多种维生素和钙的食物。系统性红斑狼疮患者不宜食用的食物包括：蔬菜类，如香菜、香菇、芹菜能引起光过敏；面部有红斑皮疹的患者不宜食用胡椒、辣椒、青椒、大蒜、葱、姜等辛辣刺激性食物。

5.病情监测

定期监测体重变化，观察有无水肿情况，观察尿液的颜色和量。

6.用药护理

严格按照医嘱服药、复查，不可随意改变药物的使用剂量和频次，或者自行停药。由于红斑狼疮患者长期服用激素治疗，所以要了解系统性狼疮发生发展及防治的有关知识及其变化规律。患者及家属要保持良好的心态，要有能战胜疾病的勇气和信心。疾病缓解期需避免一切可能诱发或者加重疾病的因素。女性患者疾病处于缓解期半年以上，且没有中枢神经系统、肾脏或者其他脏器严重损害者，一般情况下是可以安全妊娠并且分娩健康的宝宝。非缓解期患者妊娠易出现流产、早产、死胎，应严格避孕。虽然用药时间长，但是可以通过自己的努力和中西药物等治疗措施而得到控制，甚至可以完全缓解，能够长期存活。不良的心理状态可使病情加重，不利于系统性红斑狼疮的治疗与恢复。大家一定要树立能战胜疾病的信心。

参考文献

[1] 陆伟, 李向培, 施小明, 等.HLA-DM 基因遗传多态性对系统性红斑狼疮易感性的影响 [J]. 中华护理杂志, 2002; 6（2）: 104-105.

[2] Sullivan K E. Genetics of systemic lupus erythematosus. Clincal Im-plications [J]. Rheum Dis ClinNorth Am, 2000; 26(2): 229-256.

[3] Cervera R, Khamashta M A, Font J, et al. Systemic lupuserythe-matosus: clinical andimmunologic patterns of disease expressionin-acohort of 1 000 patients. The European Working Partyon SystemicLupus Erythematosus [J].Medicine (Baltiomore), 1993; 72(2): 113-124.

[4] Damian D L, Matthews Y J, Phan T A, et al. An action spectrum for ultraviolet radiation-induced immunosuppression in humans[J]. Br J Dermatol, 2011, 164(3): 657-659.

[5] 尤黎明, 吴瑛 . 内科护理学 [M]. 第 6 版 . 北京: 人民卫生出版社, 2017

[6] 费允云, 甘凤英, 侯勇 . 近 25 年系统性红斑狼疮的死因构成回顾性研究 [J]. 中华风湿病学杂志, 2012, 16（9）: 590-600.

［7］Jimenez S， Cervera R, FontJ, et al.The epidemiology of systemic lupus erythematosus[J]. Clin Rev Allergy Immunol, 2003, 25（1）：3–12.

［8］邓丹琪, 杨滨宾. 皮肤型红斑狼疮的诊治进展 [J]. 诊断学理论与实践, 2021, 20（01）：1–7.DOI：10.16150/j.1671–2870.2021.01.001.

［9］逯桂芬. 系统性红斑狼疮患者的心理护理及饮食护理的重要性 [J]. 中国实用医药, 2014, 9（21）：232–233.DOI：10.14163/j.cnki.11–5547/r.2014.21.064.

第二节　获得性免疫缺陷患者的家庭护理

艾滋病，又称获得性免疫缺陷病（AIDS），是由人类免疫缺陷病毒（HIV）感染所引起的慢性致命性传染病。患者需要长期服用多种药物，由于缺乏自我护理知识、药物管理知识以及用药依从性差等导致病情恶化。近年来人类免疫缺陷病毒感染者与艾滋病患者有增加的趋势，家庭护理工作变得更加重要。

一、案例

蒋某，35岁，幼年丧母。5年前，蒋某的父亲因一场车祸导致脊柱损伤后一直瘫痪在床。肇事司机逃逸，高额的医药费让原本就不富裕的家庭雪上加霜。看着年幼的孩子、卧床的老父亲，蒋某跟妻子商量后决定外出打工，立志要给家人一个好的生活环境。刚开始，蒋某在一处工地当水泥工，工作虽累，但想着家人，他干劲十足。晚上下了工地，他偶尔也跟工友外出喝点小酒解乏。在一次外出时，蒋某及工友遇见了之前一起上班的小王。多日不见，小王发生了很大的变化，衣着光鲜靓丽，派头十足。询问后下知道小王现在跟远房的表哥做烟草生意，收入相当可观，同时也听说他们还在招人。蒋某心动了，把他的想法告诉了妻子，妻子叮嘱他天上没有掉馅饼的好事，让他万事要长个心眼，可妻子的话被蒋某认为是妇人之仁。跟工友商量后，他投靠了小王。哪承想这个决定让他掉进了万丈深渊。在他不知情的情况下被骗吸毒。他回忆道："因为当时那个外包装看起来很像糖盒，我就没多心，等到后来毒瘾发作的时候，我才知道自己染上了毒瘾。我不敢被家人知道，打电话也只能遮遮掩掩，但是毒瘾一发作的时候就什么都顾不了，只能去求他们，他们会在注射器里给我留点。一次在警察突击检查时，我的生活才有了转折，我被带进戒毒所，我被查出感染了艾滋病，现在我把所有的事情向家人坦白了。我也进入了戒毒中心治疗。现蒋某在家人的支持下积极接受治疗，目前没有出现并发症。

二、发病机制

HIV特异性侵犯并破坏辅助T淋巴细胞，使机体多种免疫细胞受到损害，最终并发各种严重的机会性感染和恶性肿瘤。HIV侵入人体后，使多种免疫细胞受损，细胞免疫、体液免疫均受到不同程度的损害，从而导致免疫功能严重缺陷，易发生各种严重的机会性感染和肿瘤。

三、临床症状

1.潜伏期

艾滋病潜伏期长，2~10年可发展为艾滋病。临床的表现复杂且多样。根据感染后临床表现及症状严重的程度，感染的全过程可分为急性期、无症状期、艾滋病期。

2.急性期

此期为血清学转换期，又称为窗口期，发生在初次感染HIV 2~4周，可能出现类似于上呼吸道感染或免疫系统急性损伤所产生的症状，包括发热、疲劳、咽炎、头痛、恶心、呕吐、肌肉、关节疼痛和全身不适。颈部、腋下或浅表淋巴结肿大，部分患者有黏膜溃疡或口腔食管念珠菌病，症状持续1~3周后自行缓解。由于此期的症状较轻，常常易被忽略。此期抗HIV阴性。

无症状期也可称为本病的潜伏期，是病毒破坏辅助T淋巴细胞和其他免疫细胞直至免疫功能恶化前的阶段。患者无任何症状，持续时间为6~8年甚至更长。此期可检查出HIV RNA（HIV-RNA检测就是检测血液当中的病毒载量）和HIV抗体。

3.艾滋病期

其为HIV病毒感染的最后阶段，患者辅助T淋巴细胞数目降至200个/μL以下，表现为艾滋病相关症状、机会性感染及恶性肿瘤。此期可检查出HIV RNA和HIV抗体。

（1）相关症状：持续1月以上的发热、盗汗、腹泻，体重明显较轻。部分患者有头痛、记忆力减退、神志淡漠、癫痫等；持续3月以上除腹股沟外的2个或者2个以上部位的淋巴结肿大，淋巴结直径大于或者等于1 cm，无压痛、不粘连。

（2）机会性感染及肿瘤：呼吸系统，首先反复的肺部感染为艾滋病患者呼吸系统的主要并发症；其次为各种机会性感染，以肺孢子菌肺炎和巨细胞病毒性肺炎常见；其他多见的有肺结核感染、肺弓形虫病、支气管肺念珠菌病、诺卡放线菌病、肺隐球菌病以及与艾滋病相关的肺肿瘤，如卡波西肉瘤、非霍奇金淋巴瘤。

（3）消化系统：常见有腹痛、腹泻、消瘦、吞咽困难等非特异性症状。

（4）神经系统：艾滋病侵犯神经系统时，病变包括胶质细胞增生、血管周围炎性浸润、灶状坏死、脱髓现象及多核巨细胞形成，常见于脊髓病、艾滋病痴呆综合征、HIV脑膜脑炎、新隐球菌脑膜炎、结核性脑膜炎等。

（5）血液系统：血小板、血红蛋白、白细胞减少，多克隆活化的B细胞增多。

（6）淋巴结：淋巴结肿大可发生在艾滋病病程的任何阶段，常累及颈后、腋窝、腹股沟等淋巴结，也可影响全身淋巴结。当脾脏高度肿大时，有可能发生自发性破裂。

（7）口腔：鹅口疮、舌毛状白斑、复发性口腔溃疡、牙龈炎等。

（8）皮肤：皮肤瘙痒、痒疹、嗜酸性毛囊炎、带状疱疹、皮肤干燥和皮脂缺乏性湿疹等。

（9）眼部：巨细胞病毒、弓形虫引起的视网膜炎、眼部卡波西肉瘤等。

（10）艾滋病相关恶性肿瘤：包括艾滋病定义恶性肿瘤和非艾滋病定义恶性肿瘤。艾滋病定义的恶性肿瘤包括：卡波西肉瘤、非霍奇金淋巴瘤和侵袭性宫颈癌；其他则纳入非艾滋病定义的恶性肿瘤，包括肺癌、肛门癌、霍奇金淋巴瘤、肝癌等。

四、家庭护理

1.心理护理

HIV感染者担心自己会把病毒传给家人。家属不应以道德观来衡量HIV感染者，不恐惧、不歧视，主动、亲切地与其交谈。通常单方面长篇大论地讲道理、灌输式的方法效果是比较差的，必要的时候请求心理学专业医生进行帮助，进行心理疏导。只有进行良好的心理疏导，患者服药的依从性才会更好，治疗的效果才会更好。帮助感染者缓解心理压力，建立事业及人生规划的信心，家属应保持良好的情绪，给患者提供关爱与温暖，给他们情感的支持和支持性的人际关系，使其延缓发病，提高生活质量。家属应为患者创造舒适的休养环境，对患者的心理产生良好的影响，使他们心情舒畅，精力充沛，增进健康。从艾滋病患者的实际出发，鼓励患者适当活动，即可消除因肌肉紧张而引起的情绪反应，又可增强患者战胜疾病的信心。适当的娱乐、阅读等也可分散患者对疾病的注意力等，达到治疗疾病的目的，提高生活质量，延长生命。

2.生活护理

家庭成员保持个人卫生。个人卫生用品要做到一人一盆、一人一巾（毛巾），建议患者使用的牙刷、剃须刀等单独放置。坚持正确全程使用安全套可以有效降低性传播感染的风险。

3.饮食护理

大多数无症状期HIV感染者能够通过正常的饮食摄入足够的能量和营养素。基本饮食原则是平衡膳食。

4.健康教育及预防

艾滋病病毒的传播途径主要是血液传播、性传播和母婴传播。艾滋病病毒在体外环境下很脆弱，通过日常生活接触是不会传播艾滋病的。艾滋病病毒在蚊虫体内也不能生存，所以艾滋病不能通过蚊虫途径传播。艾滋病传播主要与人类的社会行为密切相关，完全可以通过规范自己的社会行为进行预防和减少感染。

个人预防行为在减少经血感染HIV危险上也很重要。注意不使用他人的剃须刀。吸毒的人经常会共用同一根针管，如果其中有艾滋病患者，且针管或注射器不消毒或消毒不彻底，则势必会引起艾滋病传播，而且毒品会破坏人体细胞的免疫功能，导致血细胞发生病变，从而大大增加感染艾滋病的风险。因此，远离毒品对降低患艾滋病风险也有重要意义。

性传播是艾滋病病毒传播的一个重要途径。艾滋病患者在发生性行为时，其身体会分泌很多体液，而这些体液中含有大量的艾滋病病毒，如果这些病毒进入对方的身体中，则对方会被病毒传染而患上艾滋病。因此，不管是男性还是女性，保持健康的性生活非常重要。坚决抵制卖淫、嫖娼活动，不要与不明健康状况的人发生性关系，性生活时一定要戴安全套。

在发生高危行为之后的两小时服用艾滋病阻断药物，可以达到最大化的阻断效果，有效阻断时机应为高危行为后72小时内，但越早越好，2小时之内最佳。因为HIV病毒在进入人体之后，24~48小时内就可以到达局部淋巴结，如果两小时内进行服药能够极快地进行阻断，避免HIV病毒进入淋巴结。目前认为超过72小时，阻断成功的可能性就比较小了，此时病毒很可能已经进入血液。已经超过了72小时，也建议继续吃阻断药。虽然此时阻断成功的可能性很小，但服药对于早期治疗和后续的病情控制来说还是非常有意义的。阻断药一般服用28天，完成阻断周期之后应当进行艾滋病检查，分别在2周、1个月、3个月进行检查，以判断是否阻断成功。

参考文献

[1] 张学军, 郑捷 . 皮肤性病学 [M]. 北京: 人卫出版社, 2018.
[2] 温路路, 陈丽 . 艾滋病的分期及临床表现 [J]. 皮肤科学通报, 2019, 36 (03):
    311–316+3.
[3] 尤黎明, 吴瑛 . 内科护理学 [M]. 第 6 版 . 北京: 人民卫生出版社, 2017.
[4] 代丽丽 . 艾滋病高危行为后阻断药怎么吃才有效 [J]. 江苏卫生保健, 2020
    (07): 8–9.
[5] 艾滋病常见问题解答 [J]. 中国乡村医药, 2020, 27 (23): 68.

第三节　类风湿关节炎患者的家庭护理

类风湿关节炎是一种常见的全身免疫性疾病。病情常反复迁延，无特异疗法，严重威胁人们的健康和生活质量。约50%的患者在诊断确立后可因疾病的进展而被迫停止工作。世界各地的类风湿关节炎发生率为0.3%~1.5%，我国的发生率为0.2%~0.4%。此病致残率高，女性发病率高于男性。

类风湿关节炎患者由于病情时好时坏或因工作、经济等问题而不能长期住院，大多患者在病情稳定后会选择回家进行康复治疗。患者出院后进行家庭护理干预对于控制类风湿关节炎病情具有重要意义。家属积极主动地与患者交流，患者能在自己生活的环境中获得定期的专业的健康照顾，包括生理、心理的一系列护理，达到正确认识及对待疾病，缓解患者、家属焦虑、抑郁的状态，促进健康，提高生存质量。

一、案例分享

患者王阿姨，女性，65岁，常年务农，有一儿一女，均已成家。王阿姨独自生活。2年前王阿姨无明显诱因出现双手指间关节、掌指关节肿痛，后逐渐双腕、双肘、双肩及双膝关节现了相同情况，并且早晨起床时会出现较长时间僵硬，如胶黏着的感觉，受累关节水肿、僵硬伴疼痛，在适当活动后逐渐减轻。自服止痛药后缓解，停药后相同症状仍会出现。患者未予以重视。1个月前出现全身关节肿痛加重，自服止痛药后疼痛无法缓解。在前臂伸面、跟腱、拇趾根部等部位皮下陆续长出大小不等、质地较硬的小结节。同时双手指及足趾近端指间关节畸形明显加重，需扶拐行走。儿女回乡里看母亲，发现了王阿姨的异常。立刻陪同她前往县城治疗。经检查，患者的腕关节和肘关节强直，手指向尺侧偏斜，双侧小腿及关节肿胀处皮肤出现褐色色素沉着，诊断为类风湿关节炎。经过积极、规律的治疗以后病情得到控制。回家后按照医嘱规律服药，定期复查。在儿女们精心的照顾下，王阿姨的病情稳定，生活能自理。

二、病理机制

类风湿关节炎是以侵蚀性、进行性、对称性多关节为主要临床表现的慢性、全身性自身免疫性疾病。滑膜炎和血管炎是类风湿关节炎的基本病理改变。滑膜炎是关节表现的基础，血管炎是关节外表现的基础。研究发现类风湿关节炎可能与自身免疫、某些细菌、支原体、病毒感染有关。类风湿关节炎的发病机制较为复杂，遗传因素、环境因素、免疫细胞、细胞因子、自身抗体等共同作用最终引起类风湿关节炎关节损伤、骨破坏及多系统疾病。也有研究证实，本病的发病有家族聚集的趋向。调查发现类风湿关节炎患者一级亲属发生此病的概率为11%，孪生子中单卵双生子的患病概率为12%~30%，而双卵双生子的患病概率为4%。

三、临床症状

类风湿关节炎可见于任何年龄，其中80%发病于35~50岁，女性患者数约为男性的3倍。类风湿关节炎发病比较缓慢，在出现明显的关节症状前会出现数周的低热，少数患者会出现高热、全身不适、乏力，还会有体重下降的症状。也有少数患者起病急，数日内便出现多个关节症状。

1.关节表现

对称性的关节炎是典型的关节表现，主要侵犯小关节，以近端指间关节、掌指关节、腕关节最为常见。远端指间关节、脊柱、腰骶关节极少受累。晨僵是绝大多数类风湿关节炎的症状，晨起病变的关节在静止不动后出现较长时间僵硬，如胶黏着的感觉，受累关节因炎症导致充血水肿、僵硬伴疼痛，在适当活动后逐渐减轻。它常被作为观察本病活动的指标之一。关节异常表现最早的症状是关节痛，它由单一关节呈游走性多关节肿痛，局部皮肤可出现褐色色素沉着。受累关节均有肿胀表现，且多呈对称性，指间呈梭形肿胀是类风湿关节炎的特征。较晚期患者会出现关节畸形，滑膜炎的绒毛破坏软骨和软骨下的骨质结构，造成了关节纤维性或骨性强直，关节周围的肌肉萎缩使得畸形更加严重，重症患者甚至失去生活自理能力。类风湿关节炎手部表现见图2-1。

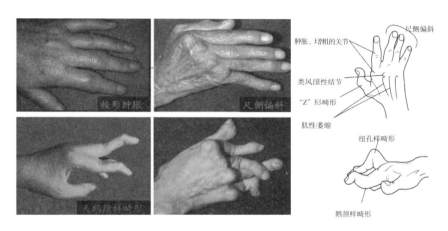

图2-1　类风湿关节炎手部表现

2.关节外的表现

（1）类风湿结节的出现常提示本病处于活动期，有20%~30%的患者都有类风湿结节。结节常位于关节隆突部位及经常受压部位的皮下，结节呈对称性生长，大小不等，质地较硬。

（2）类风湿血管炎是关节外损害的基础，可见指甲下或指端出现小的血管炎。早期的积极治疗可避免其进一步损害造成皮肤破溃。类风湿血管炎的典型病理改变为坏死性血管炎，可以累及多个脏器，累及皮肤严重时造成皮肤溃疡、末梢坏疽，还可侵犯心脏、肾脏及胃肠道。

（3）器官受累。肺是类风湿经常受累的脏器之一，临床表现多种多样，可累及气道、肺血管、肺间质和胸膜。神经受压是类风湿患者出现神经系统病变的常见原因。

四、家庭护理

1.康复训练

急性期患者多进行床上康复训练，精细量化开展肌肉张力收缩、四肢关节活动训练；类风湿关节炎患者最忌保持一个体位时间过久，家属可帮助其按时变换体位，防止关节强直、僵硬；同时按摩患者的四肢，并协助其被动运动，可改善血液循环，缓解关节僵硬和肌肉挛缩，促进关节功能的恢复。对慢性期患者开展局部训练结合全身训练。活动障碍者制订步行计划训练，依靠椅、床、墙边扶手等工具进行关节活动，锻炼患者洗漱、进食、大小便等日常活动。患者每次训练应循序渐进，由少到多，逐渐增加活动时间及活动量。

2.指、腕、膝关节的功能锻炼

疾病早期患者出现手足小关节肿胀、疼痛等症状，此阶段一定要在接受正规治疗的同时注意保暖防寒，避免关节受凉、劳累，减轻关节负重；肥胖的患者要注意减轻体重。要注意进行关节功能锻炼，在病情缓解之后，适当地进行关节功能锻炼，避免出现关节挛缩畸形。为保持其正常功能，每日做手指操锻炼。手指操共分6节：①预备式，用一只手的拇指和食指夹住另一只手的手指，并按摩，从指根到指尖。②逐一对指，用大拇指指腹与其他手指逐一对指按摩。③上下摆手，以腕关节为支点，手先向上抬起，尽量做到摆动的最大幅度，然后逐渐放下，并低于腕关节平面，前臂有向前牵拉的感觉。④左右摆手，肘关节支撑在桌面上，手背面对自己，以腕关节为支点，手向左右摇摆。⑤握拳平展，以最大力量握拳到不能为止，后尽力伸展到最大可能。⑥腕关节活动度的训练，腕关节正反方向慢慢旋转各5圈。⑦结束式，双手合十，上下来回搓动，放松双手关节，每次 15~20分钟，每天2次。 膝关节操：平卧位，做膝关节主、被动屈曲训练，每次5~10分钟；坐于床缘，两腿下垂，双足悬床，似钟摆来回摆动膝关节，每次10~15分钟。关节红肿痛明显的期间，不应该进行关节的功能锻炼，不仅如此，还应当限制关节的活动，特别是负重活动，以减少炎症反应，缓解疼痛。

3.晨僵的护理

晨起僵硬，如胶黏着的感觉，在适当活动后逐渐减轻。在接受正规治疗的同时，鼓励患者晨起后行温水浴，或者用热水浸泡僵硬关节。研究显示水的温热作用可以促使类风湿关节炎患者肢体放松、降低焦虑和紧张的心理、缓解手足关节疼痛；在温水中进行运动疗法可以有效减轻膝骨关节炎患者的疼痛程度。夜间睡眠戴弹力手套保暖，对病变关节保暖可减轻晨僵程度。

4.用药护理

按时、定量服药极为重要。少数患者因求愈心切，有时超剂量服药，结果适得其反，甚而引起副作用。若服药频率为一天3次，服药间隔约为4小时，若是距离下次服药时间小于间隔时间的一半（8点与12点各吃一次药，超过10点就不建议补服），可于下一次服药时间服用正常药量即可，切记不可擅自调整药量，以免增加副作用。家属可为患者准备多功能药盒，可以选用有7个大格（对应周一到周日）且每个大格含有3个小格子（对应早、中、晚）的分药盒。

5.饮食护理

禁止饮酒，酒精会损伤胃部和肝脏，长时间大量饮酒还会增加肝脏的负担，服用完抗风湿药物之后还容易引起肝功能异常。类风湿关节炎患者要绝对戒烟，注意日常中要避免被动吸烟。因为香烟能降低药物的疗效，妨碍控制病情。饮食结构要多样，不可偏食。多食用高维生素、中热能、高蛋白、中脂肪的食物，遵循低盐、低糖、少刺激性原则，并少量多餐，食用容易消化的食物。摄入水果量由患者的病情和饮食习惯决定。餐后摄入水果量以100 g左右为宜，日常饮食以素食为主。

　　6.心理护理

　　良好的心理护理有利于缓解患者因长期的疾病缠身、反复性、疼痛而带来的焦虑、抑郁情绪，达到较好的康复速度，尽快恢复身体健康。家属应该给患者安排阳光适宜、温度、湿度适宜的房间，保证良好的通风，避免过度的阴冷、潮湿。可以根据患者的个人喜好，为患者安排放松疗法，通过读报、听音乐、听收音机、看电视等方式放松患者的神经，转移患者的注意力，让患者稳定心态，增添生活的趣味性。家属要了解患者在疾病过程中的感受及存在的顾虑和不解，从而加以疏导和开解，帮助患者建立自信，建立良好的心理状态，缓解内心的郁结和顾虑。

参考文献

[1] 梁晋全.类风湿关节炎的病因、诊断与治疗 [J].中国煤炭工业医学杂志，2000（04）：326–327.

[2] 王元.类风湿关节炎 [J].临床儿科杂志，2002，20（1）：190–192.

[3] 苏雨荷，王刚，文振华，等.类风湿关节炎的发病机制及药物治疗研究进展 [J].西北药学杂志，2021，36（05）：857–862.

[4] 尤黎明，吴瑛.内科护理学 [M].第 6 版.北京：人民卫生出版社，2017

[5] 陶怡，陈瑞林.类风湿关节炎患者血管炎的临床表现和诊治进展 [J].实用医学杂志，2005（13）：1368–1371.

[6] 孙红，李晨，廖伟华，等.医院－社区－家庭一体化管理在膝关节骨性关节炎患者中的应用 [J].护理研究，2014，28（18）：2222–2223.

[7] 彭旭玲，罗茜，胡周静，等.浅析手指操在类风湿关节炎患者手功能锻炼中的作用 [J].中国妇幼健康研究，2016，27（S1）：44–45.

[8] 倪源君，朱丽娜.类风湿关节炎患者功能锻炼的现况调查 [J].护理学杂志，2012，27（17）：39–41.

[9] 王俊，王建强，王轶钊，等.水疗康复技术专家共识 [J].中国康复医学杂志，2019，34（07）：756–760.

第四节 天疱疮患者的家庭护理

天疱疮属于一种自身免疫性疾病，多发于40~60岁人群。此类患者皮肤松弛且可伴有易破水疱、大疱。糖皮质激素治疗、免疫抑制剂治疗为此病的常用治疗手段。此病大多需要终生接受治疗，长时间的治疗以及病情的反复给患者带来的不仅是身体上的伤害，更有心理上的伤害，严重影响患者的日常生活。此病在治疗过程中出现并发症导致重要器官衰竭的概率大，因此早期诊断、及时治疗至关重要；同时护理也是极其重要的一个环节。天疱疮患者的治疗周期较长，在出院后仍需坚持治疗，进行病情控制，以改善预后情况。因此有效的家庭护理干预尤为重要。

一、案例

患者，王某，女，38岁，因双颊黏膜反复起疱6个月，就诊于当地口腔医院中医黏膜科。6个月前患者无诱因出现双颊黏膜反复交替起疱，黄豆大小，自行破溃后糜烂、疼痛，当时发热，体温38℃，当地医院行静脉注射抗生素后退烧，起疱持续1个月后自行缓解。4个月前出现舌背裂纹、粗糙感，牙龈及舌背进食时疼痛；15天前右前臂皮肤见疱样病损。就诊于当地皮肤病医，诊断为天疱疮。

王某在爱人的陪同下接受疾病的治疗。因王某自身身体状况较好，严格按照医生医嘱服药、复查，家属尽心地照顾，现患者病情稳定，未出现感染及其他并发症的发生。

二、病理机制

天疱疮是常见自身免疫疾病，以皮肤、黏膜起大疱为特点，是因表皮细胞松解引起的自身免疫性水疱性疾病。患者血清中含有抗表皮基底膜带的IgG抗体，相当多的患者也有抗基底膜带的IgE抗体，且滴度与病情活动程度平行。特异性沉积在皮肤表皮棘细胞，通过大量免疫球蛋白沉积发生的直接作用、纤溶酶原活化、补体参与等，破坏细胞之间的结合蛋白质，特别是桥粒芯蛋白，从而导致水疱。

三、临床症状

天疱疮多表现为外观正常或红斑性皮肤或黏膜上出现松弛性的水疱、大疱，不同类型的天疱疮出现水疱的部位和病情严重程度有所不同。

（1）寻常型天疱疮：最常见，中青年多见。好发于口腔、胸、背、头部，严重者可泛发全身。60%患者的口腔黏膜都有水疱或糜烂，且大多为首发表现，4~6个月出现皮肤损害。典型皮损为外观正常，皮肤上发生水疱或大疱，或在红斑基础上出现大疱，疱壁薄，易破溃形成糜烂面，渗液较多，可结痂，可继发感染，伴有难闻臭味。此型预后较差，死亡原因多为长期、大剂量使用糖皮质激素等免疫制剂后引发感染等并发症、多器官脏器衰竭，也可因为病情持续发展，从而导致大量体液丢失、低蛋白血症等而危及生命安全。

（2）增殖型天疱疮：比较少见，可认为是寻常型天疱疮的轻型。此型病程慢，预后较好。好发于腋窝、乳房下、腹股沟、外阴、肛周等皱褶部位，口腔黏膜损害出现较迟且轻。免疫力低下的年轻人易感染此型。皮损最初为薄壁水疱，破溃后在糜烂面上出现乳头状肉芽增殖；边缘常有新生的水泡产生。易继发细菌及真菌感染，常有臭味。陈旧的皮损表面略干燥，呈乳头瘤状。

（3）落叶型天疱疮：临床相对少见，任何年龄均可发病，中老年人较为常见。好发于头面及胸背上部，口腔黏膜受累较少且症状较轻。

水疱常发生于红斑基础上，疱壁更薄，更易破裂，严重者皮疹可泛发全身，呈红皮病样，在表浅糜烂面上覆有黄褐色、油腻性结痂和鳞屑，如落叶状。结痂下的分泌物被细菌分解可产生臭味。

（4）红斑型天疱疮：可认为是落叶型天疱疮的轻型。好发于头面、躯干上部与上肢等暴露或皮脂腺丰富部位，一般不累及黏膜。面部皮损多呈蝴蝶形分布，类似于红斑狼疮的蝶形红斑，其上为疱壁菲薄的水疱或大疱，十分容易破裂，表面为油腻性的痂屑。此型病情发展缓慢，若日晒加重，偶可转化为落叶型天疱疮。

四、家庭护理

1.生活护理

感染是天疱疮患者的主要死因之一，也是临床上常见的并发症，其中最常见的感染类型为皮肤细菌感染。因此家庭护理中预防感染，减少患者感染的风险尤为重要。

（1）患者所居住房间定时开窗通风，保持空气新鲜。对家里进行消毒和杀菌比较有效的方式就是进行通风，通风的时间要在半个小时以上，一天通风两次效果是比较好的。保证温度和湿度适宜，温度以20～22℃为宜，湿度以50%～60%为宜。

（2）所用床单、贴身衣物选择棉质材料为宜，因水泡易破而有液体渗出，每日更换消毒被服，为渗液较多的患者床上垫无菌棉垫，以吸收渗液。换洗衣物、床单，不与其他家庭成员混洗。天疱疮并非病原微生物所致，属自身免疫功能紊乱性疾病，接触患者时不会被感染，但皮损未痊愈的天疱疮患者在非洁净环境下易被细菌、病毒或其他微生物感染，可出现并发症或导致病情加重。条件允许的家庭可在清洗衣物后采取蒸汽机高温消毒，或者采用煮沸消毒的方式，以免继发感染。

2.饮食护理

患者皮肤损伤面积大，渗液严重，丢失了大量的体液和蛋白质，应指导其进食高热量、高蛋白、富含维生素的食物，如鸡肉、鸡蛋、奶制品、新鲜水果、新鲜蔬菜、动物的肝脏等，从而提高机体免疫力，促进创面的愈合。

3.皮肤护理

（1）天疱疮患者是可以洗澡的，因为不进行清洗，更易导致感染的发生；此外，外用的药膏、皮脂的分泌也会积聚在创面的表面，长时间会影响创面的愈合。因此，根据患者的实际情况，最好每天用温水进行冲洗，然后擦干，但在清洗的过程中，不要涂抹过多的肥皂或者沐浴液等，只要用温水进行局部的冲洗就可较好地达到防治感染的目的。全身情况较好的患者可根据情况用1：8 000高锰酸钾进行泡浴，用生理盐水或自来水冲洗，达到消毒除臭、清除表面的渗液和坏死组织的目的。

（2）皮损严重的患者由家属协助每日换药，保护皮肤清洁，及时更换被分泌物浸湿的衣物或者棉垫。换药前认真清洗消毒双手，先处理干净创面，再处理感染创面。须及时处理感染皮损，否则炎症扩散，极易导致败血症。换药时注意保暖，保护裸露面，换药动作宜轻、快，创面与衣物粘黏时，切勿用力撕拉，可用0.9%氯化钠注射液，将粘黏处浸湿充分后分离，以减少出血、疼痛。头部皮肤皮损结痂较厚者，可采取用液状石蜡外涂，待痂壳变软后慢慢清除。渗出液较多的患者应加强换药。皮损较小，每日清洗外阴即可。腹股沟处皮肤换药后将皮损处暴露于空气中，注意保暖。

4.眼部护理

眼睑糜烂、红肿、有脓性分泌物者，先用生理盐水每天冲眼2~3次，再用抗生素眼药水和糖皮质激素类眼药水3~4小时交替滴眼1次，嘱患者轻轻转动眼球，并闭眼5分钟，以避免睑球粘连。

5.口腔护理

指导患者禁刷牙、勤漱口，多饮水，嘴唇干裂处涂凡士林油膏，做好口腔护理。根据口腔黏膜的损害程度、分泌细菌和真菌培养的结果，选择合适的口腔护理液。3%碳酸氢钠漱口液不仅可以中和餐后口腔酸性环境，还可以有效防治白色念珠菌等真菌感染，在天疱疮患者口腔护理中应用较为广泛。进食时温度避免过冷或过热，以减少对局部黏膜的刺激。

6.心理护理

该病是一种慢性疾病，治疗持续时间长、易复发，药物的副作用及经济问题常使患者发生焦虑、易怒及郁闷等心理问题，导致患者不配合治疗。因天疱疮皮损面积大，导致患者的形象发生很大变化，致家人对其产生畏惧、恐惧心理，以为天疱疮是传染性皮肤病，继而嫌弃。首先，家属要正确认识疾病本身，积极参与疾病相关的讲座，对患者进行正确的引导，帮助患者树立正确的人生观和价值观，使他们重振精神，增强勇气，更好地配合医生进行治疗。

用药过程中患者严格按照医生交代的服药时间、方法服药，不可自行增减药物，以防反跳效应。减药过程中出现心悸、胸闷、头昏无力症状时，应及时就诊。指导患者注意休息，避免劳累，预防感冒及其他并发症。另外，激素具有免疫抑制作用，长期应用抵抗力降低，增加感染机会，所以用药期间患者尽量少去人群密集的公共场所，以避免感染的发生。

参考文献

[1] 李锦秀, 吴越秀, 王梨. 基于PDCA循环的家庭护理干预在天疱疮患者中的应用效果分析 [J]. 四川解剖学杂志, 2020, 28 (04): 146-147.

[2] 赵鸿, 冀春萍, 许佳. 循证护理在寻常型天疱疮患者护理中的应用观察 [J]. 山

西医药杂志, 2017, 46（24）: 3089-3091.

[3] 尤黎明, 吴瑛. 内科护理学 [M]. 第 6 版. 北京: 人民卫生出版社, 2017.

[4] 楼小航, 刘继峰, 吴纪龙, 等. 102 例天疱疮患者合并感染临床分析 [J]. 中华全科医学, 2016, 14（04）: 563-565.DOI: 10.16766/j.cnki.issn. 1674-4152.2016.04.016.

[5] 尹颂超, 李美荣, 魏玲, 等. 天疱疮患者并发感染的临床分析 [J]. 中国微生态学杂志, 2016, 28（06）: 713-715.DOI: 10.13381/j.cnki.cjm.201606022.

[6] 施跃英, 方波. 35 例重症天疱疮患者的护理 [J]. 中国麻风皮肤病杂志, 2017, 33（01）: 48-51.

[7] 吴园园, 周旋. 天疱疮皮肤损伤的临床护理研究进展 [J]. 全科护理, 2021, 19（02）: 192-196.

[8] 曹春艳, 朱蓓蓓. 激素联合免疫抑制剂治疗天疱疮引起真菌感染的危险因素及护理 [J]. 解放军护理杂志, 2015, 32（05）: 46-47+65.

第五节　银屑病患者的家庭护理

银屑病是一种比较常见的免疫介导的多基因遗传性慢性皮肤病。患者常因全身皮肤脱屑，特别是身体暴露部位脱屑而影响美观，担心疾病会传染给家人或他人，受歧视，产生自卑、焦虑、恐惧心理。银屑病病程长，病因不明，对病情稳定者实施家庭护理，指导合理用药，充分调动患者的主观能动性，增强患者战胜疾病的信心，可明显改善症状，降低复发率，提高患者的生活质量。

一、案例

李某，42岁，性格内向，婚后育有一子。李某12年前因维修自家房屋，不慎从房顶摔下，从此落下了跛脚的毛病，使得本身内向的性格更加孤僻。近3年来，李某在春冬季反复出现全身大面积红色斑片，斑片界限清楚，表面覆有多层鳞屑，鳞屑易脱落、剥除，脱落处皮肤可见淡红色发亮薄膜，伴有点状出血。头部皮肤鳞屑较厚，成一束一束的，自觉瘙痒伴有皮肤灼热疼痛。经当地村医治疗后症状没有消退，反而在原有的脱屑部位长出了密密麻麻的小脓包。李某到县城医院皮肤科就诊，经过检查被确诊为脓疱型银屑病，必须住院接受治疗。

二、病理机制

银屑病是一种比较常见的免疫介导的多基因遗传性慢性皮肤病，确切病因尚不清楚，精神紧张、外伤、环境潮湿、吸烟饮酒等和一些药物的影响常常诱发或加重疾病。研究认为银屑病为多基因遗传病，患者的亲属比其他人群具有更高的发病危险性，免疫系统参与该病的发生和发展。

三、临床症状

（1）进行期：最开始皮肤的表面为红色的丘疹或者是斑丘疹，慢慢扩张成一块一块边界比较清晰的红斑。红斑上覆盖有厚厚的银白色的鳞屑，鳞屑易脱落、剥除，脱落处皮肤可见淡红色发亮薄膜，伴有点状出血。以双侧肘关节、膝关节、骶尾部的皮肤最为常见。头部皮肤鳞屑较厚，成一束一束的，但不脱落。此病刚开始的时候，旧的皮肤处鳞屑还没有开始脱落消退，新的皮肤损伤又开始，周围皮肤发红，局部鳞屑较厚。指甲可呈顶针样改变，或者增厚，与甲床分离。整个进行期持续时间的长短因人而异。

（2）静止期：皮肤局部炎症较之前减轻，暂无新的皮肤损伤出现。

（3）退行期：已有的皮肤损伤逐渐缩小，炎症已基本消退，会留下皮肤色素沉着。

1.关节病型银屑病

其可表现为关节的肿胀、疼痛，全身任何关节都有可能会出现，严重时甚至可能出现关节畸形。病程持续时间较长。

2.红皮病型银屑病

全身皮肤潮红伴肿胀，并长出大量的糠状鳞屑，也有部分片状正常皮肤。同时也可出现浅表淋巴结肿大、发热。病程持续时间较常，炎症消退后会留下皮肤色素沉着。

3.脓疱型银屑病

泛发性脓疱型银屑病常为急性发作，寒战、高热（体温常在39℃以上，波动幅度大，24小时内波动幅度范围超过2℃）。在原有的皮肤损伤处或者正常皮肤出现较表浅的无菌性小脓疱，可迅速发展至全身，并伴有肿胀、疼痛。1~2周后脓疱干燥结痂，病情自行缓解，可反复周期性发作。严重者继发感染，全身衰竭死亡。而局限性脓疱型银屑病好发于手掌、足跖（脚掌）。手掌好发于鱼际和小鱼际，可扩展到掌心、手背、手指；跖部好发于跖中部及内侧。

四、家庭护理

1.生活护理

家属应为患者提供干净、整洁的居住环境，保持良好的通风，保持空气新鲜。患者宜穿着松紧适宜的棉质内衣，避免局部皮肤的摩擦。选择柔软的床品，保持干燥、整洁，及时清扫皮屑。

2.皮肤护理

皮肤护理治疗是银屑病防治的重点。银屑病的难治在于复发，持之以恒的皮肤自我护理不仅能辅助治疗银屑病，更重要的是通过皮肤护理保护皮肤屏障，预防银屑病复发，有效率达52%。洗澡是银屑病皮肤护理中一个重要部分，既能滋润皮肤，又能除去皮肤表面污垢和鳞屑。如果条件允许，银屑病患者可以每天洗澡。水温控制在35~37℃。水温过高，会刺激皮肤损伤部位，对疾病损伤产生不良影响，水温过低则不能很好软化鳞屑、促进血液循环，不利于疾病恢复。患者洗澡时间应控制在15分钟以内，并且在洗澡过程中不可过度抓挠皮肤，强行剥除鳞屑，这样只会加重皮肤的损伤。

银屑病患者冬季在保暖的同时要注意皮肤的保湿、滋润，尤其是暴露在外的皮肤。常用的润肤剂包括凡士林、维生素E霜、尿素霜、甘油、硅油、绵羊油、橄榄油等。尽可能地不用或者减少用化妆品，防止皮肤受刺激，导致病情加重或者复发。建议使用皮肤屏障修护剂与治疗性外用药物间隔30～60分钟。治疗期可先使用治疗性外用药物，再使用皮肤屏障修护剂；预防期可先使用皮肤屏障修复剂再使用治疗性外用药物。

3.用药护理

外用药的基本原则：先涂水剂再涂膏剂，损伤严重的患者应剪去头发，便于药物的治疗。先涂激素药膏再涂止痒保湿药膏。上药的具体手法：戴一次性手套，将药物螺旋式地揉搓在皮损上，直至药物被吸收。涂抹结束后拧紧瓶盖收好药物，放置在阴凉处且儿童拿不到的地方。

活动：家属应鼓励患者多进行户外运动。银屑病患者在规律治疗的同时应多活动、多出汗，运动可以增强体质，提高对疾病的抵抗能力，也可以把内毒素通过汗腺代偿性排出体外。运动方式尽量选择低强度的运动，例如打太极拳、练八段锦、慢跑、散步、骑车等。选择适宜的运动环境，运动跟着太阳走，太阳出来再运动，太阳落山要休息，太阳火辣、天气不好的时候不运动。每天坚持运动1小时，每周至少运动5天。银屑病一般是冬天发病或加重，夏季好转或完全消退，紫外线和日光照射可促使皮损消退。适量的紫外线可以有助于疾病本身的恢复，可以促进人体皮肤部位的血液循环，加速皮肤的新陈代谢，调节人体的免疫功能，还可以促进皮肤内黑色素的生成，增强皮肤对紫外线的抵抗力，有利于病变部位皮疹的消退，并有止痒作用。

4.饮食的护理

大量的鳞屑脱落会使机体丢失角蛋白，故银屑病患者应多食用鱼肉、鸡肉、鸡蛋等蛋白质含量丰富的食物。银屑病患者会出现多种维生素缺乏，因此，银屑病患者应摄入种类丰富的新鲜果蔬以及未经加工的豆类、谷类等富含维生素的食物。香辛蔬菜及香辛调料属于银屑病发病的危险因素，患者应当少摄入辣椒、咸菜、酸菜等食物。体重减轻可以改善银屑病和银屑病性关节炎的严重程度，提高银屑病治疗的效果。大部分研究证明吸烟和饮酒均为银屑病的危险因素。吸烟与患银屑病的风险呈剂量效应关系，且戒烟后疾病风险逐渐降低。过量饮酒不仅与银屑病的严重程度有关，还可能是造成患者过早死亡的重要因素。

5.心理护理

因银屑病患者长期面对无法治愈、复发率高、暴露外部的皮肤损伤，从而造成巨大的心理负担。因此，家属应与患者建立良好的家庭关系，给予患者支持、安慰，调节不良的心理情绪，树立对抗疾病的信心。

6.健康教育及预防

银屑病不具有传染性，一般而言，病情稳定者通过外用药物和光疗能够有效控制病情。育龄患者在不存在系统用药危险时，可以在医生指导下选择合适的时间为生育做准备。银屑病也是可以预防的，它常见的诱因与自身的免疫机能等因素有关。要尽量避免持续的精神紧张、熬夜、劳累等因素，减少银屑病的发生和发展。我们要保护好局部皮肤，做好皮肤护理，防止皮肤水分流失，避免局部皮肤的外伤，较好地避免银屑病复发。

参考文献

［1］魏双平, 四荣联, 张晓光, 等 . 银屑病发病因素的 Logistic 回归分析 [J]. 中华皮肤科杂志, 2004（11）: 45–46.

［2］Pradhan M, Alexander A, Singh M R, et al. Understanding the prospective of nano–formulations towards the treatment ofpsoriasis[J]. Biomed Pharmacother, 2018(107): 447–463.

［3］尤黎明, 吴瑛 . 内科护理学 [M]. 第 6 版 . 北京: 人民卫生出版社, 2017.

［4］Liu M, Li X. chen X Y, et al. Topical application of a linoleic acidceramide containing moisturizer exhibit therapeutic and preventive benefits for psoriasis vulgaris: a randomized controlled trial[J]. Dermatol Ther, 2015, 28(6): 373–382.

［5］Tanaka A, Matsuda A, JungK, et al. Ultra–pure soft water ameliorates atopic skin disease by preventing metallic soap deposition in NC/Tnd mice and reduces skin dryness in humans[J]. Acta Derm Venereol, 2015, 95(7): 787–791

［6］Penzer R, Ersser S J. P rinciples of Skin Care[M]. United Kingdom: MPS Limited, A Macmillan Company, 2010.

［7］张洪军 . 皮肤外用药并非随意涂抹 [J]. 中国老年, 2020（14）: 51.

［8］钱恒林, 李光中 . 光敏性银屑病 [J]. 国外医学 . 皮肤病学分册, 1989（06）: 333–335.

［9］张芳, 孙晶, 张英栋 . 微汗低强度运动干预对银屑病患者体表温度和发汗的影响 [J]. 护理研究, 2020, 34（13）: 2415–2417.

［10］Mahil S K, McSweeney S M Kloczko E, e t al. Does weight loss reduce the severity and incidence of psoriasis or psoriatic arthritis? A Critically Appraised Topic[J]. Br J DErmatol, 2019, 181(5): 946–953.

［11］Bavaraa BImafuku s. Relationship between environmental factors, age of onset and familial history in Japanese patients with psoriasis[J]. J Dermatol, 2018, 45(6): 715–718

［12］Naldi LPsoriasis and smoking: links and risks[J]. Psoriasis(Auckl), 2016, 6: 65–71.

［13］Parisi R, Webb RT.Carr M].et al.Alcohol–Related Mortality in PatientsWith Psoriasis: APopulation–Based Cohort Study[J].JAMA Dermatol.2017.153（12）:

1256–1262.

[14] 张方布, 蔡杏仪. 保湿剂在预防银屑病复发中的作用观察 [J]. 中国校医, 2020, 34（09）: 665–666+677.

第六节　带状疱疹患者的家庭护理

很多人都不明白带状疱疹是什么疾病, 太过于专业的疾病名词让很多患者也不清楚, 其实很多人喜欢称此病为"蛇缠腰", 疱疹一般都长在患者的腰部, 有人因为此病叫苦不迭, 甚至彻夜难眠……是什么原因导致患者长满带状疱疹呢?

一、案例

患者戴某, 女, 57岁, 因右臀部右下肢红斑水泡3天就诊。3天前患者右大腿上出现红斑, 其上可见水疱, 伴剧烈疼痛, 无发热等不适。患者遂至当地医院就诊, 被诊断为带状疱疹, 予治疗后无明显好转。患者为求进一步诊治入院治疗。专科查体: 右臀部、右下肢可见红斑, 上可见水疱。目前诊断为带状疱疹。患者因为疼痛而焦虑、暴躁、爱发火, 严重影响了其生活质量和工作态度。通过医护对带状疱疹的详细讲解及做好对此病治疗方案的告知、心理护理与心理建设, 在家属的耐心陪伴下, 最终患者对带状疱疹有了正确的认识, 并调整心态, 积极配合医生接受治疗。门诊随访1年来无复发现象。

二、病理机制

带状疱疹是由水痘—带状疱疹病毒经上呼吸道和睑结膜侵入人体引起全身感染。初次感染在幼儿表现为水痘, 而在成人可表现为隐性感染。病毒沿着感觉神经侵入脊神经节或脑神经感觉神经节内并潜伏。水痘—带状疱疹病毒在机体免疫功能低下的情况下，潜伏的病毒再活化，大量复制并沿感觉神经纤维向所支配的皮节扩散，发生带状疱疹，受累神经元发生炎症、出血甚至坏死。免疫力低下患者或老年人还可出现反复发作带状疱疹，皮损播散或伴细菌感染或呈疣状增生，也可导致病毒耐药。更甚者累及肺部、脑部、胃肠道等多个器官，在带状疱疹皮疹出现前发生肺炎、肝炎、胰腺炎、食管炎、心肌炎或消化性溃疡。

三、临床表现

（1）皮肤上可能会出现丘疱疹和水疱的情况，可能会累积到头面部，严重的可能还会出现在眼睛里面。皮疹主要的表现是红斑，其上簇集分布粟粒至黄豆大小水疱、脓疱，部分融合，单侧分布，不超过人体正中线。另外有些患者只有疼痛，而没有皮疹，临床中称为顿挫性带状疱疹。而个别严重的患者可泛发至全身周围，称泛发性带状疱疹。

（2）好发部位为头面部、胸背部、腰腹部等。

（3）神经痛为本病的特征之一，这种疼痛呈阵发性针刺样，而且疼痛的程度还随着患者的年龄增长而加剧，特别是老年患者疼痛剧烈，以致难以忍受。

（4）病程大概在21~28天，一般情况下不会再复发。但是老年患者约有一半的人数在皮肤皮疹消退后会留下神经痛，通常会持续2~6月或者更久。

四、家庭护理

（1）排除带状疱疹患者的家中没有得过水痘的人群。因为带状疱疹对于已经得过水痘的人群是没有传染性的，但是如果家中有没有得过水痘的人，带状疱疹的病毒有可能将对方感染为水痘，应尽量隔离未患水痘人群。

（2）带状疱疹虽然有皮疹，但是其实可以洗澡，正常的淋浴没有问题，就是水温不要太烫，不要使劲地揉搓皮损处，洗完澡以后局部擦干，然后再抹上药膏。患者保持全身皮肤清洁，修剪指甲，穿纯棉贴身衣服，勤洗勤换，避免搔抓摩擦。

（3）发疹前、发疹时及皮损痊愈后均可伴有神经痛。疼痛剧烈时可服止痛药，服用止痛药物后2小时内应卧床，以免因头晕而发生跌倒等意外情况。如果发生带状疱疹，反映出患者的身体情况处于免疫力低下，要注意休息。

（4）眼、面部或肢体活动不便，胃肠道或胸部不适时应及时就诊。

（5）带状疱疹患者在治疗期间，首先要从饮食方面进行改善，既要保证足够的营养，又要保证饮食清淡，可以选择一些蛋类、奶类食物来吃，也可以以粥类食物为主，这样比较容易消化和吸收，可以在粥中添加蔬菜和各种粗纤维的食物，有利于患者广泛地摄取营养，对疾病的康复大有帮助，也要注意多休息，多喝白开水，尽量不去户外活动。

（7）因为长时间皮肤的疼痛会影响患者正常的起居生活及工作状态，造成患者焦虑、不安的心理变化。家属应多关注及关心患者，让其建立战胜疾病的信心和勇气，进行自我心理情绪的调节，积极配合治疗。

（8）带状疱疹感染者在家里消毒时，首先可以使用含氯的消毒液来进行消毒，还可以利用紫外线消毒。家里面窗户也要勤打开通风，可以把一些病菌都吹出去，减少被感染的概率。个人使用的生活用品要和家人分开，不能同用，否则有可能会交叉感染。

参考文献

［1］CohenJI. Clinicalpractice: Herpeszoster[J]. NEnglJMed，2013，369(3): 255–263.

［2］GiovanniG，NicolettaV，Parvanè Ketal. Preventionofherpeszosteranditscomplica-tions: fromtheclinictothereal–lifeexperiencewiththevaccine[J]. JMedMicrobiol，2016，65(12): 1363–1369.

［3］ForbesH J，BhaskaranM K，ThomasSL，et al. Quantificationofriskfactors–forpostherpeticneuralgiainherpeszosterpatients，acohortstudy[J]. Neurology，2016，87(1): 94–102.

［4］Borkar D S，Tham V M，EsterbergE，et al. Incidenceofherpeszosterophthal-micus: resultsfromthepacificocularinflammationstudy[J]. Ophthalmology，2013，120(3): 451–456.

［5］Yawn B P，Gilden D. Theglobalepidemiologyofherpeszoster[J]. Neurology，2013，81(10): 928–930.

第七节 皮肌炎患者的家庭护理

很多人都不明白皮肌炎是什么疾病。皮肌炎是一种自身免疫性结缔组织病，该病的典型症状是皮肤损害和肌肉炎症，可累及多系统病变，对身体多个系统的健康危害非常大，而很多患者会伴随着多种脏器损害、肿瘤或者其他的结缔组织病，是一种非常严重的疾病。该病各个年龄阶段均可能发病，发病年龄主要有两个高峰期，即儿童期（5～15岁）和中年期（40～60岁）。

一、案例

患者罗某，男，41岁，因胸闷、气紧、呼吸困难半月、加重1周就诊。患者于半月前开始无明显诱因出现胸闷、气紧、呼吸困难，伴咳嗽，以干咳为主，无胸痛、乏力等不适，未予特殊处理。一周前上述症状加重，出现气紧、呼吸困难明显。1月前被当地医院诊断为皮肌炎。自诉长期口服激素治疗。患病后罗先生焦虑、暴躁、爱发火，讨厌与人沟通，性格变得孤僻，严重影响了其生活质量和工作。通过医护对皮肌炎疾病的详细讲解及做好对此病治疗方案的告知、心理护理与心理建设，在家属的细心照顾和陪伴下，最终罗先生对皮肌炎有了正确认识，并调整心态，积极配合医生治疗。门诊随访3年来，他遵医嘱口服药物治疗，病情稳定。

二、病理机制

皮肌炎是一种以皮肤和肌肉炎症为主要表现的自身免疫性结缔组织病，是一种不论大人小孩都会发生的疾病，主要患病部位为横纹肌，在临床当中属于非化脓性炎症病变。皮肌炎的病因至今尚不明确，在临床中总结认为，发生皮肌炎与以下这些因素有关系。

1.病毒感染

通过多方面研究，病毒感染可能是引发皮肌炎的一个主要原因，因为在很多皮肌炎患者的细胞中曾发现过一种叫作柯萨奇A_2的病毒，还有部分患者身体内出现过细小病毒、黏病毒、包涵体。但目前在医学界并没有确切的以病毒为皮肌炎感染源的流行病学根据。

2.恶性肿瘤毒素

常说恶性肿瘤毒素可能是导致皮肌炎发生的原因，因为有很多患了皮肌炎的老年患者和成年患者往往并发内脏恶性肿瘤，而这两种疾病出现的先后顺序是不一致的，也可能与发生恶性肿瘤的患者的免疫功能存在异常现象有关系。

3.机体免疫功能紊乱

因为皮肌炎患者往往伴随着其他结缔组织病，并且患者在发病后使用其他免疫抑制剂治疗或者皮质激素治疗都有效。因此在临床中认为，机体免疫功能紊乱也是一个与此病发生有很大关系的因素。

4.遗传

皮肌炎可在同卵双生子以及患者的一级亲属当中发生，因此临床当中认为遗传也是引起皮炎的因素之一。

三、临床表现

（1）部分患者自身的皮肤会受到一定的损伤，且皮肤出现紫红色的斑点，水肿明显。部分患者以自身上眼睑为中心区域，出现紫红色水肿斑，但不会影响眼球的日常活动。皮肤表现常见于掌指关节、肘、膝、胯等关节伸面及肩易受摩擦的部位。

（2）皮肌炎的常见临床表现为肌无力，伴随着肌肉疼痛，随着病情的发展可能会造成运动障碍以及活动受限等。首先，患者体内任意一处的横纹肌均有可能累及，且累及症状表现具有一定对称性，伴随肌肉酸痛、运动功能障碍、关节疼痛、身体乏力、眼睑浮肿。其次为颈肌和咽喉肌，在颈屈肌受累时，平卧抬头很困难，坐位时无力仰头。咽喉肌受累可出现吞咽困难、声音嘶哑、发音困难等。皮肌炎累及呼吸肌可导致呼吸肌无力，最严重的并发症是急进性肺泡炎，严重者可导致成人呼吸窘迫综合征。患者体内部分内脏可能会出现一定的损伤；心脏受累可引起心律失常、心悸、心律不齐等。如果发展到晚期，会由于心肌炎或心肌纤维化，导致充血性心力衰竭。

四、家庭护理

（1）家属应该协助患者保持平和稳定的心态。在家庭相处中让患者理解到皮肌炎不是不治之症，与高血压、糖尿病、冠心病等病一样属于需要长期治疗及干预的一种自身免疫性疾病。家人和朋友需要多多关怀，让患者感受到温暖和爱，增加对疾病治疗的信心和勇气。

（2）家属应该为患者准备营养丰富的饮食，为患者准备高维生素、高热量、高蛋白、易消化的食物，如蛋羹、果汁等。吞咽困难较轻的患者可吃流质或半流质的食物。

（3）皮肌炎是一种慢性风湿性疾病，需要长期治疗，特别是重症皮肌炎患者常常并发多系统的损害，病情进展非常迅速，病死率很高，所以治疗上需长期服用肾上腺皮质激素药。患者往往由于自身过于担心激素的不良反应而擅自停药或者更改药物的剂量，要有一部分患者由于对疾病的治疗和预防的相关知识认识和了解不足，治疗依从性较差，没有重视自我管理，最终导致疾病加重或复发。而激素对于多数患者是一种有效的疗法，尤其是在急性活动期对于控制病情进展非常有效，但长期大量应用或滥用易产生副作用。随意加减、停用、不规律撤减激素，又极易使病情反复加重，甚至难以再治。因此，家属应该督促患者应尽可能在正规医院风湿免疫科医师指导下，按部就班、遵循疾病发生发展规律，进行激素撤减。

（4）尽量避免日光直接照射，户外活动时面部可涂氯喹冷霜，穿长袖衣裤，戴宽边帽，室内应有窗帘。注意不用化妆品、染发剂；避免接触农药及部分化学装饰材料。

（5）餐前餐后用生理盐水漱口，定期做口腔护理，防止口腔感染，可用4%苏打水漱口以预防真菌感染，已有口腔真菌感染，可口含制霉菌素50万U或用1%～4%克霉唑溶液漱口，每日3～4次。

（6）患者要有充足的睡眠，以减轻疲劳，同时可适当参加各种活动、家务劳动和文娱活动。

（7）家属应该密切观察患者的精神状态。由于皮肌炎患者病情的活动可导致精神状态异常，包括忧虑、淡漠，甚至木僵状态，或表现为过度兴奋、幻觉、强迫观念或偏执狂，如果家属发现患者出现以上症状，应及时协助患者就医。

参考文献

［1］Santoah，S ouzajm，Pinheiroce，et al. Trendsindermatomyositis–andpolymyosi–tis–relatedmortalityinthestateof Sao Paulo，Brazil，1985–2007: multiplecause–of–deathanalysis[J]. BMCPublicHealth，2010，10: 597.

［2］Kangen，Leeeb，Shinkc，et al. Interstitallungdiseaseinpatientswithpoly–myositis，dermatomyositisandamyopathicdermatomyositis[J]. R heuma–tology（Oxford），2005，44(10): 1282–1286.

［3］连芬萍.临床护理路径对皮肌炎患者遵医行为的影响［J］.临床医药实践，2017, 26（9）: 696–699.

第八节　重症肌无力患者的家庭护理

重症肌无力是一种机体自身免疫性疾病，是因为自身的免疫系统出现紊乱而导致神经肌肉接头处传导发生障碍，造成骨骼肌收缩乏力，也就是说贴附在骨骼上且可以做出动作的肌肉会慢慢丧失运动力量。

一、案例分享

患者万某，女，49岁，因口齿不清12天，气紧3天就诊。12天前，患者因吸入烟花烟雾后出现口齿不清，构音障碍，无咳嗽、咳痰、呼吸困难等不适，未予重视。3天前，患者出现气紧，伴咳嗽、咳痰，双侧眼睑下垂，视物模糊，遂就诊。患者于2020年8月被诊断为重症肌无力。规律服用溴吡斯的明、泼尼松治疗。得知自己患病后，万女士焦虑、急躁，严重影响了她及其家人的生活质量和工作。通过医护人员对重症肌无力的详细讲解及做好对此病治疗方案的告知、心理护理与心理建设，在家属的精心照顾下，最终万女士树立了对重症肌无力的正确认识，并调整心态，积极配合医生接受手术治疗。门诊随访2年来，她遵医嘱口服药物治疗，病情稳定。

二、病理机制

1.神经肌肉接头传递障碍

胸腺是儿童时期最大的腺体，正常情况下胸腺会在青春期后开始退化缩小，最终被脂肪组织取代。但很多重症肌无力患者的胸腺在青春期后并未退化，反而异常增大，从而产生一系列抗体，如乙酰胆碱受体抗体、抗酪氨酸激酶蛋白抗体、脂蛋白4（LRP4）抗体等，造成自身免疫系统紊乱而致病。

2.遗传因素

重症肌无力大多不是先天遗传，但偶尔会出现同一个家族有多个成员同时患病的情况。少数重症肌无力孕妇可能通过胎盘将抗体传给胎儿，导致新姓儿出现暂时性重症肌无力。

三、临床表现

重症肌无力根据受累肌群的不同，临床症状表现各有不同。

（1）眼外肌受累，上睑下垂是由单侧或者双侧的眼外肌麻痹引起的，还可能同时存在复视及斜视，严重者眼球会发生活动性障碍，更甚者眼球会固定不动，但是瞳孔的括约肌不会被累及，也就是说瞳孔的调节功能正常。

（2）四肢肌群受累，以四肢近端无力为主，手臂、双腿乏力。四肢肌肉被累及主要是以近端乏力为重，表现为梳头、抬臂以及爬楼梯困难，但是医生在做检查时通常会发现机体的腱反射不受任何影响，感觉功能正常；当所累及斜方肌和胸锁乳突肌的时候则表现为颈项软、旋转头、抬头难以及耸肩乏力等；特别严重的时候还可以累及机体的呼吸肌，常常会造成呼吸困难，甚至呼吸停止，引发患者死亡。

（3）吞咽困难、咀嚼困难，这是机体面部以及咽喉肌受累而引起的，同时还会出现苦笑面容及表情淡漠，饮水呛咳，连续咀嚼乏力，吃东西的时候比较费力地咽下咀嚼的食物，每顿饭的时间延长，进食量下降。

（4）声音嘶哑，这是由于面部及咽喉肌受累引起，可同时伴说话带鼻音、发音障碍、讲话时发音不清楚等。

（5）晨轻暮重是该病症状的一个特点，就是每天所产生的波动性。肌无力在每天下午或者傍晚劳累后会加重，每天晨起或者休息后会有所减轻。

四、家庭护理

1.心理护理

首先家人、朋友要给予患者心理上的支持，改善患者的情绪，鼓励患者正确面对疾病，保持良好的心态面对疾病，提高生活质量。重症肌无力是一种慢性疾病，因此整个治疗过程会需要一个很长的时间，要做好充足的心理准备。当患者心理上出现异常波动的时候，家属应协助患者及时地调整，并且要消除内心的恐惧、紧张感。

2.环境准备

重症肌无力患者居住的环境应安静、舒适、干净，有利于患者得到充分的休息。尽量多使用电动工具，从而减少患者肌肉的使用操劳，如电动牙刷、电动剃须刀等；家庭应常备氧，如果肌无力患者出现呼吸困难，家属应该随时给患者提供足够的氧气。

3.饮食护理

饮食上，患者应加强营养。家属应该给予患者准备营养丰富且容易咀嚼的食物，增加优质蛋白质和富含维生素的食物，可用榨汁机榨取果汁、蔬菜汁等饮用。病情严重致吞咽困难、需要长期卧床的患者，应该好好卧床休息，将床头抬高。注意避免误吸从而发生窒息。每2小时家属应协助患者翻身，防止压力性损伤的发生。

4.生活与运动

规律生活，避免过度劳累和情绪激动，适当地做一些按摩，保持充足睡眠，适度锻炼，可做一些保健操如打太极拳，避免剧烈运动。

5.用药护理

根据医嘱进行药物的服用，切勿出现自行停药或减药的现象，出现感冒症状的时候，应该注意在医生的指导下进行治疗，切勿自行吃感冒药，以免引起不必要的麻烦，甚至病情恶化的现象。

6.预防并发症

避免着凉，预防感染，如尽可能地减少到人员聚集的地方。

第三章

老年护理

第一节　中国老龄人口的背景及老龄化现象带来的影响

一、中国老龄人口背景

随着社会的进步和不断发展，人们生活水平的提高和对自身健康问题的日益重视，加上医疗技术和保健措施的不断完善，使得老龄人口的致病率和死亡率逐渐下降，即出现人口老龄化现象。一个国家满足≥65岁人口占该国家总人口的比例＞7%，就是人口老龄化国家。国家统计局、国务院第七次全国人口普查领导小组办公室于2021年5月11日发布中国人口最新数据：60岁及以上人口为26 402万人，占18.70%（其中，65岁及以上人口为19 064万人，占13.50%）。与2010年相比，60岁及以上人口的比重上升了5.44个百分点。由此可以看出我国人口老龄化程度进一步加深，预计到2050年前后，我国老年人口数量将达到峰值：4.87亿，占总人口的34.9%。未来一段时期将持续面临人口老龄化所带来的一系列社会问题和民生问题。

国家卫生健康委员会老龄健康司发布的《2020年度国家老龄事业发展公报》指出,中国老龄化人口呈现五大特点:

1.人口规模庞大

全国31个省份中,有16个省份的65周岁及以上老年人口超过了500万人,其中有6个省份的65周岁及以上老年人口超过了1 000万人。

2.老龄化进程明显加快

与2010年相比,我国60周岁及以上老年人口、65周岁及以上老年人口占总人口的比重分别上升5.44个百分点、4.63个百分点。

3.老龄化水平城乡差异明显

乡村的老龄化水平明显高于城镇。造成人口老龄化城乡差异的主要原因是大规模的农村年轻劳动人口向城市的迁移,使得城乡年龄结构发生了明显变化。有文献报道:人口老龄化城乡倒置现象是人口发展过程中的一个阶段,不会一直持续。

4.老年人口素质不断提高

在60周岁及以上老年人口中,拥有高中及以上文化程度的人口比2010年提高了4.98个百分点。

5.低龄老年人口占老年人口比重过半

在60周岁及以上老年人口中,60~69周岁老年人口占比为55.83%;70~79周岁老年人口占比为30.61%;80周岁及以上老年人口占比为13.56%。

二、老龄化现象带来的影响

老龄化现象带来的影响可以归纳如下:

1.对社会经济的影响

老龄人口的增加越多,为社会创造经济的能力就越低,生产劳动力也越低,不仅劳动力短缺。而且需要更多的社会资源来维系老龄人口的生存，如养老保险、养老院、养老机构、养老福利等，有影响社会经济的发展和产出的趋势，加重社会负担。

2.对家庭和家庭成员的影响

老龄化人口数量、年龄的增加会让家庭及家庭成员的负担更重，中国"421"家庭（即一对独生子女结婚后需要赡养4个父母及1个孩子）第二代独生子女夫妇对家庭中老年人的赡养负担增加，从时间精神体力及经济上他们都难以负担。"421"家庭仅有的两位核心成员需要不断地创造生产劳动力换取赡养老人和孩子的经济实力，需要家庭成员外出工作，导致老龄人口独自在家，形成大部分空巢家庭；还有小部分是在夫妻丧失生育能力后，子女发生意外而死亡，形成空巢家庭。

3.对社会医疗资源和养老资源的影响

老年人身体机能随着年龄的增加而逐渐衰退，生活自理能力也随之下降，就需要长期连续专业的医疗资源和养老资源。面对老龄人口的"医""养"问题现实严峻。在欧洲国家，机构照护已成为一种必要的老年长期照护服务递送平台。有研究表明，我国养老机构中护士资源的配备水平影响老年人的护理质量。但我国养老机构中的护理工作人员大部分不是专业护士，且存在"三低一高"的特点："三低"指养老护理工作人员普遍学历低、社会认可度低、福利待遇低；"一高"指养老护理工作人员多为农村家庭妇女或下岗工人，年龄普遍较大，一般为 50 岁左右，即养老机构、养老院中护理人员多为经济条件较差的老年人，在养老机构中打工，照顾高龄人口。由此可见护理质量不尽如人意，很多年轻人认为照顾老年人又脏又累不受人尊重，且养老机构给予的薪酬较低，不能吸引并留住有专业基础知识和操作能力的护理人员，导致中国老龄人口所面临的健康需求不能得到很好的满足，护理质量也差强人意。

随着现代社会全民健康意识的普遍提高，生活方式和经济消费的观念也在随之改变，老年人对养老服务也有更高的要求，如多元化、个体化、高质量等。因此养老机构中对老年人的照顾者有了更多、更高的专业要求，人口老龄化的发展将对社会卫生服务体系、医疗保障提出更多的挑战与要求。

老龄化人口的不断增长导致慢性疾病也在快速增长，是 21 世纪中国面临的重大国情和严峻挑战。我国老龄健康问题主要包括且不限于肥胖、高血压、糖尿病、心血管疾病、阿尔茨海默病、帕金森、抑郁等，给个人、家庭、社会造成了不小的医疗和社会经济负担。

2021年10月，全国老龄工作会议在北京召开，会议指出老龄工作事关亿万老年人，事关家庭幸福和国家发展全局。要加强老年病预防和早期干预，构建失能老年人照护体系，不断提升广大老年人的获得感、幸福感、安全感。进一步完善养老多层次体系，加强老年健康服务，强化老年人健康管理，发展社区和居家"医养"结合服务。有研究显示：医养结合的模式除要求护理员具备基本照护能力外，还要具备适应不同资质、不同级别的专业医疗照护能力。这就要求高等院校管理者要以创新思维对待养老服务行业，培养养老专业知识的复合型人才，促进养老服务行业的发展。

因此我们要深入实施积极应对人口老龄化国家战略，将健康老龄化理念深入社会经济发展的全过程，发展"预防、治疗、照护"三位一体的老年健康照护模式。

参考文献

[1] United Nations， Department of Economic and Social Affairs. The aging of populations and its economic and social implications [Z]. New York: United Nations, 1956.

[2] 吴玉韶，党俊武 . 中国老龄事业发展报告（2013）[M]. 北京：社会科学文献出版社，2013 .

［3］国家统计局 . 中国统计年鉴 [M]. 北京: 中国统计出版社, 2007.

［4］杜鹏, 王武林 . 论人口老龄化程度城乡差异的转变 [J]. 人口研究杂志, 2010, 34
　　（2）：3-10.

［5］安力彬, 李文涛, 谢书红, 等 . 中国人口老龄化背景下养老护理的可持续发展
　　[J]. 中国老年学杂志 . 2012.32（22）.5095-5097

［6］罗丽娅, 王三秀 . 欧洲典型国家老年长期照护服务模式研究 [D]. 华中科技大
　　学, 2017.

［7］LEE H Y, SHIN J H, HARRINGTON C. Comparing the nurse staffing in korean
　　and U. S. nursing homes[J]. Nursing outlook, 2015, 63(2): 137-143.

［8］肖建英, 姜土生, 青秋蓉, 等 . 中国养老护理员职业能力提升路径——基于养老
　　照护工作的科学性、技术性、服务性、社会性视角 [J]. 中国老年学杂志, 2019,
　　39（8）：2034-2038.

［9］徐彬斌, 张京慧, 唐四元, 等 . 基于德尔菲法高级养老护理员胜任力模型的构
　　建 [J]. 中华现代护理杂志, 2018, 24（19）：2245-2250.

第二节　中国老龄人口面临的疾病挑战

　　全球老龄化趋势日益明显，老龄人口由于身体器官出现不同程
度的衰退而产生一系列生理、心理健康问题。有研究表明：随着人
口老龄化进程的加快，我国慢性病发病呈现出快速上升的趋势。我
国老龄人口数量多、发展速度快，面临老龄人口的健康任务重，虽
然我国在大健康发展上有不错的成绩，但是跟发达国家比较还相差
甚远。

　　世界卫生组织提出"健康老龄化"概念：延长老年人生物学年龄
及社会心理学年龄，强调不仅仅是身体躯体无疾病状态，还包括对心
理、生活、社会满意的状态。推进"健康老龄化"是对所有影响老龄患
者的健康因素（包括生理和心理健康因素）进行专业的照护和干预，继
而改善老龄人口的生活质量，减少或者预防老龄人口易发的各种慢性

疾病，使得老龄人口以"健康"的状态生活，减轻家庭养老负担和国家医疗资源负担。那么，我们老龄人口要面临的疾病挑战到底有哪些呢？首先我们来看一个案例分享。

一、案例分享

万某某，女，86岁，因突发失语，与家属交流困难，左侧肢体乏力伴向左侧偏倒1$^+$小时就诊。测得体温36.7℃，脉搏74次/分，血压225/117 mmHg，指尖血氧饱和度SPO$_2$98%。患者来时神志清楚，失语。查体左侧肢体肌力3级，右侧肢体肌力5级，NIHSS评分7分。脑卒中CT示：颅内多发缺血/梗死灶，伴缺血半暗带。家属述患者既往有高血压病史，未规律服药，未监测血压。转入介入室做紧急溶栓后收入神经内科继续治疗。治疗期间因考虑费用问题，在患者未达到预期康复目标时便要求出院。医生反复与家属及患者沟通交流此时出院的危害性，家属表示理解并极力劝导患者，但患者年龄较大，思维固化，坚持己见，认为自己已经没有生命危险，可以出院。出院时患者有左侧偏瘫，步态不稳，生活自理能力下降，需家人陪护。

二、病理机制

老龄人群面对的慢性疾病种类繁多，且老年慢性病也是终身疾病，影响着社会经济发展，已经成为全世界范围内最主要的疾病负担和重大公共卫生问题。老年慢性病的发病机制都基于以下共同点：

1.生理变化

机体衰老，对外界适应能力和抵抗力下降，各种疾病更加容易侵入人体，使之患病。

2.代谢的改变

随着年龄的增加，机体基础代谢速度减慢，代谢功能随之下降。

3.各个系统器官的生理功能减退

我们身体的各个器官以及每一个细胞都是有寿命的，随着年龄的增加，我们的身体机能逐渐走向衰老。所以大量的研究认为，年龄对于慢性病来说就是病因。年龄是不可逆的，但是我们可以通过很多方式来延缓机体的衰老，如适量且正确的锻炼、健康的饮食习惯等，以促进我们的健康。

三、常见指征

在发病机制基础上可将老年疾病归纳为以下几类：

1.老年原发性疾病

老年原发性疾病是老年时期的特有疾病，是在器官不断老化的基础上发生的功能障碍性疾病，如阿尔茨海默病、帕金森等。

2.老年继发性疾病

老年继发性疾病是在原有基础疾病上发生的或者其他因素导致的综合疾病问题。如在冠状动脉硬化基础上继发的心肌梗死，或在脑动脉硬化基础上并发的脑卒中即生活中所说的"中风"，在外界环境因素影响下导致的跌倒、压力性损伤等。

3.老年易感性疾病

因老年人机体器官功能减退，相对于中青年更易患的疾病，如心脑血管疾病、呼吸系统疾病、慢阻肺、肿瘤、老年骨质疏松等。

4.老年和非老年常见疾病

高血压、糖尿病、肾功不全、恶性肿瘤等任何年龄阶段均可发生的疾病。

5.由各类老年疾病所带来的各种心理问题

抑郁、焦虑、失眠。老年人的心理问题严重影响着身体健康和生活质量。生理疾病与心理问题相辅相成，疾病本身所带来的孤独感、不幸福感同时也会影响疾病恢复甚至加重病情恶化。

四、家庭护理

1.日常生活护理

日常生活包括饮食、排泄、穿衣、睡眠、活动（适当体育锻炼）等。

（1）饮食。患有老年疾病的老龄患者应根据疾病来合理科学地安排饮食，无特殊饮食禁忌，家属应给予老年人准备清淡易消化食物，饭菜宜软烂，尽量做到细嚼慢咽。食物要新鲜，避免过烫或者过凉，多喝温开水，多食蔬菜水果，保持多样化和营养均衡。老年饮食护理中应该秉承"六宜六不宜"原则：宜软不宜硬，宜淡不宜咸，宜素不宜荤，宜少不宜多，宜温不宜冷，宜鲜不宜陈。

（2）排泄。对于行动不便或者卧床的患者，排泄是一道难题，需要家属予以协助。随着年龄的增长，机体功能退化，老年人出现排泄障碍是无法避免的事，通常会有大小便失禁。照护者要给予老年人极大的心理安慰，免得增加老龄患者的不适感和无助感；做好皮肤护理；保持肛周和会阴部的清洁干燥。

（3）穿衣。老年人因年龄或疾病行动不便，穿衣服这种小事也可能难倒他们，特别是冬天需要穿厚重的衣物，大部分老年人可以完成部分穿衣动作，但衣服的选择、清洁和整理需要他人协助。宜选择柔软、舒适的衣物，保持衣物干净、整洁。

（4）睡眠。老年人睡眠时间明显比中青年时间少，一般每天只需6小时左右，但睡眠质量受个人和环境因素影响，如室内光线、噪声、疾病本身引起的不适、情感障碍等。对于老年人群来说，做好全面的睡眠管理，提升睡眠质量，是确保自身心血管疾病有效预防的重要方法。因此应养成良好的睡眠习惯，提倡早睡早起，保证白天的正常社交活动，才能保证晚上的睡眠质量，从而预防老年心脑血管疾病的发生。

（5）活动。老年人的日常生活方式是否健康、科学，在老龄化日趋严重的背景下发挥着重要的作用。体育是一种简单有效、科学健康的促进老年人社会适应和提升生命质量的方式。比如散步、慢跑或游泳、跳舞或者球类运动（乒乓球、羽毛球等），此类运动强度不宜过大，速度不宜过快，时间不宜过长。通常此类运动都是集体活动，还可以促进老年人之间的社交，减少孤独感，增加存在感。

2.用药护理

老年慢性病随着老龄人口的增加亦在增加，甚至有的老年人会同时存在两种或者两种以上的慢性病。有统计表明，平均65岁以上的老年人通常同时服用五种以上处方药。用药种类越多，越容易产生药物间的相互作用，导致药物不良反应的发生，从而对老年患者产生不利的后果。因此在给老年人用药的时候需谨慎合理，选择药物上要个体化，优先治疗，小剂量，必要时暂停用药。

3.老年人常见家庭意外事故护理

老年人因年龄高，记忆力减退，多有行动不便，应对突发事件反应慢，常发生意外事故。

（1）走失。老年人外出，特别是对有阿尔茨海默病的老龄人群，尽量有陪护人员或家属陪同，避免老年人离开视线范围之内，平时要反复叮嘱老年人记住家人的电话号码，与家人失散时应原地等候，不要乱走。家人应为老年人制作身份卡片，上面留有联系人、联系方式及家庭住址等，放置于老年人的衣物口袋或挂于颈部。

（2）跌倒摔伤。跌倒摔伤是老年人最常见的家庭事故，轻者造成擦伤、扭伤等，重者可造成颅内出血、骨折、意识障碍等，危及患者生命。当老年人摔伤时，应该先就地观察患者的神志、意识有无变化，切忌生拉硬拽，如患者无意识障碍，询问患者的主观感受，查看有无出血、骨折等，再根据情况妥善安置患者，摔伤严重者可拨打120。对于诱发老年人跌倒的不利因素应及时清除，日常保持地面的清洁、干燥，室内灯光的应合理调整，家具的摆放要合理等。

（3）扭伤。当老年患者不慎扭伤时，先查看扭伤处有无青紫、水肿等。扭伤24小时内予以冰敷伤处并抬高患肢，严禁热敷。24小时后，适度给予热敷，减轻组织水肿。如果水肿持续不消，建议立即去医院就诊。

（4）误吸。老年人多有牙齿松动或者安有假牙，在进食过程中可能会发生误吸异物，可造成呼吸困难或窒息，表现为突发的呛咳、呼吸急促、面部青紫甚至出现意识障碍或呼吸心脏骤停。当发生误吸时应该立即予以施救，而针对误吸最有效的救治方法就是国际上公认的海姆立克急救法。海姆立克法见图3-1：

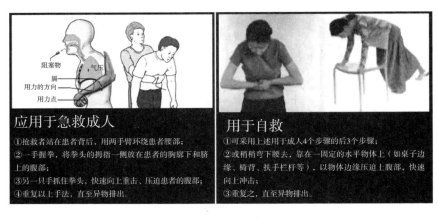

图3-1　海姆立克法

（5）脑梗。急性脑梗，也就是"中风"，当老年人在家出现突发的意识障碍、口角歪斜、口齿不清、步态不稳、偏瘫等症状时，应该立即将患者送往医院或者拨打120。因为在6小时之内的急性脑梗（又叫脑卒中），做急性溶栓效果好，预后好，后遗症少；反之，超过6~24小时的卒中，预后差，后遗症多。

（6）心梗。心梗也是老年人常见的一种急性疾病，且死亡率高。当老年人有胸痛、胸闷、大汗淋漓的症状，且口服硝酸甘油或速效救心丸不能缓解时，应该前往医院就诊。

（7）呼吸心脏骤停。老年人因机体各个器官衰老，随时都有可能出现呼吸心脏骤停，如身边有家属和其他人在，应该在拨打120的同时立即给予胸外心脏按压。若施救者没有学过心肺复苏，可以先将老年人放于平地上，松开衣领，将其头向后仰，清除口腔内的异物，包括假牙等，找到两乳头连线中点，给予心脏按压，直至120医务人员到来。当老年人出现心跳、呼吸骤停时可参考下面的流程图（图3-2）。

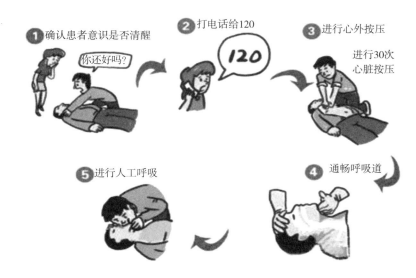

图3-2　心肺复苏术程序

4.定期体检

有研究表明定期健康体检对于老年人的健康行为和生活质量提高发挥着重大作用，是预防保健的第一步。健康体检可以将还未出现症状的某些疾病提前暴露出来，从而及时得到治疗，防止疾病的进一步发展。

5.关注老年人的心理健康

据2010年美国退休人员协会的研究报告，约32% 60~69岁和约25% 70岁以上的老年人会感到孤独且部分人的健康状况较差。随着年龄的增长，老年人身体机能不断下降，心理变化也较大，加上子女在成年后因为工作、生活原因离家导致空巢老人增加，他们会产生子女忙工作，孙子要上学，说话的人都没有的失落感和孤独感。长期抑郁、心情低落会使得人的自主神经功能紊乱，导致疾病的发生。

平时家属应该多注意观察老年人细微语言和行为的改变，尽可能多地陪老人说说话、聊聊家常，排解其不良情绪，或者通过肢体动作表示一直在关注着老年人，比如说话的时候握住老年人的手，沟通交流时有眼神交流并不时以点头、微笑等来向老年人反馈，这些都可以缓解老年人的孤独感和焦虑，从而保证老年人的心理健康，预防和减少疾病的发生。身体健康和心理健康相辅相成且相互影响。有研究表明：心理护理在促进老年人的身心健康方面有着至关重要的作用。因此老年人的健康问题仅仅局限于医疗服务是不全面的，家属需要协助老年人保持一个良好心理状态，才有可能不断地提高老年人群的身心健康及生存质量。

参考文献

[1]韩建华,高永海,蔡恩昌,等.我国慢性病防治策略现状与思考[J].中国健康教

育, 2014, 30: 1118-20

[2] 郑晓瑛, 宋新明. 中国人口转变、经济发展与慢性病增长 [J]. 中国高校社会科学, 2014, 4: 109-18.

[3] 张梦迪, 常福厚. 阿尔茨海默病发病的高危因素研究进展 [J]. 中国药理学与毒理学杂志, 2019, (6): 458.

[4] 李卫红, 社区护理干预对老年人心理健康的影响 [J]. 卫生职业教育, 2008; (20): 122-3.

[5] 王丹. 老年人群睡眠时长及睡眠质量与心血管疾病危险因素的关系研究 [J]. 中国保健营养, 2021, 31 (2): 225.

[6] 费加明, 刘志民. 人口老龄化背景下老年人生命质量的影响因素——体育锻炼 [J]. 中国老年学杂志, 2016, 36 (15): 3832-3834.

[7] Gallagher PF, Barry PJ, Ryan C, et al. Inappropriate prescribing in an acutely ill population of elderly patients as determined by Beers' Cri-teria[J]. Age Ageing, 2008, 37(1): 96-101.

[8] Kekki M, Samloff IM, Ihamaki T, et al. Age-and sex-related behaviour of gastric acid secretion at the population level[J]. Scand J Gas-troenterol, 1982, 17(6): 737-743.

[9] 陈宝鳌, 刘兴民, 陈怡. 定期健康体检对改善老年人健康行为的效果评价 [J]. 中国实用护理杂志, 2012, 28 (24): 72-4.

[10] 王聪、张黎霞、李响, 等. 老年人常见的心理问题及护理 [J]. 中国组织工程研究, 2014, 18 (z1): 170.

第三节　行走辅助工具的选择

伴随国内老龄化人口增加，因年纪增长导致行动不便的人群增加。对于家庭而言，正确给予老年人选择行走辅助工具极为重要。行走辅助工具的主要作用是用来支撑使用者体重，保持站立平衡，增加使用者的肌肉力量，实现补偿和改善行走能力的作用，从而达到辅助行走的目的。图3-3为常见的行走辅助工具。

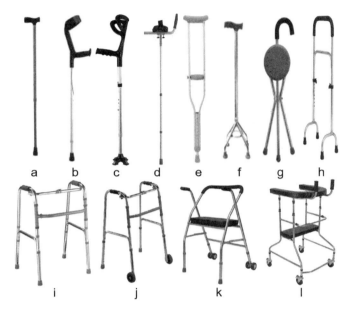

图3-3 常见的行走辅助工具

　　行走辅助工具的分类方法多种多样，从操作力源上分类可划分为动力行走辅助工具、功能性电刺激行走辅助工具、无动力行走辅助工具三类。本文对行走辅助工具的讲解主要围绕无动力行走辅助工具展开。对于无动力行走辅助工具，按功能结构、支撑部位和使用功能可分为固定式行走辅助工具、可调式行走辅助工具、折叠式行走辅助工具、折叠可调式行走辅助工具。根据使用习惯和对人体支撑的形式，无动力行走辅助工具也可分为拐杖式和助行架式。为了给残疾人、老年人、下肢肌力减弱使用者提供性能优越的代步工具，了解无动力行走工具极为重要。结合经济效益，本文主要按照操作方式和结构对无动力行走辅助工具进行分类。

一、案例分享

　　陈女士，94岁，独自一人外出散步，在平地行走时不慎跌倒，左侧臀部着地，跌倒前无胸闷、心悸、头晕、黑蒙等不适，当时感觉左下肢疼痛伴活动障碍，被平车推入医院就诊。CT骨盆三维成像扫描示左侧股骨转子间粉碎性骨折，断端分离、错位成角；周围软组织肿胀，散在游离小骨片影；左侧耻骨上支骨折，显示局部骨质稍皱褶。双髋关节、双侧骶髂关节在位、退变，所扫诸骨骨质疏松。手术后，经过抗感染、抗骨质疏松治疗，康复科指导功能康复训练，伤口未见渗血、渗液，敷料清洁、干燥。但陈女士仍诉偶尔感觉左下肢麻木，疼痛比之前明显减轻，于术后第九天出院。出院时家属用轮椅将陈女士接回家。陈女士在家属的帮助下，经过一段时间的康复锻炼，可使用双臂操作行走辅助工具进行短距离行走，逐渐增加活动量。最终陈女士在家属的积极帮助下，可用单臂操作行走辅助工具外出行走、散步，基本恢复正常生活。

二、老年人群的特点

老年人随着年龄的增长，身体机能下降，特别是出现了骨质疏松，导致老年人易跌伤。研究显示，发生跌倒后髋部骨折与老人行走时是否使用行走辅助工具、步态、优势手握力、内科并发症有关；其中，行走时需要双手支撑辅助的老年患者，比独立行走的老年患者发生髋部骨折的风险高4.7倍。反复发生跌倒，即跌倒超高危老人与行走时是否使用行走辅助工具、优势手握力、内科并发症指数相关。老年人在预防跌倒及骨折康复过程中，使用行走辅助工具显得尤为重要。

三、适用人群

对于站立或者独立行走困难的老人，在行走训练开始时常需要行走辅助工具的帮助，通过工具的支撑，能正常外出生活。例如下肢截肢、偏瘫、下肢肌力减退、平衡障碍、下肢骨性关节炎、下肢骨折、下肢骨质疏松、下肢半月板切除、单侧下肢截瘫或佩戴假肢、偏盲或全盲、老年性关节炎、关节置换手术、股骨骨折愈合后等患者。

四、行走辅助工具的选择难点

行走辅助工具种类繁多，优势和特点也不相同，因此需要根据患者自身的情况及不同行走辅助工具的特点进行合理的选择。

1.单臂操作行走辅助工具的选择要点

单臂操作行走辅助工具适用于平衡能力较好者，能够较好地减少下肢承重，为身体提供支撑，保持整体平衡。单臂操作行走辅助工具在生活中很常见，具有整体结构简单、体积小、操作方便、便于携带等特点，被广泛使用，但是由于单臂操作行走辅助工具支撑点较少，因此造成其支撑面积较小，所以在承重和稳定性方面相对较差。下面对各类单臂操作行走辅助工具的特点分别介绍，便于家属有针对性地为患者挑选。

（1）手杖。有一个支脚和一个手柄，没有前臂支撑，包括直形手杖、弯形手杖、S形手杖（图3-3a）。单点支撑是手杖的支撑点，在分担体重的功能上有限，可以减少患侧下肢重量的20%~30%，若使用者因疾病需要借助辅助器具分担30%以上的体重时，就不能使用手杖。手杖的好处在于轻、巧，适用于手部握力好，上肢、腕部支撑力较强，单侧下肢轻度功能障碍者，如偏瘫、下肢肌力减退、平衡障碍、下肢骨与关节病变、单侧下肢截瘫或佩戴假肢、偏盲或全盲的老年人等。手杖使用者要注意，腕和手要有支撑体重的能力，避免受到伤害，行走时始终用健侧手持杖，向下用力支撑身体。

（2）肘拐。有一个支脚、一个手柄和非水平前臂支撑架或臂套，包括固定式肘拐、套臂式肘拐（图3-3b）。四脚肘拐：有四个支脚、一个手柄和前臂支撑架或臂套（图3-3c）。肘拐主要是用来承受更大的承重，主要受力点是腕关节，同时对前臂进行辅助支撑，可以减轻患侧下肢负重的40%~50%。肘拐较为轻便、灵活，使用方便，同时不会造成腋窝的挫伤及腋窝的血管和神经受损，适用于肩、肘关节尚能活动而腕手关节痉挛且基本不能活动的偏瘫患者。肘拐可单支使用也可使用一对，但建议成对使用。

（3）前臂支撑拐。有一个或多个支脚、一个手柄和水平前臂支撑托架（图3-3d）。前臂支撑拐有水平前臂支撑架，适用于手关节损害严重的类风湿患者或手部有严重外伤、病变不宜负重者。其是前臂负重，进行辅助支撑。

（4）腋拐。有一个支脚和一个手柄，使用中置于身体上部、靠近腋下部位，有一个支撑托（图3-3e）。其主要利用腋下和手共同支撑，一般也成对使用。适用于使用者有下肢病变，如截肢、骨折、脊髓损伤等下肢不能负重的伤者。腋拐可以提高身体平衡性及侧向稳定性，可减轻下肢负重的70%~80%。

（5）多脚手杖。有三个或多个支脚、一个手柄（图3-3f）。具有三点或四点支撑，比单脚手杖稳定性高。但是多脚手杖的大底面更适用于较慢的步伐，走快步时，多脚手杖的各支撑点间会产生摇摆，反而会带来不便，而且多脚手杖适用于较平的路面，当室外路面不平或上下台阶和楼梯时，多脚手杖的各支撑点可以构成无限个平面，反而不稳定。因此，多脚手杖多用于平衡能力欠佳、刚开始康复的偏瘫患者，以及用单足手杖不够安全的人群，且多数为暂时性使用，当使用者稳定度增加而可以去室外时就应改用手杖。

（6）带座手杖。有一个或多个支脚以及一个可折叠座位（图3-3g）。其基本性能与手杖相似，带有可临时休息的座椅。使用带座手杖时，需要注意，由于座椅面积小，底部不稳定，使用时需注意平衡能力，在使用折叠座椅休息时一定要面向带座手杖的手柄方向，切勿背向就座。

（7）单侧助行架。有手柄和四个支脚，为单侧使用的支架式（图3-3h），在健侧使用。其具有宽大底面的支持面积，有较高的稳定性，适用于站立和行走需要稳定的人群。

2.双臂操作行走辅助工具的选择要点

辅助工具采用双臂操作，支撑面积较大，稳定性更好，更加安全，能够借助上肢的力量支撑体重、减轻下肢负重，保持身体平衡，训练行走能力，增强肢体肌力。但其并不适用于所有道路，上下楼梯也比较困难，并且行进速度缓慢。在所有辅助行走的器具中，双臂操作行走辅助工具所能提供的支撑及稳定度最大，但越稳定的行走辅助器具，重心转移越不容易，所以速度也最慢。因此，双臂操作行走辅助工具多用于力量较弱但下肢有一定支撑能力和迈步能力、平衡和协调能力较差的使用者，例如骨科术后的老年人、协调能力较差和帕金森病患者以及脑瘫或发展迟缓的儿童。

（1）框式行走辅助工具。有手柄和多个支脚，没有前臂支撑和轮子，包括四脚框式行走辅助工具、差动框式行走辅助工具、阶梯框式行走辅助工具（典型样式见图3-3i）。框式行走辅助工具的主要特点如表3-1所示。

表 3-1　框式行走辅助工具主要特点

种类	结构	特点	使用范围	注意事项
四脚框式行走辅助工具	有两个手柄和四个支脚的框式行走辅助工具	具有很高的稳定性能	上肢功能健全、下肢肌力较差、平衡能力较差的步行困难者，如下肢损伤或骨折后不能负重者	调整合适高度，重心不能过分前倾，使用时必须双手同时拿起行走辅助工具，站立瞬间的平衡能力很重要
差动框式行走辅助工具	有两个手柄和四个支脚，装有铰链，可以单侧交替行进的框式行走辅助工具	行进的速度比普通四脚框式行走辅助工具快，结构相对于四脚框式行走辅助工具稳定性较差	上肢肌力稍差，但有一定平衡能力者	瞬间站立平衡不好的使用者不建议使用

续表

种类	结构	特点	使用范围	注意事项
阶梯框式行走辅助工具	有两个高位和两个低位手柄及四个支脚的框式行走辅助工具	方便助起助坐	下肢肌力不足站起较为困难的老年人	在助起助坐时要将行走辅助工具靠近座椅,方便转移

（2）轮式行走辅助工具。有手柄、两个或多个轮子,可以与支脚结合使用,包括带休息座椅和不带休息座椅的行走辅助工具,可分为两轮行走辅助工具、框式两轮行走辅助工具、四轮行走辅助工具、后置四轮行走辅助工具、框式四轮行走辅助工具（典型样式见图3-3）。轮式行走辅助工具的主要特点如表3-2所示。

表3-2 轮式行走辅助工具主要特点

种类	结构	特点	使用范围	注意事项
两轮行走辅助工具	有两个手柄、两个轮子和两个支脚的轮式行走辅助工具	较易推进,具有很好的方向性,省去了抬起行走辅助工具操作,使用者可以靠推动行走辅助工具前移	适用于上肢肌力不足、平衡不佳、无法将行走辅助工具提起的使用者,如老年人	使行走辅助工具手柄的高度与使用者脐部水平一致,调整高度,适于操作
框式两轮行走辅助工具	有两个手柄、两个轮子和两个支脚,呈框式结构的两轮行走辅助工具	在性能方面基本与两轮行走辅助工具相同,稳定性能优于两轮行走辅助工具	适用于所有老年人行走	手柄高度要与大转子（髋部关节的突起部位）保持水平位置
四轮行走辅助工具	有两个手柄和四个轮子的轮式行走辅助工具	移动更加灵活,稳定性能较低,可用于较快的行走速度,一般装有刹车制动装置和休息座椅	适用于室外,具有较好平衡能力者才能使用	使用前要调整伸缩杆高度,使手柄位置与使用者脐部水平一致

续表

种类	结构	特点	使用范围	注意事项
后置四轮行走辅助工具	有两个手柄和四个轮子，使用者位于行走辅助工具前方，以拉动方式行进的轮式行走辅助工具	性能与四轮行走辅助工具相似，后轮具有防倒退装置，平衡控制能力较差的使用者，身体易后倾者，能提供相应的支撑	适用于身体姿势不良者，例如脑瘫患儿	需要依据使用者的身高调整手柄高度，使手柄与使用者大转子（髋部关节的突起部位）保持水平位置
框式四轮行走辅助工具	有两个手柄和四个轮子，呈框式结构的轮式行走辅助工具	稳定性能优于四轮行走辅助工具	适用于室内和训练	在使用中需要制动时可用上肢力量将行走辅助工具下压，即可刹车制动

（3）座式行走辅助工具。有多个轮子和一个行走时支撑身体的座位或吊带（典型样式见图3-3k）。座式行走辅助工具的固定座位或吊带有辅助支撑的作用，一般适合重症患者、下肢支撑力很差者使用。

（4）台式行走辅助工具。有轮子和支脚，有支撑平台或前臂支撑托架，靠双臂或上身一起向前推进。其包括平台支撑台式行走辅助工具、前臂支撑台式行走辅助工具（典型样式见图3-3l），适用于手部抓握能力不足、腕关节和肘关节存在功能障碍或双下肢不能负重的中、重度障碍者。调整台式行走辅助工具的前臂支撑平台时，宽度要考虑与使用者肩同宽，身体直立，肩部自然放松，上臂略外展，与胸廓夹2~3指距离，肘屈曲90°，地面到鹰嘴（肘关节）的距离，再加上2.5 cm。

3.选择要点总结

单臂辅助工具轻巧、灵便，但支撑面积小，稳定性差，适用于症状较轻的下肢功能障碍、肌肉萎缩、下肢骨折、关节疾病、截肢后假肢训练等。使用杖类行走辅助工具，上肢及肩部力量必须正常。

双臂类辅助工具比较笨重，支撑面积大，相对稳定，适用于下肢功能障碍而不能使用拐杖的患者，以及截瘫、偏瘫、截肢后其他下肢肌力减弱不能支撑身体重量，中枢性失调导致的重心不能平衡，长期使用拐杖的患者。

在行走辅助工具的选用上，首先需要全面了解使用者的身体状况，包括身高、体重、年龄，肢体障碍情况，疾病诊断，症状程度等；其次需要考虑行走辅助工具的使用环境，包括室内、室外，家居面积、楼梯、斜坡以及地面平整程度等，是否需要载物，是否需要提供座位等；另外，要求使用者具有一定的认知能力，能够学会正确操作行走辅助工具，能注意和发现行走辅助工具的缺陷和故障，能认识到应用行走辅助工具时可能存在的危险，如在斜坡上用轮式行走辅助工具或在湿滑的地面上使用单点拐杖等出现危险情况时，能做出相应的调整和应对；同时，在选择过程中也要充分考虑使用者的生活方式、习惯以及个人爱好。换句话说，在行走辅助工具的选择要素上需要考虑：使用者患侧下肢所需的承重能力；使用者的站立能力，是否能做到独立站立，是否需要用单点协助，还是多点或他人协助；评定使用者的平衡能力，站立稳定性，是需单点支撑还是多点宽底面支撑；上肢控制能力，是否具备操作行走辅助工具的正常肌力和抓握能力，是否存在控制能力异常。

五、家庭护理

该患者因左下肢受伤，出院回家恢复时根据恢复的不同程度，选取了双臂支撑行走助行工具中的四脚框式行走辅助工具、双手肘拐行走辅助工具及多脚手杖行走辅助工具。

六、健康教育及预防

根据自身恢复情况选择适合的行走辅助工具，在使用四脚框式行走辅助工具前进行安全检查，调试合适的高度，检查连接处的紧密程度，外观有无损毁，着力点处是否牢固。平时定期对行走辅助工具及其附件进行保养维护，发现问题，及时更换。步行时，框类行走辅助工具应放在身体前方适当位置，要防止身体过分前移或后仰，防止重心偏离支撑面，如离患者太远，四足不能牢固地放在地面负重，助行架容易倾倒，影响患者平衡。迈步时下肢不要靠框架太近，避免向后倾倒。每次使用行走辅助工具时，要先站立片刻以便达到平衡，速度不要太快，如遇头晕等不适，不要急于行进。使用框类时建议只在平地上使用，不可在上下台阶时使用。

在使用肘拐行走辅助工具时要注意根据情况调整合适的高度，在使用时调节高度为肘关节屈曲30°的情况下手握行走辅助工具把手，使用前检查肘拐功能是否完好，落脚是否平稳，螺丝有无松动或者脱落。出行时应穿防滑鞋，注意地面干净整洁、无障碍物，活动量应适宜，不宜过多；注意地面应保持干燥无水渍、无油腻、无障碍物，最好有家人陪同外出。

在使用多脚手杖行走辅助工具时，为求平衡，手杖不要离身体太近；同时为了避免手杖行走时向内倾倒，也不要离患者太远。

参考文献

[1] 王荣光. 辅助器具适配教程 [M]. 沈阳: 辽宁人民出版社, 2016.

[2] 于连甲. 助行器的功能与分类 [J]. 中国康复, 1996, 000 (004): 180–182.

[3] 李新萍, 龚晓峰, 陈狄, 等. 老年髋部骨折患者跌倒的现状研究 [J]. 中国骨质疏松杂志, 2020, 26 (6): 5.

[4] 周菊芝. 作业治疗技术 [M]. 郑州: 河南科学技术出版社, 2014.

[5] 卓大宏. 中国康复医学 [M]. 北京: 华夏出版社, 2003.

[6] 李伦兰. 现代骨科临床护理 [M]. 合肥: 安徽科学技术出版社, 2016.

[7] 李津, 李桂玲, 程红萍, 等. 康复护理学 [M]. 南京: 江苏科学技术出版社, 2014.

[8] 包丽萍 . 养老护理理论与实务 [M]. 北京: 中国言实出版社, 2015.

[9] 谢扬 . 步行训练中助行器的选择和使用问题 [J]. 现代康复, 2000.

[10] 周淑新, 葛军 . 老年医学辅助装置 [J]. 中国全科医学, 2012, 15（4）: 3.

[11] 蓉蓉 . 老人助行器, 拐杖的选择 [J]. 现代养生, 2021, 21（9）: 43.

[12] 兰如冬 . 如何运用助行器 [J]. 心血管病防治知识, 2015.

第四节　老年人翻身的家庭护理

一、案例分享

肖先生，76岁，在早晨起床时出现左侧肢体无力，不能自行起床，需要家属帮助坐起，无头晕、头痛、视物模糊、大汗淋漓、恶心呕吐、构音障碍、呼吸困难、胸闷胸痛、腹胀腹痛等不适症状，未重视，以为休息一下就能缓解。4小时后，肖先生感觉左侧肢体无力加重，开始出现吐词不清，轻微头昏、头痛，伴恶心呕吐一次，随立即前往医院就诊。CT头部普通扫描示: 左侧基底节区低密度影，缺血梗死灶可能。出院时，患者神志清楚，查体欠合作，言语欠清晰，双侧眼球各方向活动尚可，左侧鼻唇沟变浅，嘴角右歪，伸舌左偏，对时间、地点及人物定向均可，近期及远期记忆尚可，右上肢可正常活动，右下肢可以对抗阻力，但是比正常肌力差一点，左侧肢体肌肉无任何收缩现象，完全瘫痪，左侧肢体深浅感觉减退，右侧肢体深浅感觉存在。肖先生出院后继续康复治疗，上床休息时由家属协助翻身，预防压力性损伤。在家属陪同下外出活动，以防跌伤、摔伤。

二、病理机制

健康的人感到疲倦或发麻后会无意识地翻身，而很多患者自己不能自行翻身，皮肤长期受压，使皮肤内的微血管腔压扁，血液流通不畅，甚至不流通，因而组织发生缺氧现象，进而发生皮肤发绀，甚至坏死，其变化的程度因压力的轻重及时间的长短而不同。如能经常翻身，既可预防并早期发现压力性损伤，还能预防坠积性肺炎的发生。翻身还能成为坐起的开端，所以要根据老人的情况每隔2个小时为其变换一次体位。

三、护理难点

（1）翻身锻炼要循序渐进，先被动翻身，教会患者动作要领，再过渡到主动翻身。

（2）在家属帮助老人翻身之前，首先要确认老人两侧身体部位是否对称，如果有歪斜先要进行修正，这样便于翻身。判断两侧身体部位是否对称，具体为：纵线，头顶、鼻梁、颈部、胸口中央、肚脐、左右大腿、左右膝部、左右脚跟的中位线是否在同一直线上。横线，肩部、骨盆、脚跟的高度是否存在左右高度差。在翻身前一定要注意观察。人体翻身时，一般是上半身（或下半身）先进行翻转，然后带动下半身（或上半身）一起翻转。如果我们在帮助老人翻身前，告诉老人尽量做到腿部弯曲，膝部立起，手臂上抬，头部抬起，也就是尽量缩小身体与床面的接触面积，这样就会使翻身变得非常容易。两膝立起，尽可能让脚跟挨近臀部，缩小身体与床面的接触面积。手臂尽可能上抬，两腿弯曲，手臂上抬，提高身体重心。头部、肩部上抬，弓起后背，抬起头部和肩部，眼睛望向肚脐，进一步缩小身体与床面的接触面积。如果老人可以做到，此时完全可以自行向左右侧翻身了。

（3）帮助颅骨牵引、脊椎损伤、脊椎手术等老人采取轴线翻身。轴线翻身是指翻身或转身时整个脊椎保持一条直线，不扭曲身体，像轴样转动。翻身不当可加重脊柱骨折、脊髓损伤和脱位；颈椎骨折翻身不当更可加重神经损伤，引起呼吸肌麻痹而死亡。因此，通常不允许患者自行翻身。患者应在他人协助下遵循原则进行翻身：尽可能保持脊柱平直，避免扭曲；床垫不能太硬（木板床），过硬可造成骨突起部位的压力性损伤，而太软则不易保持翻身后的躯体稳定。以左侧翻身为例，具体方法为：两位家属均站于患者左侧，一位家属一手伸于患者肩下，另一手伸于患者骨盆下。另一位家属一手伸于患者胸背下，另一手伸于患者腰下。嘱患者右腿屈膝、脚踩床面。两人同时使力，保持脊柱平直向左侧翻转。翻转到位后嘱患者半屈曲髋及膝关节，维持侧卧位稳定。家属取枕垫或翻身垫抵住患者腰背部。从左侧卧位到平卧位，两位家属均站于患者左侧，扶着患者的肩、胸、腰、臀部，固定患者受伤的部位，撤去其背后、腿、足下的枕垫或翻身垫，两人分别平托住患者的肩和下胸部、腰和双膝，一起移患者至床中央后将患者平放于床面上，在其膝到踝部用软枕垫起，使两腿稍屈曲，两脚用硬枕支撑使足部悬空。

（4）帮助全髋关节置换术后、人工股骨头置换术后老人翻身。协助患者移向健侧，家属站于患侧床旁，将患者患肢略移近中线，然后将翻身枕放于患者身边，一手托起患者患侧腰部，另一手拿翻身枕垫于其腰背部下，使患者骶尾部悬空，调整其双下肢位置；协助患者移向患侧，家属站在健侧床旁，将翻身枕放于患者身边，一手托起患者健侧腰部，另一手拿翻身枕垫于其腰背部下，使患者骶尾部悬空，调节双下肢位置。

（5）修正偏瘫老人身体歪斜部位的方法：脖子歪向患侧，肩膀耸起并向后下沉，患侧腋下夹紧，患侧骨盆上抬并向后下沉。扩展患侧上肢，家属托住老人患侧的手腕和肘部，把缩紧的腋下部位向外扩展。调整患侧肩部沿腿侧方向下调，家属扶住老人的肩部和肘部，把肩部慢慢下调。重复以上两个步骤，扩展、下调的动作重复几次，直到左右肩部平齐。修正头部歪斜状态，家属一手贴住老人患侧脸颊，另一手贴住老人患侧肩部，把老人向患侧歪斜的头部调整回正常位置；修正头部后仰状态，家属双手托起老人头部后侧，稍微调整一下老人头部的后仰状态。见图3-4。

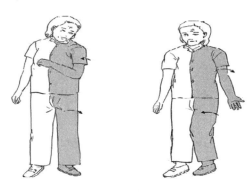

图3-4　调整偏瘫老人身体歪斜

（6）帮助偏瘫老人向患侧翻身。不建议偏瘫老人向患侧翻身，如果在特殊情况下必须向患侧翻身，家属一定要慎重，必须时刻观察老人表情，询问并确认老人是否感到不适，缓慢地进行。家属帮助老人向患侧翻身的方法：①家属慢慢地帮助老人把患侧手臂从腋下向外扩展，手臂扩展角度为60°～90°。如果老人肩膀或手臂紧张度较强或发生疼痛，就要根据实际情况适当扩展即可。随后调整老人颈部和头部的歪斜。②告诉老人将健侧腿部蜷起，脚尽量踩住床面。③家属帮助老人将患侧膝部弯曲。如果老人患侧下肢活动困难，家属一只手托在老人膝下，另一只手扶住脚踝，引导老人将患侧膝部开始弯曲。④家属将老人膝部轻轻向自己近前扳动。一开始不会感到有任何抵抗力，随后就会感到老人肢体变沉重，翻身动作也会变得迟缓，家属会感到一些抵抗力。⑤当老人膝部和上半身开始翻转后，家属的手指要自然地离开。老人翻身中途如果动作停止，家属可以推动老人的肩部，进行移动照料。帮助偏瘫老人向健侧翻身时，家属站在老人要翻身的一侧。由于偏瘫老人身体患侧和健侧容易出现高度差，所以要先观察老人身体，提前把身体歪斜部位进行调整（方法参照前文）。具体为：①将老人健侧上肢向外扩展45°~90°。②让老人将患侧手放在自己腹部上。如果老人患侧手无法抬起，家属进行帮助。③家属帮助老人将患侧膝部弯曲。④老人健侧膝部弯曲（如果无法完成，家属进行帮助）。⑤家属将老人双膝向自己近前扳动，帮助老人翻身。偏瘫老人自行翻身，第一步用健侧手握住患侧手臂手腕，把患侧手臂向下牵引，同时头部上抬，这样会使翻身更加容易。第二步将患侧手臂慢慢向健侧牵引，带动肩部扭转。第三步肩部扭转后，腰部就会跟着翻转，就可以自行翻身。见图3-5。

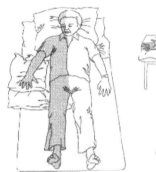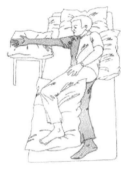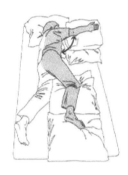

图3-5　偏瘫老人向患侧翻身

（7）帮助单侧下肢瘫痪老人翻身。尽量保持老人身体轴线的顺直。第一步，将老人翻身一侧的上肢向外扩展60°~90°。第二步，让老人健侧下肢膝部尽可能弯曲，同时，家属要用手扶好老人患侧的下肢。第三步，家属手托在老人瘫痪下肢的膝下，朝着膝部能够弯曲的方向上抬，同时向自己近前翻转。

（8）帮助双侧下肢瘫痪老人翻身。老人双侧下肢瘫痪时需要提前调整，保持身体轴线顺直，这样便于翻身。第一步，将老人翻身一侧的上肢向外扩展60°~90°。第二步，家属双手托在老人两膝下，朝着膝部可以弯曲的方向慢慢上抬，同时向自己近前翻转。下身瘫痪的老人自行翻身，即使老人下身瘫痪，但如果上肢能够活动并可以做到双手十指交叉互握，就可以自行翻身。第一步，双臂向上伸直，与身体保持垂直，双手十指交叉互握，然后向翻身一侧摆动。第二步，头尽量抬起，利用双臂大幅度的摆动进行翻身。

（9）帮助身体有强烈疼痛的老人翻身。患有腰痛或风湿性关节炎的老人，翻身时可能会感到强烈疼痛。家属帮助老人翻身时一定要注意，翻身时不要引起老人身体部位扭曲，这样可以在翻身时减少疼痛。第一步，家属托起老人翻身相反一侧的手臂，放在老人腹部上。第二步，家属帮助老人两膝进行弯曲。第三步，家属左臂贴住老人膝部到腰间的下肢部分。第四步，家属右手扶住老人肩部，保持住这种姿势，把老人向自己近前进行翻转。

（10）帮助意识不清的老人翻身，尽可能避免让老人产生疼痛或紧张感。第一步家属先把老人翻身一侧的上肢向外扩展60°～90°，将老人翻身相反一侧的上肢放在腹部上。第二步，家属帮助老人两膝进行弯曲。屈膝完毕后，家属用手稳住老人下肢，不要让膝部再伸展。第三步，家属将老人的双膝向自己近前轻轻扳动，带动老人腰部进行翻转。第四步，让老人的身体按照"腰部→肩部"的顺序进行翻转。如果有必要，另一手扶住老人肩部，进行辅助。

（11）帮助肥胖老人翻身法：第一步，家属要一手伸入患者肩下，另一手伸入其背，将其上半身先移向近侧床边。第二步，家属再将一手伸入患者腰下，另一手托住其臀部，再将患者下半身移向近侧床边。第三步，将患者双手交叉放于胸腹部，两腿屈曲。第四步，家属用双手分别托住患者对侧的肩部和臀部，使患者转向家属站立侧。第五步，双手分别托住患者肩部，移向床中间，然后双手托住其臀部再移向床中，待患者感到体位舒适后，在其背部及两膝间各置一软垫。

四、家庭护理

协助老人移向床头：第一步，使老人呈去枕仰卧位，将枕头立于床头（避免老人头部受伤）。第二步，按压老人大关节处，给予老人躯体刺激，反馈至大脑，使老人机体做好转移前准备。第三步，叮嘱老人环抱两臂，两臂放于胸前，健侧在上（如老人能配合，可让老人健侧的手握住床头栏杆），双膝屈曲（如有需要，家属可协助老人完成患侧的屈腿），两小腿撑于床面。第四步，家属站在老人上半身对角线的延长线上，一手经老人颈后伸到对侧腋下，另一手托住老人臀部，叮嘱老人双脚用力蹬床面，同时家属用力将老人抬起移向床头（尽量引导老人自主配合家属，保持活跃）。

协助老人移向床边：第一步，按压老人大关节处，给予老人躯体刺激，反馈至大脑，使老人机体做好转移前准备。第二步，叮嘱老人环抱双臂放于胸前，并引导老人抬头。第三步，若老人可以自己移动肩部，则家属引导老人把肩部移动到床边（若老人无法独自完成，则家属给予必要的协助）。第四步，安置头部于舒适位置。第五步，让老人自己弯曲小腿撑于床面，若老人无法独立完成，则家属给予必要的协助。第六步，老人双下肢屈髋屈膝保持中立位，家属站在床的一侧，面向床头，将靠近床侧的手，从双下肢中间向下穿过远侧下肢托住老人远侧骨盆，家属用近侧腋下窝靠住老人近侧膝关节上方，另一只手托住老人近侧骨盆。第七步，家属向床尾移动躯干，通过躯干向老人膝关节施加压力，力的方向为水平向床尾，以协助老人抬臀。第八步，抬起后引导老人自行平移臀部至床边，若老人不能自行平移，则家属给予适当辅助。第九步，安置老人的双脚于舒适的位置伸直。

在床上水平移动的方法以帮助卧床老人向床的右边水平方向移动为例：①家属站在要让老人水平移动的方向，让老人把双手腕抱在胸前。②家属将左手伸进老人的脖子下方，以手的肘关节支撑老人的脖子，以手掌支撑老人的肩膀，同时把右手放在老人左侧按在床上形成支点。然后，用支撑老人上半身的左手腕往自己的身前（右边）移动老人的上半身。③家属伸出双手腕插入老人腰部和大腿的下方。以双手腕为杠杆抬起老人的臀部，往自己的身前移动老人的下半身。在做这一动作时，家属应该弯腰，并且把自己的双膝顶在床边形成支点。

从仰卧位到侧卧位的方法：第一步，按压老人大关节处，给予老人躯体刺激，反馈至大脑，使老人机体做好转移前准备。第二步，叮嘱老人环抱双臂放于胸前，健侧在上，并引导老人抬头。第三步，引导老人把肩部移动到翻身对侧的床边。第四步，安置头部于舒适位置。第五步，引导老人头偏向将转的方向，家属一手扶着老人的肩膀，另一手扶着髋部，准备翻身。

从侧卧位变换为仰卧位的方法：第一步，家属站在面对侧卧老人的位置，取下垫在老人膝盖下的垫子，让老人伸直髋关节和膝关节。第二步，家属将双手分别放在老人的肩膀和腰部，然后缓慢地朝老人的背部方向放倒老人的身体。第三步，纠正老人身体的骨盆位置，使得头部、脊柱、骨盆和下肢保持直线，让老人在床的中央部位呈仰卧位躺稳。

从仰卧位变换到床端坐位的方法：第一步，先让老人双手抱在胸前，家属按照在床上水平移动的方法朝自己的身边水平地移动老人。第二步，家属用一只手一边保护老人的脖子一边支撑老人的肩膀，另一只手按住老人的手背。第三步，家属一边扶起老人的上半身，一边以老人的臀部为中心旋转老人的身体。第四步，家属将老人的双脚平稳地放到地面，让老人在床边坐稳，确认老人是否有头昏头晕的情况。

翻身到俯卧位：当患者仍然完全不能主动移动时，需要两个家属帮助他翻身以确保他的肩膀和髋部不受到损伤。一个家属站在床头，把床头板去掉。当帮助患者从右侧卧位翻到俯卧位时，家属将他的头先转向右侧并将他的右上肢处于上举位置。另一位家属抬起患者的左腿，给予充分的支持以确保大腿和膝盖朝下。当家属将患者的腿向前移动时，第一位家属将患者的左肩部和上肢向前移动，在他翻至俯卧位的过程中将整个上肢拉至上举位，然后家属要调整患者髋部和肩膀的位置，以确保其以一种完全放松的体位舒服地俯卧在床上。理想的状态是没有继发性的问题，如果患者插有导尿管，用一个枕头支撑起躯干以使得其导尿管保持通畅。患者的头部可以朝左或者朝右，但是为了避免紧张性颈反射和颈椎强迫位，需要经常有规律地改变头的位置。如果患者表现为总是把头偏向一侧或颈部在某一侧会更加僵直，那么一定尽量不要把头朝向这一侧，但是在开始摆放体位的时候可以短时间放置到偏好的这一侧，使得患者能够放松下来，然后再予以纠正。用一个小枕头放在患者的脸颊下，并且让他的颈部减少旋转，直到能够轻松地保持在正确的位置。将患者的手臂和肩部摆放在上举和稍外展位而不能放在患者身体两侧，因为手臂放在身体两侧会迫使肩部内旋并且增加胸椎的后凸。如果他的肩膀很紧或者存在活动范围的受限，那么将一个甚至两个枕头放在他的躯干下以使双臂不用上举过高，从而使肩膀位于一个放松的位置，直到重新获得全范围活动。患者的腿部保持伸展并且髋部保持外展位，将床尾挡板去掉以使患者的脚以某种角度垂于床边。即使患者的四肢达不到全范围的活动程度，俯卧位也是最重要的，尤其是当患者的髋关节和膝关节已经出现屈曲挛缩时。用枕头或垫子去摆放体位是很有必要的。根据挛缩的程度和位置，家属要设法使患者位于俯卧位，并随着患者移动能力的增加逐步撤除支持物，直到他可以完全平坦地俯卧在床上。因为许多存在挛缩的患者通过每天摆放于俯卧位并逐渐增加处于正确体位的时间，能够以惊人的程度改善挛缩问题。

五、健康教育及预防

危重患者翻身时的危险因素：①颅脑手术后有减压窗的患者，减压处脑组织失去骨性保护屏障；②体积较大的颅脑肿瘤患者，因颅腔留有较大空隙，脑组织易发生移位；③严重休克患者循环不稳定，受体位影响较大；④颈椎损伤患者颈部锥体的稳定性降低，颈部脊髓和神经水肿、损伤；⑤髋关节置换术后的患者术后早期关节周围的肌肉、韧带尚未恢复，关节的稳定性差。

刺激患者早期主动参与，一旦患者出现意识恢复迹象，比如睁一睁眼睛或者动一动肢体，家属都要用一些方法为患者提供主动参与的机会。循序渐进地增加患者参与度，直到患者能够自己使用正常的运动模式进行翻身。反复侧身再至平卧位对于行走或者平衡过程中不能很好地协调各种主动运动的患者来说是非常重要的。就患者而言，反复翻身也是相当简单的运动程序。如果从一开始就正确地教他，也会帮助患者做另外一些功能活动，如床上翻身、从卧位坐起和行走。

翻身前，如老人身上带有多种导管时，应先将管道安置妥当，然后检查有无脱落、扭曲、移位、受压等，以保持导管通畅；告知患者将要做翻身动作，使其心理上做好准备；将翻身侧的床面弄平整，将维持体位的靠枕放在伸手可及的位置等。

根据患者的病情和皮肤受压情况确定翻身间隔时间。白天每2~3小时翻身一次，夜晚可适当延长间隔时间，以保证患者睡眠。如发现皮肤红肿或破损应及时处理，并增加翻身次数。协助翻身时不可拖拉，防止皮肤擦伤。两人合作时动作要协调一致、用力平稳。注意节力原则：翻身时应让老人尽量靠近自己，使重力线通过支撑面以保持平衡，缩短重力臂，以达到节力、安全的目的。家属站在患者的肩与腰之间。翻身过程中老人有不舒服要及时停止。注意老人安全，防止坠床。翻转老人时，应注意保持脊柱平直，以维持脊柱正确生理弯曲，避免由于躯干扭曲而加重脊椎损伤和关节脱位。翻身角度不可超过60°，避免由于脊柱负重增大而引起关节突骨折。一般来说，90°（完全侧卧）时患者躯体最能保持稳定，但因一侧肢体受压而难以坚持长久。据观察，翻转30°~60°时患者最感舒适，同时又避免了局部皮肤长期受压。开始可先翻至30°，然后逐渐增大翻身角度至60°，让患者逐渐适应。协助患者翻身时动作宜轻而稳。冬天要注意保暖，防止受凉。

翻身后应将床单铺平整，不应有褶皱，并应保持床单清洁、干燥；有管道的患者要检查各种管道是否脱落或受压；将患者安置舒适，必要时在背后及两膝之间垫以软枕；将滑向床尾的患者向床头移动。

参考文献

[1] 王永斌. 高龄老人照护手册 [M]. 上海：上海科学普及出版社，2017.
[2] 冯晓敏，熊晓美，叶宝霞. 临床护士"三基"培训指南 [M]. 长沙：湖北科学技术出版社，2016.
[3] 朱爱华. 脑血管疾病防治 300 问 [M]. 北京：中国妇女出版社，2010.
[4] 胡维勤. 帕金森病老人家庭照护枕边书 [M]. 广州：广东科技出版社，2017.
[5] 周芬华，潘卫群. 养老护理医疗照护 [M]. 上海：上海科学技术出版社，2019.
[6] 陈琳翰. 养老护理体位转移技术 [M]. 郑州：河南科学技术出版社，2014.
[7] 许红璐. 简明临床专科护理操作流程 [M]. 广州：华南理工大学出版社，2017.
[8] 石敏，靳杭红. 看病就医一本通 [M]. 北京：军事医学科学出版社，2009.
[9] Patricia M.Davies. 从零开始脑外伤及其他严重脑损伤后的早期康复治疗 [M]. 北京：华夏出版社，2017.
[10] 郑霄阳. 现代家庭护理技术与技巧 [M]. 北京：人民军医出版社，2000.

第五节　老年人心肺功能锻炼的家庭护理

一、　案例分享

魏女士，64 岁，7 年前无明显诱因出现咳嗽，咳较多白色黏痰，呼吸急促，日常活动后明显，无胸闷、胸痛，无喘息，未予重视。此后，魏女士上述症状反复发作，多在受凉或者气候变化时发生，冬春季发作频繁，呼吸急促逐渐加重，走路活动就感觉很累，间断双下肢水肿。曾经被诊断为支气管扩张症、慢性阻塞性肺疾病、慢性肺源性心脏病。魏女士5天前无明显诱因出现呼吸困难加重，连自己穿衣都很困难，咳嗽，咳白色泡沫黏痰，伴有心累、气紧、双下肢浮肿，无畏寒发热，无胸痛、心悸。魏女士精神状态欠佳，食欲差，睡眠欠佳。入院诊断为：①支气管扩张症合并感染；②慢性阻塞性肺疾病急性加重期；③慢性肺源性心脏病失代偿期。在出院时魏女士诉咳嗽缓解，咳少量白色黏痰，静息状态下及稍微活动后无明显气促，食欲睡眠好转。出院后魏女士注意休息，清淡饮食，加强营养，加强锻炼，改善心肺功能，能逐步恢复日常活动。

二、病理机制

新鲜空气通过呼吸运动进入肺泡，和毛细血管内血液进行气体交换。气体交换是以弥散的方式进行的，即气体从压力高的一方向压力低的一方移动。但进入血液中的氧还需通过血液循环，送往各器官的组织细胞。左右肺内的血液最后汇流到四条肺静脉内，进入左心房，所以肺是通过肺循环和周身循环联结起来的。由于肺和血液循环系统在结构和功能上有密切联系，因此肺部疾病常引起循环机能的障碍，如肺心病；同样，循环系统疾病也常影响呼吸机能，如心脏性哮喘。

三、常见指征

呼吸系统常见临床症状：咳嗽、咳痰、咯血、胸痛、呼吸困难、发热、发绀、意识障碍。呼吸功能不全标准分为以下三个等级：呼吸功能I级，中度劳动时即感呼吸困难，轻度发绀；呼吸功能Ⅱ级，轻度活动时即感呼吸困难，中度发绀；呼吸功能Ⅲ级，静息时即感呼吸困难，重度发绀。

循环系统常见临床症状：呼吸困难、胸痛或不适感、晕厥、心悸、水肿、咳嗽、乏力。心功能不全标准分为以下四个等级：心功能Ⅰ级，体力劳动不受限制，为心功能代偿期（正常）；心功能Ⅱ级，体力劳动轻度受限，在原有日常生活和劳动中可引起呼吸困难；心功能Ⅲ级，体力劳动明显受限，稍事活动即觉呼吸困难；心功能Ⅳ级，不能从事任何活动和体力劳动，即使在休息时也有呼吸困难。

四、家庭护理

在家庭护理中，改善心肺功能可使用以下锻炼方法。

1.散步和慢跑

散步和慢跑能增强心肺功能，而且体力消耗和氧气消耗增加不多。散步和慢跑可结合进行，一般采取早晨起床后慢跑，饭后和睡前散步的方法锻炼。慢跑的三种跑法：第一种步幅小，每步前进10~15 cm，接近于原地跑步；第二种步幅略增加，每步前进20~30 cm，快慢接近自己走路的速度；第三种步幅更大一些，接近走步距离，前进速度比自己走路快半倍以上。开始慢跑锻炼时，可以根据自己的身体条件首先选择其中一种方法进行练习，逐步加大步幅和速度，循序渐进。

2.长跑、健身舞、太极拳

这三种不同的运动方式对老年人心血管功能有不同的影响，从心血管功能产生的效果看，长跑组的锻炼方式最优，健身舞次之，太极拳列第三位。老年人在发展心肺功能和有氧耐力水平的运动中，宜主要采用中等强度、时间适宜的锻炼方法，每次锻炼的持续时间为12分钟，每周锻炼次数不少于3次，强度控制在心率130~140次/分钟。

3.冬泳

冬泳能增强机体适应外界环境变化的能力，提高抵抗力。长期冬泳的老年人可改善体内血脂水平，产生心脏结构的适应性变化，以心排血量、心室腔容积升高为显著，故可以改善心肌收缩力和心脏的供血功能。冬泳是一种最强烈的冷水锻炼法。要进行冬泳锻炼必须具备一定的条件，一是要经过多年的游泳训练，有冷水锻炼的基础，已经适应在天然水域里游泳；二是身体素质好，经医生检查无重大疾病。同时，还必须遵循以下几点：①饱食、饥饿或疲乏时，都不宜进行冬泳。可选择在早上或中午前后，稍饮一点热饮料后进行。②冬泳前必须做好充分的准备活动。初练时下水泡一下就起来；以后每次游十几米，逐渐增至20 m、30 m，最后每次可游200~300 m。③冬泳时间的长短要根据天气、个人身体状况和锻炼的基础来决定，要因人而异，不可强求一致。一般来说，当觉得全身皮肤由冷转麻、由麻转痛或皮肤出现紫红色就应立即出水。④出水后应及时用干毛巾擦身，直至皮肤微红为止。穿好衣服后再做整理活动，如慢跑等，待身体感到舒适温暖后结束。⑤在冷水里的时间越长，身体对冷刺激的反应越强恢复较慢，所一般以每天一次或隔天一次为宜。

4.健康教育

生活中出现下列现象时，建议做一次心脏检查，以便早期发现心脏病，从而采取有效的防治措施。体力活动时有心悸、疲劳、气急等不适，或产生呼吸困难感。劳累或紧张时，突然出现胸骨后疼痛或胸闷压迫感。左胸部疼痛伴有出汗，或疼痛放射到肩、手臂及颈部。出现脉搏过速、过慢、短促或不规则。熟睡或做噩梦过程中突然惊醒，感到心悸、胸闷、呼吸不畅，需要坐起来一会儿才好转。饱餐、寒冷、吸烟、看情节紧张的电影或电视时，感到心悸、胸闷或胸痛。在公共场所中，容易感到胸闷、呼吸不畅和空气不够。上楼时比以前或比别人容易出现心悸和气急。突然出现一阵心悸、头晕、眼前发黑，有要跌倒的感觉。感冒后轻微活动也感到心悸、疲乏，或走路稍快就觉气紧。突感胸部不适而昏倒在地上，或有马上要死去的感觉。晚间睡觉枕头低时感到呼吸困难，需要高枕而睡。出现下肢水肿。手指或足趾末端出现肥大、变形。脸、口唇和指甲出现青紫、暗红等异常颜色。静息时自觉心跳有异常声音，或手掌握触前胸壁心脏部位时有震颤感。左肩痛长期不愈。

参考文献

［1］冯磊 . 康复护理 [M]. 郑州: 河南科学技术出版社, 2008.

［2］张燕萍, 苗青 . 肺源性心脏病 [M]. 北京: 中国医药科技出版社, 2000.

［3］魏汉林 . 肺源性心脏病 [M]. 北京: 中国医药科技出版社, 2010.

［4］王韬, 章雅青, 80 天变身护理达人居家护理与康复指南 [M]. 上海: 上海科学技术出版社, 2017.

［5］管小江, 刘秀敏, 彭雪花 , 等 . 肺心病 [M]. 北京: 中国中医药出版社, 2005.

［6］王禾, 赵泽霖 . 冬泳锻炼对老年人血脂, 心功能的影响 [J]. 沈阳体育学院学报, 2011, 30（1）: 3.

［7］涂化亮 . 不同运动方式对老年人心血管系统影响的研究 [J]. 武汉体育学院学报, 2005, 039（009）: 70–73.

第六节　老年人皮肤病的家庭护理

皮肤在人体的表面，从面积和重量来说，皮肤是人体最大的器官，直接与外界接触。其具有保护身体、排泄、吸收、调节体温、感觉、代谢等功能，还有丰富的感觉和传导系统，不仅外来刺激可在皮肤上有表现，全身系统的疾病也会在皮肤上有所反映。

一、皮肤的生理结构

皮肤由外向内分为表皮层、真皮层和皮下组织，如图3-6。

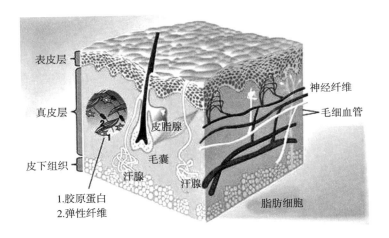

图3-6　皮肤的生理结构

二、皮年肤的生理功能

1.保护作用

皮肤对外来的化学品、微生物、射线、外力有抵御作用，又能阻止体内水分及电解质的丧失，还能防止细菌、真菌等微生物侵入，具有重要的屏障作用。

2.感觉作用

皮肤可以感知触觉、压觉、温热、痛、痒等。老年人的皮肤感觉功能较差，对触觉、压觉、温热、痛觉等功能比较迟钝。

3.调节体温作用

皮肤中含有冷感受器和热感受器，在体温调节中枢的控制下，通过增减皮肤的血流量、汗液蒸发、皮下脂肪隔热，起到调节人体体温的作用。汗腺分泌汗液可以散热。因为老年人皮肤体温调节功能相对较差，如室温、衣物、被褥都会影响老人的体温。

4.分泌和排泄功能

皮肤有大量的汗腺和皮脂腺，这些腺体均有排泄和分泌的功能。

但是进入老年期，皮肤的腺体萎缩，皮肤的弹性减弱，皮肤的排泄和分泌功能也会逐渐减退。

5.维持人体的外观

皮肤是人体的外表器官，保持着人体的容貌。

三、老年人皮肤的特点

（1）老年人代谢减慢，皮肤细胞层数减少，代谢率降低，导致损伤后恢复过程缓慢。老年人的皮肤在较小的外力作用下就可损伤，且损伤后不易愈合。

（2）老年人皮肤保湿功能降低，随着年龄的增长，皮肤的含水量逐渐下降，造成了皮肤表面干燥，且没有光泽。

（3）老年人的皮脂和汗液分泌减少，皮脂腺和汗腺也随着年龄增长逐渐萎缩。

四、引起老年人皮肤病的原因

1.生理因素

老年性皮肤瘙痒症主要是老年人的激素水平下降，汗腺和皮脂腺的分泌减少，皮肤的含水量减少，引起皮肤干燥，继而常引起瘙痒。老人随着年龄的上升，皮肤也随之老化、松弛而起皱纹，甚至形成皱襞。而在日常生活环境中会接触病菌、寄生虫，这些微生物易藏匿褶于皱处繁殖生长，又因为营养不良、营养缺乏使皮肤结构改变和屏障功能缺失，外加免疫功能低下，以至于其皮肤出现局部感染或者瘙痒症状。其发病还与某些系统性疾病有关，如糖尿病、肝硬化、甲状腺功能亢进以及尿毒症等。

2.环境因素

秋冬季节天气寒冷、气候干燥，机体的皮肤变得干裂，表皮脱落使皮内神经末梢容易受到刺激而诱发皮肤粗糙脱屑、瘙痒。

3.理化因素

温度的变化容易诱发皮肤瘙痒，因此洗澡时温度过高以及使用碱性大的洗涤剂和肥皂都是皮肤瘙痒的诱发因素。同时化纤类、毛类、羽绒类等贴身衣物均可诱发皮肤瘙痒。

4.饮食因素

饮食油腻、辛辣，进食海鲜对老年皮肤瘙痒症有影响，烟酒、浓茶、咖啡、辣椒等刺激性食物都可诱发皮肤瘙痒。另外易致敏的药物也与皮肤瘙痒症相关，如胺碘酮、氯霉素、奎尼丁、异烟肼、链霉素等，也可诱发皮肤瘙痒症的发生。

5.心理因素

有资料显示，焦虑、恐惧、悲观、抑郁等心理状况均可引起皮肤瘙痒，并随着情绪好坏，症状加重或减轻。有些全身性皮肤瘙痒患者可能由心理因素导致。

五、老年人常见的皮肤病

1.老年性白斑

老年性白斑是指到了一定年龄，全身皮肤会出现一种没有症状的褪色斑，称之为老年性白斑。其多发生于躯干和四肢，白斑大小不等，颜色呈淡白色或瓷白色，无任何症状。它和白癜风完全不同，既不扩大也不会消退，随年龄逐渐增多，一般不需要治疗。

2.老年性雀斑

老年性雀斑痣是雀斑中的一种，也与年龄有关，为常染色体显性遗传，与皮肤退行性改变和光照相关。皮肤损伤随年龄逐渐增多，无任何症状，可减少紫外线照射，一般不需要治疗。

3.老年疣

老年疣又称为老年斑或脂溢性角化病，多发于躯干和四肢，颜色呈褐色或黑色，为大小不等的斑片，略微高出皮肤，表面有一层油脂状鳞屑，有的突出皮肤呈疣状。表层掉落后露出红润的基底部，几天后又会形成褐色痂，有时有轻度瘙痒。这种病常有家族史，和遗传有关系，但是对身体没有影响，它可以永久存在而不会恶变。一般不需治疗，如果想去掉，也可到医院进行电灼或激光治疗。

4.老年性血管瘤

老年性血管瘤又称樱桃样血管瘤和血管痣，是指全身皮肤起多个或数十个"红痣"，以胸腹部为甚。这是由于毛细血管扩张，以及血管内皮细胞增生形成的，是皮肤老化的一种征象，无须治疗。

5.老年性皮肤瘙痒症

老年皮肤瘙痒症是一种由于皮肤干燥、皮脂腺机能减退以及退行性萎缩而引起的只有皮肤瘙痒而没有明显原发性损伤的皮肤病。其多出现在年龄大于或等于60岁的老年群体中，而且男性患者多于女性患者。瘙痒多呈阵发性发生，特别是夜间更为严重，如果患者长期抓痒会留有比较明显的抓痕及血痂，也可引起苔藓样变和色素沉着等继发性皮肤损害等临床症状表现。

六、老年皮肤患者的家庭护理

1.环境调整

保持老年患者起居环境清洁、舒爽，合理控制室内温湿度，避免受到过冷及过热的刺激，避免环境过于干燥，做好防寒保暖措施，如有必要可增添加湿器。营造良好的睡眠环境，皮肤瘙痒症状往往在夜间尤甚，会影响老人的睡眠质量。家庭环境中应注意用物的选择，避免老人接触刺激性物质或过敏源以防诱发过敏性接触性湿疹，常见的刺激性物质及过敏原有清洁剂、肥皂、橡胶、金属镍等。

2.皮肤护理

首先肯定不能抓挠皮肤，抓挠只会加重皮肤瘙痒症状，若皮肤有破损，会加重病症甚至导致不同程度的感染。在寒冷的冬天，应适当减少洗澡的次数，水温不宜过高，不宜使用强碱性沐浴皂，衣服等随身物品均不能使用强碱性洗涤液，可选用中性、油性沐浴皂或洗涤液。沐浴后要经常擦护肤品以使皮肤保持一定的湿度和滋润度，有利于防止皮肤瘙痒。贴身衣物应选择全棉材质、舒适的衣物，避免摩擦，减少静电的刺激，减少外界对皮肤的刺激。

3.合理饮食

均衡清淡饮食，避免辛辣刺激的食物以及烟酒，对于过敏体质患者，不宜食用鱼、虾、蛋、奶等食物。多吃富含维生素的蔬菜水果，补充老年人机体所需的维生素。水可以促进新陈代谢和血液循环，以利于排出毒素，防止皮肤干燥和皮肤油脂过多阻塞毛孔，可使皮肤滋润，预防瘙痒病症的发生，鼓励老年人多饮水，及时给机体补充水分。

4.规律生活

保持日常生活作息有一定的规律性，在睡觉之前忌饮咖啡、浓茶，保证老人有充足的睡眠。鼓励日常生活中适当运动锻炼，提高机体免疫力，加速汗液分泌，促进皮肤吸收营养。定期体检，特别是有肾病、肝病、糖尿病等基础疾病的老年人更要积极地治疗。

5.心理护理

据相关研究表明，心理和精神方面的因素会促使老年患者皮肤瘙痒症状更加严重，反过来，由于皮肤瘙痒症状，老年患者的心理状况会受到影响，所以患者的心理护理也十分重要。平时可以通过放松疗法来缓解老年人的情绪，鼓励老年人多参加老年社区活动，培养业余兴趣爱好，转移老年患者的注意力；另外，家属应经常与患者进行沟通，给老人提供家庭支持。

七、压力性损伤

压力性损伤简而言之就是皮肤或皮下组织长期受压后出现不同程度的皮肤损伤。压力性损伤是临床常见的并发症，最初被认为是由于患者长期卧床引起局部组织缺血缺氧引起。随着人口老龄化日趋加重，慢性病患病率增高，居家老年人成为压力性损伤的高危人群，尤其是居家失能、半失能及长期卧床的老年人。大面积经久不愈的压力性损伤不仅增加了老年卧床患者的痛苦，还会导致感染、败血症，甚至危及患者生命。皮肤长期受压的部位均可形成压力性损伤，多见于由体位引起的，如：仰卧易导致压力性损伤的部位有枕后、肩胛骨、脊柱、骶尾、双足跟等；侧卧位易导致的压力性损伤部位有耳郭、肩部、手肘、髋部、双足内外踝等；当俯卧体位时易导致的压力性损伤部位有下颌、锁骨、肋骨、膝盖及脚趾等。此外也可见于长期置管后管路压迫皮肤所致的皮肤损伤，如胃管、鼻肠管长期置管后压迫鼻腔，可导致鼻腔内不同程度的损伤；各类引流管对皮肤的压迫也可导致皮肤不同程度的破损。

1.压力性损伤的分期

护理人员对压力性损伤知识的认知、对压力性损伤护理知识和技能的掌握将直接影响压疮护理的质量。给护理人员提供准确、及时的压力性损伤治疗方案及高效率的预防知识信息，将会为降低压疮发生率产生积极的作用。近年来，国内外研究人员在压力性损伤的预防以及护理方面提出了很多新的理念和方法，而调查结果表明，如果通过有效的预防，压力性损伤的发生率能够大大地降低。 表3–3为压力性损伤的分期。

表 3-3　压力性损伤分期

1期	受压部位皮肤压红，压之不褪色，皮肤完整。为可逆性改变，及时去除致病原因，则可阻止压力性损伤的发展
2期	部分皮层缺失伴真皮层暴露。此期护理重点是保护皮肤，避免伤口感染
3期	全层皮肤缺失，常常可见脂肪、肉芽组织和边缘内卷，可能会出现潜行或窦道
4期	全层皮肤和组织缺失，可见或可直接触及筋膜、肌肉、肌腱、韧带、软骨或骨头，可见腐肉、焦痂
不可分期	全层皮肤和组织缺失，由于被腐肉、焦痂掩盖，不能确认组织缺失的程度
深部组织受损	完整或破损的局部皮肤指压呈深红色、栗色或紫色，或表皮分离呈现黑色的伤口疮或充血水疱

2.家庭护理措施

（1）保持床单被服清洁、干净、平整，无渣屑，无皱褶，定时翻身，使用翻身枕，可以使用泡沫压疮贴；翻身时禁止拖、拉、拽，避免减少摩擦力及剪切力，以免加重压力性损伤。

（2）皮损处无渗液时可用泡沫压疮贴；有渗液时使用水胶体敷料或溃疡贴，有水泡时，水泡小于0.6 cm不用处理，可自行吸收，当水泡大于0.6 cm可用注射器抽吸水泡内液体，也可用无菌刀片切开充分引流，然后再贴上水胶体敷料，以促进上皮组织的修复。

（3）在缺血性肢体或足跟存在不明确分期的压力性损伤，当焦痂干燥、附着、完整、无红斑或波动感时不应将其去除。

（4）深部组织受损的护理目标是保护局部，防止继续受压，密切观察发展趋势。对无血疱、紫硬者，可使用泡沫敷料或水胶体敷料；有血疱、紫硬者，可剪去疱皮，根据渗出量情况选择敷料，并密切观察发展趋势。

3.健康教育及预防

随着年龄的增长，其发生压力性损伤的概率变大，会严重影响到老年人的生活质量及身心的愉悦，压力性损伤也会加重、延缓疾病的恢复，导致并发症的发生。因此预防压力性损伤显得尤为重要，要做到保持房间环境舒适，温湿度适宜，保持床单被套清洁、干燥；定时检查皮肤情况，注意皮肤护理，勤洗勤换，保持皮肤清洁、干燥，避免潮湿浸渍；注意保证营养，加强翻身管理，一定不能疏忽；要做好心理护理，因长期的卧床，患者可能会出现抑郁、悲伤等情绪，做好老年人的心理护理也尤为重要。

1）避免局部组织长期受压

（1）避免皮肤长期受压，最直接简单的办法就是勤翻身，可按照每2小时翻身一次，按照左侧翻身30°→右侧翻身30°→平卧，如此循环。建立翻身记录卡，以避免忘记翻身时间。

（2）保护骨突处受压部位，特别是消瘦的患者，可以保护性使用泡沫贴保护，使用柔软的翻身枕、气垫圈等辅助措施。

（3）使用石膏、夹板、绷带固定者，应随时观察局部情况及仔细倾听患者主诉，如皮肤、肢端的颜色、温度、疼痛情况等等，可适当调节松紧度，衬垫应平整、柔软，若发现石膏过紧或凹凸不平，应立即就医，及时调整。

2）避免摩擦力和剪切力作用

（1）保持床单被褥清洁、平整、无皱褶，以避免皮肤产生摩擦。

（2）翻身时不能推拉、拖拉、拽，必须要抬离床面，避免产生摩擦。

（3）半卧位时，要注意防止身体往下滑，可在患者的大腿下垫软枕，以避免产生摩擦力及剪切力。

（4）使用便盆时应抬高患者臀部，不可硬塞、硬拉，可在便盆上垫软纸。

3）避免局部皮肤潮湿等不良刺激

（1）保护皮肤及床单被褥清洁、干燥及无渣屑是预防压力性损伤的重要措施。对于大小便失禁、腹泻、出汗多的患者，要及时清洁、擦洗并更换清洁的床单、被褥。

（2）最好使用棉质的床单被褥，不能直接卧于橡胶单或是塑料单上，不仅不舒适，透气性也不佳，影响汗液的蒸发，致使皮肤潮湿。

4）促进局部血液循环

（1）长期卧床的患者，每日还应进行关节的活动，维持关节的活动和肌肉张力，促进皮肤的血液循环，减少压力性损伤的发生。

（2）受压部位也要适当予以按摩，如按摩背部，定期为患者用温水擦浴。

5）改善机体营养状况及积极治疗原发病

只有保证了营养，才有利于压力性损伤的预防和恢复。

临床上广泛应用的评估表是Braden量表，其评估内容、方法简单易懂。评估对象：①年龄＞60岁，连续卧床时间＞3天，且需要他人协助翻身者。②营养不良的患者，血清蛋白＜30 g/L。③意识障碍的患者。④大小便失禁且未安置尿管的患者。⑤偏瘫、截瘫、四肢瘫痪等躯体移动障碍者。⑥已发生压力性损伤的患者。⑦有发生压力性损伤的其他危险因素。⑧糖尿病患者。⑨手术时长＞2小时。评估内容：感觉、湿度、活动、移动、营养、摩擦力和剪切力。评估方法：每一项评估内容分值是1~4分，6项评估内分值相加，总分是20分，分数越低风险越高。当分数低于等于14，大于12分为中度风险；小于等于12分，等于10分为高危风险；小于10分为超高危风险。见表3-4。

表3-4　Braden 评分表

评分项	1分	2分	3分	4分
感知	完全受限	非常受限	轻微受限	无受限

续表

评分项	1分	2分	3分	4分
潮湿	持续潮湿	潮湿	有时潮湿	很少潮湿
活动	限制卧床	可坐椅子	偶尔行走	时常行走
移动	完全无法移动	非常受限	轻微受限	未受限
营养	非常差	可能不足够	足够	非常好
摩擦力和剪力	有问题	潜在的问题	无明显的问题	

参考文献

［1］叶倩茹, 姚金兰, 林梅. 老年皮肤瘙痒症的病因及家庭护理［J］. 科技展望, 2016, 28: 324.

［2］靳云霞. 老年瘙痒性皮肤病 43 例分析［J］. 中国民康医学, 2009, 21（18）: 2202.

［3］朴玉粉, 邓述华, 周玉洁. 压疮风险评估工具与预期预防 [J]. 中国护理管理, 2014, 14（7）: 680-682.

［4］徐永能, 卢少萍, 黄巧, 等. 老年卧床患者出院后压力性损伤的预防及管理 [J]. 中华护理杂志, 2017, 52 S1）: 40-44.

［5］Wound, Ostomy and Continence Nurses Society-Wound Guide-lines Task Force. WOCN 2016 guideline for prevention and management of pressure injuries(ulcers): an executive summary[J]. J Wound Ostomy Continence Nurs, 2017, 44(3): 241-246.

［6］苏梅芳, 周桂兰. 压力性损伤防治知识掌握及培训的护理进展 [J]. 华夏 医学, 2018（12）: 181- 184.

［7］王彩凤, 巫向前. 压疮形成机制研究进展 [J]. 护理学杂志, 2007（1）: 74- 77.

［8］刘海萍, 张敏. 压疮高危因素的量化评价 [J]. 护理学杂志, 2006（17）: 22-23.

第七节 老年糖尿病患者的家庭护理

老年糖尿病是指年龄60岁以上（WHO*界定为65岁以上）人群中,

---

* WHO是世界卫生组织的英文缩写。

因胰岛素分泌绝对缺陷或胰岛素分泌相对缺陷伴胰岛素抵抗所致的高葡萄糖血症，可引发一系列组织脏器损害，即急、慢性并发症，属于一种常见的慢性代谢性疾病。2021年我国人口普查显示，60岁及以上老年人口数达到2.6亿人，占总人口的18.7%，已成为全球老年人口最多且增速最快的国家。2型糖尿病（type 2 diabetes mellitus，T2DM）是一种增龄性疾病，年龄是糖尿病发生的重要危险因素之一。我国人口老龄化日益严重。2017年的一项中国流行病学数据统计显示，我国2型糖尿病患者的患病率为12.8%，其中60~69岁及年龄超过70岁患者的患病率分别为28.8%、31.8%，占全球老年糖尿病患者人数的1/4，居世界首位。老年糖尿病患者低血糖发生率高，症状隐匿，易漏诊，且与跌倒、心脑血管疾病、病死等不良结局密切相关。

近年来，我国人口老龄化进程加快，随之而来的各种健康问题日益突出，尤其是2型糖尿病患病率不断提高，已成为继心脑血管疾病、癌症后另一严重危害公共健康的重要慢性非传染性疾病。如何长期对老年糖尿病患者进行家庭护理是医务工作者需要思考的问题。家庭护理管理模式在社区老年慢性病护理中得到越来越广泛的应用，家属悉心照顾有助于老年糖尿病患者增强自我照顾水平，从而将血糖等指标保持在一个合理的范围值之内，降低糖尿病相关并发症发生风险，提高生活质量。因此，家庭是该护理模式的重要保障。按照医生提供的病患照料建议，患者的家人可以帮助其参与各种康复活动，包括日常照料、健康引导学习等。

一、案例分享

姚某，男，64岁，反复口干多饮14年，出现无明显诱因口干多饮、多尿，伴多食易饥，体重逐渐下降。自诉未予以重视。12年前患者体检时发现血糖升高，当时空腹血糖12.3 mmol/L，两年内体重下降约

10 kg，未引起重视，平时未监测血糖，未注意节制饮食，未规律在医院就诊随访。因口干、头晕、黑蒙1天，右足第五趾皮肤破溃伴水泡，遂前来就诊。入院时患者神志清醒，精神一般，全身皮肤黏膜弹性稍差，舌黏膜干燥，右足红肿，皮温增高，右足第五趾处可见一大小约4 cm×1 cm的皮肤破损。医院诊断为：①糖尿病酮症酸中毒；②糖尿病足伴感染。经过医院的正规治疗以及健康宣教，姚某血糖控制良好，糖尿病足逐渐好转，遂回家继续服药治疗。

二、病理机制

糖尿病的病因和发病机制极为复杂，至今尚未完全阐明。概括而言，引起糖尿病的病因可归纳为遗传因素和环境因素两大类。胰岛B细胞合成和分泌胰岛素，经血液循环到达体内靶细胞，与特异受体结合并引发细胞内物质代谢效应，该过程中任何一个环节发生异常均可导致糖尿病。

三、临床表现

（一）糖尿病急性并发症表现

1.低血糖

肾脏功能不全、长期口服磺脲类降糖药物、营养不良、饮酒、充血性心力衰竭、出院以后或频繁入院、多重用药的老人具有更高风险。

临床表现：饥饿感、心悸、四肢乏力、冒汗、手颤，偶有头晕、精神不集中、反应迟钝、嗜睡、烦躁、易怒、行为怪异、精神病样发作，重者出现惊厥、昏迷甚至死亡。老年低血糖反复发作者和自主神经病变者容易发生无知觉低血糖，容易出现脑功能障碍症状。此种低血糖最为危险。

2.糖尿病高渗综合征

痴呆、饮水量减少、口渴、中枢敏感性下降的老人具有更高风险。

临床表现：①"三多一少"症状明显而突出，主要为非常高的血糖伴脱水表现，如口唇干裂、低血压等，严重时可出现昏迷和循环衰竭。②通常伴有感染、心脏事件及卒中。

（二）糖尿病慢性并发症表现

（1）糖尿病视网膜病变常表现为视力较前明显下降，重者失明，是老年人失明的常见原因之一。

（2）糖尿病肾病常表现为水肿、高血压、泡沫尿、多尿、少尿、面色苍白等，是导致老年人严重慢性肾衰竭而需要血液透析的最常见病因，也是仅次于心脑血管疾病的死因。

（3）糖尿病患者中，糖尿病神经病变约占2/3。临床中较常见的糖尿病周围神经病变如下：远端对称性多发性神经病变，呈手套或袜套样分布的肢端感觉异常（麻木感、针刺感、烧灼感、疼痛感，或其他不适感觉）。重者肢端感觉减退甚至丧失，造成烫伤、冻伤、外伤及糖尿病足等。

（三）糖尿病皮肤病变种类

糖尿病皮肤病变种类很多，较常见的如下：

（1）糖尿病皮肤病，亦称糖尿病颈前斑，是糖尿病特征性皮损。多见于颈前，双侧发生，但不对称，皮疹呈圆形或卵圆形红斑，边缘隆起，中央略凹陷，进展缓慢，无明显自觉症状，可产生鳞屑，1~2年后往往可自愈，愈后表皮萎缩，色素沉着。

（2）糖尿病皮肤瘙痒症，主要表现为全身或局部皮肤瘙痒，呈游走性和阵发性，以夜间发作为重。全身皮肤瘙痒多见于老年糖尿病患者，常由一处开始逐渐扩延。局部皮肤瘙痒常见于外阴和肛门，其次为腰背和下肢。

（3）糖尿病性硬肿病，上背部、面颈部和肩部皮肤增厚、肿胀和硬化。

（4）糖尿病性大疱，好发于四肢末端，足及趾多见，亦可见于胸腹部或前臂。常表现为自发性非瘢痕性水疱，包括突发性、紧张性和似浆液性大疱，直径1.5~10 cm，无不适，水疱边界清晰，周边无充血红肿，疱壁薄而透明，内含清亮液体，易渗漏，如无感染，2~6周可自愈。

四、家庭护理

1.饮食护理

制订总热量，根据糖尿病饮食计算方法及患者实际情况安排饮食方案。鉴于老年糖尿病患者情况复杂多变，必要时咨询营养科医师协助调整。首先根据患者性别、年龄、理想体重［理想体重（kg）=身高（cm）-105］、工作性质、生活习惯计算每天所需总热量。成年人休息状态下每天每公斤理想体重给予热量25~30 kcal，轻体力劳动30~35 kcal，中度体力劳动35~40 kcal，重体力劳动40 kcal以上。老年患者营养不良和消瘦、伴有消耗性疾病者，每天每公斤体重酌情增加5 kcal，肥胖者酌情减少5 kcal，使体重逐渐恢复至理想体重的±5%。食物组成总的原则是高碳水化合物、低脂肪、适量蛋白质和高纤维的膳食。其中碳水化合物占饮食总热量的50%~60%；脂肪不超过30%，且饱和脂肪酸不超过7%；提倡低血糖指数食物。胆固醇摄入量应控制在每天300 mg以下。多食富含膳食纤维的食物，每天的饮食中膳食纤维含量14 g/1 000 kcal为宜。

主食的分配应定时定量，根据患者的生活习惯、病情配合药物治疗。对病情稳定的糖尿病患者可按每天3餐1/5、2/5、2/5 或各1/3分配；对注射胰岛素或口服降糖药且病情有波动的患者，可每天进食3~6餐，从3次正餐中匀出25~50 g主食作为加餐用。

2.居家运动指导

老年糖尿病患者规律运动不仅有利于控制血糖，增加胰岛素的敏感性，减轻体重，还可以减少心血管危险因素，既能预防糖尿病并发症的发生，也能改善并发症的发展和预后。活动方案应该循序渐进，并且综合考虑疾病和失能情况进行个体化定制，严格保证老年糖尿病患者的运动安全。运动方案应该从低、中强度运动开始，并以一种没有损伤且可持续的运动时间和频率长期坚持，随后可酌情逐渐增加运动时间和频率。运动频率最好每周至少3次，运动时间每次20~45分钟，最长不超过1小时，累计每周150分钟以上为宜。

运动注意事项：由于运动会影响血糖，对于血糖波动较大者，应本着血糖"宁高勿低"的原则。如果运动过程中出现不适反应要注意是否发生低血糖，以避免发生低血糖为首要原则。运动时准备葡萄糖水或糖块。如运动前血糖<5.6 mmol/L，应进食碳水化合物后再开始运动。对于应用胰岛素的患者，大剂量（高强度、大于1小时）的运动通常需要减少50%的胰岛素剂量。如果是低强度短时间的运动，胰岛素剂量可以不作调整。运动宜在餐后1~3小时内进行，应循序渐进，初期运动时间应控制在10~15分钟。

3.用药指导

老年患者一般有并存疾病或因临床事件而服用其他药物，加之服用降糖药，故服用药物较多，特别需要注意药物之间的相互作用和注意事项，详细内容可参见药物说明书。如发现药物相互作用的不良反应或药物之间有冲突，请咨询开药的相关医师，进行必要的调整。

4.老年糖尿病患者的居住环境及注意事项

糖尿病患者的居住场所应备有血糖仪、血压计、降糖药物和糖类食物。糖尿病患者应熟悉居家附近的医疗机构、就诊信息和交通信息；熟知糖尿病急症的表现；养成定时测量、记录血糖的习惯，一旦出现血糖异常变化应及时报告医生。糖尿病患者不要随便停药，避免诱发血糖变化。

5.老年糖尿病患者的心理护理

根据文献报道，老年糖尿病患者焦虑、抑郁情绪高发，且病程长，血糖控制不理想。因此，老年糖尿病患者家庭照顾者要积极了解患者的相关心理动态，及时询问患者在康复过程中遇到的有关难题，并给予积极帮助。照顾者要耐心指导患者服药，定期体检和家庭支持。

6.病情监测

患者出现心慌、冒汗、手颤、饥饿感、头晕等症状时，应监测血糖，如为低血糖，给予适量糖类食物，直至症状缓解，严重低血糖可能出现反应迟钝和昏迷，不宜喂食糖类食物，应予以静脉补糖，如无条件和资质，可待急救车赶到或迅速运送至就近医院后告知医生，予以静脉补糖。如出现脉搏快或弱、血压低，可能出现脱水，如能口服，予以口服补水，如不能口服，需尽早就近医院就诊。如出现四肢软弱无力，甚至瘫痪、意识不清，应尽快就近去医院就诊急救。患者每3~6个月复查HbA1c；血脂异常者每1~2个月监测1次，如无异常每6~12个月监测1次；体重每1~3个月测1次；每年全面体检1~2次，以尽早防治慢性并发症。

参考文献

［1］陆菊明.《中国2型糖尿病防治指南（2017年版）》四大新看点［J］.大众医学，2021（7）：2.

［2］李璐.从七普数据看我国人口老龄化［J］.中国经贸导刊，2021（10）：3.

［3］Li Y, Teng D, Shi X, et al. Prevalence of diabetes recorded in mainland China using 2018 diagnostic criteria from the American Diabetes Association： national cross sectional study［J］. BMJ. 2020 Apr 28; 369: m997. doi: 10.1136/bmj.m997. PMID： 32345662; PMCID: PMC7186854.

[4] Sinclair A, Saeedi P, Kaundal A, et al. Diabetes and global ageing among 65–99–year old adults: findings from the International Diabetes Federation Diabetes Atlas, 9(th) edition[J]. Diabetes Res Clin Pract, 2020, 162: 108078.

[5] 郭立新.老年糖尿病应该成为关注的重点 [J].中华糖尿病杂志, 2020, 12（4）: 196–199.

[6] Amiel SA, Aschner P, Childs B, et al. Hypoglycaemia, cardiovascular disease, and mortality in diabetes: epidemiology, pathogenesis, and management[J]. Lancet Diabetes Endocrinol, 2019, 7(5): 385–396.

[7] Cesari M, Prince M, Thiyagarajan JA, et al. Frailty: an emerging public health priority[J]. J Am Med Dir Assoc, 2016; 17(3): 188–92.

[8] Assar ME, Laosa O, R odrí guez ML. Diabetes and frailty[J]. Curr Opin Clin Nutr Metab Care, 2019; 22(1): 52–7

[9] 陈曼丽,范琳,宫蕊,等.老年糖尿病患者皮肤瘙痒的危险因素分析 [J].糖尿病新世界, 2019, 22（07）: 184–185.

[10] 禚玥,张玉芳,王芬,等.健康赋权在老年 2 型糖尿病患者述情障碍和自我管理的中介作用 [J].护理学杂志, 2021, 36（15）: 82–85.

[11] 贾晨晨,贺培凤,王于心,等.中国老年 2 型糖尿病患者抑郁患病率的 Meta 分析 [J].现代预防医学, 2020, 47（06）: 1052–1055, 1061.

第八节　老年人的营养护理

随着我国人口老龄化问题进程加剧，老年人营养问题越来越明显。其中，营养不良在老年人的群体中也较为常见，它的患病率为 1.00% ～ 24.60%。随着年龄的增长，老年人身体的各项功能均可能会出现不同程度的退化，可以根据老人的生理代谢特点和器官功能的改变，针对性地为老年人制定各种营养套餐来改善老人的营养状况。合理的营养不仅可增强老人体质、延缓衰老，还可防治各种老年疾病，是健康长寿、提高生命、生活质量的必要条件。饮食和营养与人体健康有密切关系。正确选择饮食，合理调配营养物质，不断改善和协调机体与外界关系的平衡，不仅可以增强机体的免疫功能，而且可以促进机体生化过程正常化，从而有利于疾病的逆转。老年人经常由于味、嗅觉功能下降，牙口不好，肠胃功能减弱等原因食欲下降，导致营养不良。营养不良会导致肌肉减少，活动、平衡能力减弱，增加跌倒风险。而营养不良、营养过剩、营养紊乱则有可能加速身体衰老，降低机体抵抗力，增加感染发生。另外，老年人的均衡营养与生活模式也是密不可分的，老年人可参与自己喜爱的、习惯性采用的、自己身体可承受的运动项目，如散步、做操、打太极等，这对老年人的健康也是极其有益的。

一、影响老年人营养状况的因素

1.身体因素

老年人的身体器官功能随着的年龄增长而减退，如牙齿、嗅觉、味觉、听觉、触觉等的改变。同时身体可能会出现各种病情轻重不一的慢性疾病，而身体对营养的需求也会增加。但是由于老年人食欲、咀嚼、吞咽功能减弱，消化液、消化酶及胃酸分泌减少，影响食物的消化吸收，所以老年人摄入的营养就不能满足身体的需要。营养不良会让病情变得复杂，如身体的免疫力降低、伤口愈合延迟、肌肉强度降低、低蛋白血症等。由于老年人患有慢性疾病需要长期服药，很多种类的药物也会导致营养不良，平时饮食中应注意补充营养。由于老年人味蕾发生改变，对甜味、咸味的敏感度降低，感觉食物淡而无味；嗅觉减退使老年人失去了享受美味的愉快心情；听觉减退使老年人不愿意与大家一起进餐。忧伤、伤感对健康有负面影响，只有积极乐观的心态对一个人的身心健康大有益处，同时也利于与他人交往。

2.环境因素

老年人的社会地位、经济能力、生活的环境、价值观等都可影响其饮食营养。生活困难导致可供选择的种类、数量减少，营养不能全面，使之不能得到身体所需的各种营养素；独居老人或高龄者在食物的采购或烹饪上会出现问题，这些均是导致老年人营养失衡的原因。

二、老年人营养物质需求分类

1.能量

热能是人类维持生命和所有一切活动所必需的能量，其来源于食物中的蛋白质、脂肪和糖类。随着年龄的增长，体力活动的减少和基础代谢降低，老年人所需的能量相对减少。根据《中国居民膳食营养素参考摄入量》的建议其百分比为：蛋白质15%~20%、脂肪20%~30%、碳水化合物50%~60%。能量需要多少，主要以体重来衡量，保持适宜体重的能量摄入就是适宜的。一旦能量的供给大于了身体的消耗，会导致脂肪的堆积，给人体健康带来危害。

2.蛋白质

蛋白质是一切生命的基础，是组织细胞的重要组成成分，分散在各器官、组织和体液中，是修复和构成机体组织和免疫保护的重要物质。其作用包括：供给热能，蛋白质在体内分解代谢，放出热能，是人体热能来源之一；调节生理功能，蛋白质是组成酶、激素和抗体的重要组成成分；构成与修复身体组织。但是如果摄入过多的蛋白质，蛋白质代谢分解产生大量的含氮化合物，会加重肝脏和肾脏的负担。因此不宜摄入过多的蛋白质，每日蛋白质的摄入占总量的50%。为老年人提供蛋白质来源的食物有奶类、鱼类、蛋类、瘦肉、大豆、小麦和玉米等。

3.碳水化合物

碳水化合物为人体提供主要的能量物质。由于老年人的脂肪摄入减少，那么碳水化合物可适当增多。我们膳食中的主食谷类、薯类、奶类以及蔬菜都含有丰富的碳水化合物，由于老人激素分泌减少，器官功能减退，对碳水化合物的利用率较低，老人的糖耐量低，胰岛素分泌对血糖的调节作用减弱，可发生血糖升高，而且食用过多的蔗糖可能与动脉粥样硬化等心血管疾病发病有关。因此，碳水化合物要适量摄入，应减少糖分的摄入，摄入主要以淀粉类为主。选用谷类、豆类比纯糖类食品营养价值高；尽量选用未经精加工过的粗粮，粗细搭配；多食用新鲜的蔬菜、水果。每日碳水化合物供给量占总量的50%~70%。

4.脂肪类

脂肪为人体提供必需的脂肪酸，参与机体的内分泌，为机体提供热能。脂肪虽体积小，但是产热多，可提供人体15%~20%的热能。由于老年人脂肪代谢减慢，所以体内一般不会缺乏脂肪，反而随着年龄增长会逐渐增加，如果摄入过多的脂肪，对心血管、肝脏、消化器官都非常不利，建议每日小于300 mg。可多食用鱼类，忌食动物油、椰子油、猪皮、鸡皮、奶油、氢化过的油脂（如人造奶油、花生酱、精炼的油脂等）、油炸食品。

5.无机盐

其也称矿物质，分为常量元素和微量元素，这些元素均不能在体内合成，只能通过食物供给。常量元素包括钙、钠、钾、镁、磷、硫、氯等。微量元素包括铁、碘、锌、锰、硒、镍、氟、锡、钡、矾等。老年人的机体功能减弱，机体对矿物质的储存和利用减低，所以容易缺乏各种矿物质。《中国居民膳指南》中强调要多吃蔬菜、水果和薯类，尽量多食绿色及红黄色的蔬菜，因为这些食物可补充必要的微量元素，如维生素、胡萝卜素和各种矿物质。

6.水

水是人体的重要组成部分，占体重的50%~60%，维持着人体正常的生理活动，各种维生素的吸收和新陈代谢都需要水的参与。由于老人细胞内液体量有所减少，对水分的要求不低于年轻人，甚至更高。若有大汗、腹泻、发热等情况应酌情增加。老人每日水的摄入量应在2 000 ml以上。老年人应有规律地饮水，要告知老年人不宜喝浓茶。

7.膳食纤维素

适当的膳食纤维可刺激肠道蠕动，防治便秘，还可以防治高血脂、胆结石、结肠癌，可以降血糖。膳食纤维对老年人有特殊的作用，因此在老年人每日的膳食中应安排适量的粗粮、水果、蔬菜。

8.维生素

维生素在调节和延缓衰老的过程中起着举足轻重的作用，维生素为人体的供给并不随年龄变化而改变。维生素是维持人体健康、生长发育、调节生理功能所必须要的小分子化合物，主要从食物中摄入。

三、老年人营养不良的临床表现

营养不良的临床表现见表3-5。

表 3-5　老年人营养不良的临床表现

体重不变或减轻	常常会感觉精神不振，易出现疲劳和头晕目眩的现象
皮下脂肪逐渐减少或消失	易发生疼痛，脂肪是内脏器官、皮下组织的保护器，起着衬垫、缓解震动的作用
消瘦或水肿	消瘦的老年人由于皮肤变薄和干燥，皮脂腺分泌减少，易患皮肤病及压力性损伤。而水肿的皮肤易导致皮肤的破溃
各器官功能紊乱与代谢异常	如心脏功能、肝功能、脑功能均有不同程度的下降，还有水电解质紊乱等
免疫力下降	瘦弱的老年人往往营养功能低下，对病毒和细菌的抵抗力较弱，容易患感冒、发热、支气管炎、肺炎、胃炎、胃溃疡、肠炎等疾病

四、老年人的家庭护理

1.一般护理

老年人要注意保暖，预防感冒。在家定时监测老年人的血压、心率和呼吸。遵照医嘱服药，不能随意停药或加量。定期门诊随访，定期复查，如血常规、凝血常规、肝肾功能、心脏彩超等，定期检查体重变化情况。

2.饮食护理

老年人要做到"六要四禁忌"。"六要"：一要植物蛋白，如豆制品以及碳水化合物、如淀粉等，少吃单纯碳水化合物，如果糖、蜜糖及乳糖等。二要富含维生素C的食物，因维生素C可促使胆固醇羟基化，从而减少胆固醇在血液和组织中的积蓄。三要多吃高纤维素的食物，因食物纤维不易被人体消化道所消化，摄入高纤维素食物可改善便秘，增加排便量，使粪便中类固醇及时排出，从而降低血清胆固醇含量的作用。四要多吃水产海味食物，如海带、海蜇、紫菜、海藻之类，这些海产品都是优良蛋白质和不饱和脂肪酸，还含有各种无机盐，这类食物在人体内具有阻碍胆固醇在肠道内吸收的作用。中医认为这类食物具有软坚散结的效果，故经常食用可以软化血管。五要吃低盐饮食，食盐中的钠能增加血渗透压，促使血压升高，而血压高对动脉粥样硬化及冠心病带来不利的影响。六要吃植物油，如豆油、菜油、花生油、麻油等。"四禁忌"：一禁忌多吃高脂肪、高胆固醇食物，不要多吃蛋黄、猪脑、动物内脏之类食物。二禁忌多食单糖食品，因单糖在体内可转化为脂肪而存积。三禁忌吸烟、喝酒，经常吸烟、喝酒往往成为脂质代谢紊乱的诱因，可促进肝胆固醇的合成，引起血浆胆固醇及甘油三酯浓度的增高。四禁忌饮食过多过饱，切勿暴饮暴食，防止体重过度增加而导致肥胖。肥胖易患动脉粥样硬化症，应均衡补充脂肪、碳水化合物、膳食纤维。营养不良的老人应遵循"先少后多、先慢后快，逐渐加量"的原则合理补充营养进食，并在医生或营养师的指导下适当补充微量元素。

总的来说饮食宜清淡：要控制脂肪与胆固醇的摄入量，蛋白质的摄入要适量，提倡素食为主，素食可降低血压。要适当增加矿物质的摄入，如维生素C的摄入可将胆固醇氧化物排出体外，还能对血液循环等有良好的改善作用。总之高血压患者饮食宜清淡、高维生素、高纤维、高钙、低脂肪、低胆固醇饮食。提倡多吃粗粮、杂粮、新鲜蔬菜、水果、豆制品、瘦肉、鱼、鸡肉等，提倡植物油，少吃动物油，减少油腻、辛辣食品，少喝浓茶、咖啡等兴奋神经系统的饮料。

参考文献

［1］胡雯.加强老年营养管理构建高质量生活［J］.中华老年多器官疾病杂志，2017，16（12）：881-883+876.

［2］CrichtonMegan, CravenDana, MackayHannah, etal.Asystematicreview, meta-analysisandmeta-regressionoftheprevalenceofprotein-energymalnutrition: associationswithgeographicalregionandsex[J].Ageandageing, 2019, 48（1）：38-48.

［3］张莹.心脏病患者饮食与营养的护理［J］.中国民康医学，2010，22（4）：441.

［4］张玥洁.谨防独居老人营养不良［J］.健康博览，2021，1：32.

［5］沈姞.营养不良老人为何这么多［N］.健康报，2019-7-16（4）.

第九节　老年人的心理护理

随着我国老龄人口的逐步增长，人口老龄化进程的加快，老年人需要不断面对失去，他们不仅会失去收入与健康，还会失去角色、理想、亲人等，当失去达到一定的程度，老年人便会出现情感上的缺失，于是就产生孤独、寂寞、焦虑等不良心理，引发孤独症。我国空巢家庭发展迅速，所带来的家庭问题也日益受到人们的重视。空巢老人的孤独感不同于孤独的生活，而是老年人认为自己不被世人认同，被大家遗忘，从而在心理上产生与世隔绝的主观心理感受。孤独感是空巢老人与人交往的需要得不到满足的结果。

一、案例

患者，张某，女性，75岁，半年前诊断为病毒性脑炎，治疗好转后出院回家。最近1个月逐渐出现情绪低落，各种兴趣爱好减退，不愿与人交流，内心空虚失落，自杀未遂被发现送入院治疗。入院生命体征：T36.3℃，HR85次/分，BP118/65mmHg，SPO$_2$100%。患者神志清醒，对答切题，时间、地点、人物、定向力不完整，思维迟缓，反应迟钝，动作缓慢，记忆力减退，注意力不集中，情绪低落、焦虑，不愿与人交往，间断烦躁，坐立不安地来回走动，症状严重时有消极、轻生的念头。诊断为孤独症。通过医护人员对孤独症发病原因、预防及治疗方案的详细讲解，以及讲解心理护理对老年人的重要性，同时经过医务人员的精心治疗和护理，在家庭成员的支持、陪伴和照顾下，患者积极调整心态，配合医生接受药物治疗，门诊随访3年来，老人精神情绪稳定、生活能自理、睡眠充足，无轻生的念头，无孤独症复发现象。

二、孤独症的发病机制

孤独症与社会环境和遗传有关，多数患者具有明显的家族遗传史，当然也有自身的一些原因，如性格孤僻，学习、工作压力大，适应能力差，家庭不和等。孤独症一般因独处而形成，单身的独居老人更易发病。孤独症患者常有的感受是被群体排斥，无法融入群体，感受不到被关心，心中苦闷无人可倾诉等。

三、孤独症的临床表现

1.神经过敏性自闭

患有孤独症的老年人一般都有交流上的困难，和正常人比起来他们需要花更多的时间去听、去理解、去思考、去回应，反应会有延迟。老人们不仅对特殊的事物或情境会发生自闭性反应，而且对任何情况、任何时候都可能发生自闭反应，表现出忧心忡忡、挫折感、失败感和自尊心的严重损伤。

2.道德性自闭

很多人认为老年性孤独症患者因为不愿与外界交流，而对周围的一切都无法感同身受。其实，他们不是缺乏同理心，而是同理心太强，以至于他们不得不逃避与外界的联系与交流。有的老年人怕自己的行为不符合自我理想标准而受到良心谴责，当社会要求和自我表现发生冲突时，常常引起内疚感所产生的情绪反应。

3.现实性或客观性自闭

因为社交圈过于狭窄，且与子女的沟通减少，患有孤独症的老年人常常情绪低落、郁郁寡欢，他们认为自己是被社会甚至儿女所抛弃。逐渐地，老年人会觉得周围越来越没有人能和自己说说心里话，因此感到越来越孤独。而情绪低落也常伴有某些生理功能的改变，如食欲减退或缺乏、睡眠障碍等。

四、家庭护理

（1）促使老人自我倾诉，要时常与之交谈，认真倾听。陪伴老人从电视、网络上多了解一些时事新闻，也可以是老人喜欢的节目。当老人提出问题时，要认真为其解决问题，不能敷衍了事。

对于老年人，在生活过程中，不要吝啬语言去赞美每一位老年人，让他们找到自信，感受到存在的意义。努力让老人抱有积极向上的生活态度，看到生活中的美丽，忘掉不开心的事情，创造出一种轻松、愉快的氛围。

（2）满足老人的要求，因老人会逐渐失去体力及劳动能力，子女要了解父母的需求，包括生活和心理上的需求，如为老人提供舒适、整洁的环境，耐心地指导和解释，提供有效的治疗等。

（3）维护老人的自尊，后辈们不能把自己的思想和一些行为强加给老人，比如不能强迫老人做他们不喜欢的事情，必须尊重老人，配合老人的生活习惯。

（4）转移老人的注意力，增加与老人相处的时间，陪伴老人，耐心、细心地照顾，转移老人的注意力。除了日常的生活外，我们还应鼓励老人多与外界交流，走出家庭去认识新的朋友，还可以多参加社区活动，如广场舞、社区组织的书画比赛、歌唱比赛等，以增加生活的色彩，还可以适当地身体锻炼，如散步、慢跑、打羽毛球、乒乓球等，以提高身体素质，促使老人能有愉悦的心情面对生活。

（5）时常关注老人的情绪，当发现老人情绪低落、焦虑或是烦躁时，要及时寻找老人情绪改变的原因，多与他们沟通交流，关心陪伴老人，提升老人的自信心，尊重老人，指导其放松、深呼吸、学会自我情绪调节，让老人以积极乐观的心态面对生活。

（6）向老人普及疾病知识，因老人缺乏相关疾病知识，会导致消极的情绪及不能适应的心理，所以应适当地教给老人必要的相关知识，以提高其自我护理和自我保健的能力。

（7）应积极为老人争取家人、亲戚、朋友、邻居对其的关心、爱护，这对老人解决心理问题可起到显著的效果。

参考文献

［1］罗芳.社区老年人家庭护理分析 [J].世界最新医学信息文摘,2015,11(20)：
    181–182.

［2］王静,张先庚.社区空巢老人孤独感问题及其护理干预的探讨 [J].当代护理旬
    刊,2015,2(9)：15–17.

第四章
复原力

"天行健，君子以自强不息"。自古以来，生命不息，奋斗不止。许多身处逆境和苦难（家庭人员患病、家庭破碎、经济条件恶劣等）的人们没有被逆境和困难打倒，反而成为有信心、有能力、有爱心的人。这一现象成为心理研究者们感兴趣的谜，而谜底就是复原力（resilience）。

一、复原力的起源与定义

积极心理学于20世纪末在美国心理学界兴起，它是利用心理学目前已比较完善和有效的实验方法和测量手段来研究人类的力量和美德等积极方面的一种心理学思潮。积极心理学强调发展资源、优势的观点和对更加健康、幸福生活的追求，也为心理学研究提供了新的视角。而心理复原力的研究则是从积极心理学视角出发，研究如何使人活得更有自尊和效能，而不满足于从以往病理学角度了解什么原因使个人放弃希望。这种视角的转变深化了人们对心理发展的认识，为促进理论研究、实践干预提供了积极的助力。心理复原力已成为积极心理学的一个重要的组成部分，越来越多地受到研究者的关注。

复原力的研究项目源于20世纪70年代心理学家Rutter、 Athony等对身处压力和逆境儿童的研究，随后逐渐扩展到特殊教育、学校培训、心理咨询、疾病护理、家庭治疗和社区建设等领域。

"Resilience"被翻译为复原力、韧性、弹性和保护因子等。2005年，美国心理学会APA（American Psychological Association）将心理复原力定义为：个人在面对生活逆境、创伤、悲剧、威胁、艰辛或其他生活重大压力时的良好适应，面对生活压力和挫折的反弹能力。复原力的最终结果是克服困境，恢复良好适应的功能，朝向积极、正向的目标，复原到良好的状态。

二、家庭与家庭复原力

受中国传统文化的影响，家庭的地位举足轻重，它不仅是社会的基本单位和家庭成员饮食起居的场所，维系亲情血缘的纽带，也是遭遇危机时为我们遮风雨的地方。家庭中某个成员的健康问题会影响整个家庭的功能，而家庭可通过遗传、社会化、环境和情感反应等途径影响每个成员的健康，所以家庭和家庭成员的健康密切不可分割。已有多项研究表明，增加来自家庭成员的社会支持能够有效缓冲疾病的不良影响，拮抗和减轻负性情绪，改善肢体运动功能，提高日常生活能力，改善生活质量。家庭健康中心创始人Walsh指出，复原力不仅存在于个体，同样存在于家庭内部，复原力的研究应扩展到家庭领域。家庭复原力是家庭应激研究领域的一个新的研究重点，是家庭在面对压力与逆境时，能否实现健康适应的决定性因素。家庭研究的视角也不再局限于危机或压力的消极影响，而更多地关注家庭优势力量的挖掘，探索家庭怎样作为一个整体来克服逆境。没有不曾经历过危机的家庭，压力以不同的形式在不同的时间存在于每个家庭的方方面面。家庭复原力又称家庭韧性、家庭坚韧力、家庭弹性等，在家庭危机的应对中起着决定性的作用。具有韧性的家庭不仅能够管理压力事件，在逆境中生存，而且家庭成员也能够运用逆境塑造自己和促进自我的成长。研究表明，拥有心理弹性特质的个体和家庭更容易产生积极体验，能更好地采用积极策略应对消极情绪和事件。

目前，国内外学者对家庭复原力的概念尚未达成共识。回顾现有研究文献，家庭复原力概念大致可以分为以下四种：McCubbin等提出家庭复原力的概念，将其定义为：家庭在面对生活的转变、逆境或压力时的家庭特性、属性和资源。Walsh认为家庭复原力是面对逆境时个人、家庭与外在环境互动的过程，并且随着时间不断演化。美国国家家庭复原力网络NNFR（The Nationaletwork for Family Resiliency）主张从家庭应对压力和适应环境的结果来理解家庭复原力，将家庭复原力看作家庭利用各种资源和内外力量应对压力和困境时的反应。国内复原力研究学者戴艳指出，家庭复原力不仅是家庭本身所具有的或学习而来的特质，同时也是家庭作为一个功能单位面对逆境时应对和适应的过程，由能增进家庭应对、适应压力和逆境的多层次、多维度的因子构成。

三、复原力的组成和作用

复原力包括两部分内容：内在保护因子和外在保护因子。内在保护因子大多属于个人的人格特质、心理能力或生活态度，其主要功能在于提供给个体安全、情感支持、沟通、认同、解决问题和获得益处，使个体修正对危机情境的反应。外在保护因子是指个体以外的环境所具有的促进个体成功调适并改善不良适应结果的外在资源，它存在于家庭和同伴群体中。

心理复原力对个体身心健康具有重要作用。心理复原力是人们抵抗应激、维护心理健康的重要资源，是个体所拥有的一种卓越的与心理健康正相关的适应能力，能够帮助个体对抗压力和危机，从而使个体以一种健康、积极的心态去面对人生中所遇到的各种挑战和威胁。复原力可以预测患者的焦虑、抑郁等情绪，是促进患者心理健康的保护性因素。同时，复原力也是人体睡眠质量的保护性因素，可以缓解因睡眠障碍引起的神经激素水平变化，显著改善个体睡眠质量。此外有研究表明，复原力与个体幸福感、生活质量均呈正相关，提高个体心理韧性水平可有效增强个体幸福感和改善其生活质量。

1.复原力的可干预性和应对方式

Rutter研究指出，心理复原力并不是固定不变的、绝对的能力，拥有心理复原力并不代表个人就能抗拒压力，心理复原力及其作用的减少或增加取决于个人与环境互动的结果。个体所拥有的心理复原力存有差异，这种差异使个体在日后的生活中对压力的应对和恢复状态不同，并且为家庭心理复原力的干预提供了实证，个体只有形成完善且健康的适应系统，才能直面工作、生活中的挫折、危难，才能成功地抵抗逆境、促进成长。郑雲华等通过情感管理等手段成功验证了心理复原力水平是可以进行干预的。国外针对家庭复原力的干预研究虽然取得了一定的进展，但多数尚处于探索阶段；国内家庭复原力的干预研究发展相对较晚，在家庭护理领域的干预研究才刚刚起步，目前尚无针对性的实证干预研究。国内家庭复原力研究学者赵西西初步构建了脑瘫患儿家庭韧性的干预模型，为我国危机家庭护理干预实践提供了可参考的理论框架。但该框架无实证应用报道，干预方案的科学性有待进一步研究。

应对方式（coping style），又称应付方式，是个体在应对压力时所采取的处理应激环境和保持心理平衡的策略和手段，是应对过程中继认知评价之后所表现出来的具体应对活动，受个体的认知评价、个性、既往的身心体验等多因素影响。作为一个重要的中介变量，应对方式调节着心理复原力与心理健康。应对方式与心理健康存在密切关系，二者的关系存在调节效应。应对方式分为积极应对和消极应对。积极应对有助于增进心理健康水平，消极应对和混合应对则对心理健康产生负面影响。面对家庭护理工作中无处不在的应激，采用积极的应对方式可以缓解家庭护理中的压力，增加主观幸福感，家庭护理人员主观幸福感提升不但有利于身心健康，增强家庭成员凝聚力，还有利于提高对家庭护理人员护理价值的理解。Chang等研究发现，护理人员对压力的合理应对可以降低心理损害，提高对护理工作满意度。Caverley指出，高心理复原力的人员通常采用解决问题、自我控制、承担责任、转移注意力等应对方式解决或克服困难，而且这些应对方式与维持健康水平、减少家庭人员生病住院次数发生率等有关。刘芳等对护理人员的心理复原力与应对方式进行研究，发现心理复原力与积极应对呈显著正相关，得出护理人员的心理复原力水平越高，其健康状况越好，采取积极应对的人员的心理复原力水平比较高，健康水平也较高。

　　2.家庭护理人员面临的风险因素

　　我们中的许多人很大可能会在生活中的某个时刻成为家庭的护理人员。我们很可能会帮助那些无法完全照顾自己的家庭成员。这种护理可以包括日常任务，例如帮助吃饭、安排时间表以及洗澡和穿衣。它还可能包括管理药物、医生就诊、健康保险和金钱；同时，家庭护理人员也经常给予患者情感支持。家庭护理人员在身体上、情感上以及经济上等面临巨大的风险和挑战。

　　3.身心患病的风险增加

　　长时间的家庭护理工作使得家庭护理人员更容易患心脏病、癌症、糖尿病、关节炎和超重，同时家庭护理人员也有患抑郁症或焦虑症的风险，他们更有可能在记忆和注意力方面出现问题。无论是把家庭人员从浴缸里抱出来，把他们搬到椅子上，还是帮助他们上车，家庭护理人员通常面临更高的身体伤害风险，例如肌肉拉伤、骨骼损伤或其他严重的不适迹象。家庭护理人员可能会面临不同的挑战和风险，具体取决于他们所照顾的人的健康状况，例如护理患有癌症或痴呆症的家庭成员。研究表明，这些家庭护理人员比护理体弱的老年人或糖尿病患者的护理人员承担更多的身体和精神负担。癌症护理人员通常每天花费更多时间、体力和精力在护理家庭成员上。而癌症患者的健康状况可能会迅速恶化，这可能导致家庭护理人员的压力增加；癌症幸存者和他们的家庭护理人员都可能难以忍受癌症复发的持续恐惧和压力。痴呆症也会给家庭护理人员带来独特的挑战。仅医疗保健费用就可能非常重负。这其中包括来自家庭成员对家庭护理人员的意外伤害，尤其是护理照顾患有阿尔茨海默病或痴呆症的人。

不言而喻和被忽视的感受：家庭护理人员有时会感到孤立。家庭护理人员不仅负责照顾他们的家人或朋友，他们也必须照顾好自己。但是，在照顾自己的需求时，家庭护理人员通常没有人可以求助或与之交谈，情绪和感觉可以很快地结束。这种类型的压制可以阻止他们完成某些任务或尽其所能地发挥自己的作用。他们很容易感到疲倦。他们可能会变得健忘或长期迟到。他们经常会以情感上不恰当的方式对看似很小的事情做出反应。

4.照顾者倦怠

家庭护理人员可能每天几个小时、每周几天，或者在某些情况下，昼夜不停地护理家庭成员。许多家庭护理人员都面临着一种通常不被认可的风险，称为照顾者倦怠。照顾者倦怠会导致压力产生，带来身体、精神和情感上的挑战。我们最近更深入地研究了护理人员倦怠的一些特征和警告信号。家庭护理工作超负荷：家庭护理是一项艰苦的工作，它可能会在情感和身体上造成难以置信的损失，并消耗大量的时间、体力、注意力及精力等。工作量越大和持续时间越长，人们就越有可能出现照顾者倦怠的症状。而其原因包括自我护理不良或被忽视，饮食不足，缺乏运动，压力管理不善或没有为自己创造足够的时间，这些将很快使护理人员走上倦怠的轨道。一个人担任家庭护理的时间越长，倦怠的风险就越高。缺乏支持系统，即使是最好的护理人员也无法独自完成他们的工作。他们需要一定程度的支持，无论是来自其他家庭成员还是社区组织。如果没有人在身边帮助他们，倦怠很快就会成为现实。此外，若家庭缺乏经济支持，无法雇用额外的支持而获得更全面的医疗保健或提供某些设备以减轻他们遇到的任何身体负担，也会加剧照顾者倦怠。护理疲劳的阶段分为轻度警告期、中度抵抗期及重度疲敝期。

轻度警告期间，护理人员没有察觉，但是身体状况出现异常，例如会出现倦怠、肩周炎、血压不稳等症状。此外，还会出现针对生活琐事产生的焦虑不安的情况以及健忘和小失误不断等状况。

中度抵抗期间，护理人员感觉到压力，但是还不到生病的状态。身心都在抵抗压力，精神上出现情绪高涨或者脱力的两个极端状态，肉体上可见胃痛、心悸、血糖值升高等症状。

重度疲敝期间如果置之不理，则发展为抑郁症等心理疾病的可能性就会增大，表现为对任何事情都提不起兴致，出现睡眠障碍、食欲不振、胃溃疡等症状。

5.家庭经济损失或缺乏

家庭成员长期患病，治疗会花费大笔家庭的收入，经济问题也是家庭护理人员所面临的另一个问题，大部分家庭护理人员因为家庭护理任务，所以无法回归到就业，因此大部分家庭护理人员依赖家庭来支付个人和家庭的各种费用。

四、家庭护理者的照顾经验不足和对未来的不可预测性

与生活不能自理的家庭人员生活在一起对家庭护理人员的生活影响非常大，会引起他们对未来面对的种种困难的忧虑，而这些会加重家庭照顾者的心理负担，加剧他们的愤怒与焦躁。在护理早期，由于照顾技能和经验的不足，往往会使这种感受持续很长一段时间。

家庭护理人员存在着生活质量低、身心健康问题等。那为什么家庭成员会去承担家庭护理人员这样一个角色？家庭成员担负起护理人员这样一个角色出于多方面原因的考量。在中国，重视对老年人的孝道、感恩、崇敬与爱。有些是在长期的生活中与老年人建立了有感情的、和睦的关系联结，当老人需要照顾却无人照顾，自己不想背弃照顾老人道德情义责任时而肩负起了照顾老人的责任。

1.家庭护理人员的自我评估

家庭护理人员在进行家庭护理工作时，可以借鉴一些实用的心理量表进行自我评估，及时调整，寻求帮助。下面罗列了几种常见的量表，可供家庭护理人员使用。

（1）量表一：心理弹性量表（表4-1）。评估复原力的常用工具是Connor-Davidson弹性量表（connor-davidson resilience scale，CD-RISC）。该量表由Connor和Davidson于2003年编制而成，共有25个个条目，包含能力、忍受消极情感、接受变化、控制、精神影响等5个维度。采用Likert5级评分法，从"0""很不符合"到"4""非常符合"，总分100分，评分越高提示心理弹性越好，评分≥80分为心理弹性良好，评分<80分为心理弹性不良。CD-RISC的内部一致性信度为0.89，重测信度为0.87。中文版CD-RISC是由肖楠等翻译修订而成，并结合中国文化背景对量表结构进行了调整。总量表的内部一致性为

0.91，包含坚韧、自强、乐观等3个维度，各分量表的内部一致性分别为0.88、0.80、0.60。CD-RISC一经提出就收到心理学界的普遍关注。Vaishnavi等修订形成了CD-RISC2，并证明新量表CD-RISC的有效代表，可被推广运用。大家可以用表5-1测试一下自己的心理复原力水平。

表 4-1　心理弹性量表

指导语：请根据您的实际情况回答下面所有的问题，在相应的答案上画圈。

项　　目	很不符合	不符合	不清楚	符合	非常符合
1.当事情发生变化时，我能够适应					
2.面对压力时，我身边至少有一个亲近且安全的人可以帮助我					
3.当问题无法彻底解决时，有时命运或上帝能够帮助我					
4.无论人生路途中发生任何事情，我都能处理它					
5.过去的成功让我有信心去应对新的挑战和困难					
6.面临难题时，我试着去看到事物积极的一面					
7.历经磨炼会让我更有力量					
8.我很容易从疾病、受伤或苦难中恢复过来					
9.不管好与坏，我都相信事出有因					
10.不管结果如何，我都会尽最大的努力去做					
11.我相信即使遇到障碍我也能够实现我的目标					
12.即使看起来没有希望，我仍然不放弃					
13.当压力或危机来临时，我知道从哪里获得帮助					

续表

项 目	很不符合	不符合	不清楚	符合	非常符合
14.压力之下，我仍然能够集中精神地思考问题					
15.在解决问题时，我宁愿自己决定，也不愿意让别人替我决定					
16.我不会轻易地被失败打倒					
17.在处理生活中的挑战和困难时，我觉得我是个坚强的人					
18.如果有必要，我会做出一个受欢迎或可能会影响别人的决定					
19.我能够处理一些不愉快或痛苦的感觉，例如悲伤、害怕和生气					
20.在处理生活难题时，有时您不得不按直觉办事，而不考虑为什么					
21.我的人生目标很明确					
22.我觉得可以控制自己的生活					
23.我喜欢挑战					
24.我努力工作已达到目标					
25.我对自己的成绩感到骄傲					

（2）量表二：Zung 自评抑郁量表（SDS）（表4-2）。抑郁自评量表（self-rating depression scale，SDS ）由Zung于1965年编制。量表各包含20个项目，分四级评分，特点是使用简便，能相当直观反应个体抑郁的主观感受及严重程度。使用者也不需经特殊训练。

评分：每项问题后有1~4四级评分选择：①很少有该项症状；②有时有该项症状；③大部分时间有该项症状；④绝大部分时间有该项症状。但项目2、5、6、11、12、14、16、17、18、20为反向评分条目，按4~1计分。由受试者按照量表说明进行自我评定，依次回答每个条目。

　　总分：将所有项目得分相加即得到总分。部分超过41分可考虑筛查阳性，即可能有抑郁存在，需进一步检查。抑郁严重指数：抑郁严重指数=总分/80。指数范围为0.25~1.0，指数越抑郁程度越重。

表 4-2　Zung 自评抑郁量表（SDS）

　　指导语：下面有20条文字，请仔细阅读每一条，把意思弄明白，然后根据您最近一星期的实际情况在每一条文字后的四个答案中的一个打钩。

项　目	没有或很少时间	小部分时间	相当多时间	绝大部分或全部时间
1.我觉得闷闷不乐，情绪低沉				
2.我觉得一天之中早晨最好				
3.我一阵阵哭出来或觉得想哭				
4.我晚上睡眠不好				
5.我吃得跟平常一样多				
6.我与异性密切接触时和以往一样感到愉快				
7.我发觉我的体重在下降				
8.我有便秘的苦恼				
9.我心跳比平时快				
10.我无缘无故地感到疲乏				
11.我的头脑跟平常一样清楚				
12.我觉得经常做的事情并没有困难				
13.我觉得不安而平静不下来				
14.我对将来抱有希望				
15.我比平常容易生气激动				
16.我觉得做出决定是容易的				
17.我觉得自己是个有用的人，有人需要我				

续表

项　目	没有或 很少时间	小部分 时间	相当多 时间	绝大部分 或全部时间
18.我的生活过得很有意思				
19.我认为我死了别人会生活得好些				
20.平常感兴趣的事我仍然照样感兴趣				

（3）量表三：Zung 自评焦虑量表（SAS）（表4-3）。焦虑自评量表（self-rating anxiety scale，SAS）焦虑自评量表由Zung于1971年编制，由20个与焦虑症状有关的条目组成，用于反映有无焦虑症状及其严重程度，适用于有焦虑症状的成人，也可用于流行病学调查。SAS为自评量表，施测对象是有焦虑症状的成年人，由受试者自己填写和评估。评定时间范围为最近一周。

SAS每项问题后有1~4四级评分，主要评定项目为所定义的症状出现的频度：①很少有该项症状；②有时有该项症状；③大部分时间有该项症状；④绝大部分时间有该项症状。项目5、9、13、17、19为反向评分条目，按4~1计分。其主要统计指标为总分。将各项得分相加得总粗分，总粗分的正常上限为40分，还可以转换为标准分，标准分正常上限为50分，超过上限说明存在焦虑程度。

表4-3　Zung 自评焦虑量表（SAS）

指导语：下面有20条文字，请仔细阅读每一条，把意思弄明白，然后根据你最近一星期的实际情况在每一条文字后的四个答案中的一个打钩。

项　目	没有或 很少时间	小部分 时间	相当多 时间	绝大部分 或全部时间
1.我感到比往常更加过敏和焦虑				
2.我无缘无故感到担心				
3.我容易心烦意乱或感到恐慌				

续表

项目	没有或 很少时间	小部分 时间	相当多 时间	绝大部分 或全部时间
4.我感到我的身体好像被分成几块,支离破碎				
5.我感到事事顺利,不会有倒霉的事情发生				
6.我的四肢抖动和震颤				
7.我因头痛、颈痛和背痛而烦恼				
8.我感到无力且容易疲劳				
9.我感到很平衡,能安静坐下来				
10.我感到我的心跳较快				
11.我因阵阵的眩晕而不舒服				
12.我有阵阵要昏倒的感觉				
13.我呼吸时进气和出气都不费力				
14.我的手指和脚趾感到麻木和刺痛				
15.我因胃痛和消化不良而苦恼				
16.我必须时常排尿				
17.我的手总是温暖而干燥				
18.我觉得脸发热、发红				
19.我容易入睡,晚上休息很好				
20.我做噩梦				

（4）量表四：社会支持评定量表（表4-4）。近二十年来,许多研究发现,人们所获得的社会支持与人们的身心健康之间存着相互关系。良好的社会支持能为个体在应激状态时提供保护作用,另外对于维持良好的情绪体验也具有重要意义。20世纪80年代中期,肖水源编制了社会支持评定量表。该量表结构分三个维度:①客观支持,指个体

所得到的、客观实际的、可见的社会支持；②主观支持，指个体主观体验到的社会支持，对所获支持的满意程度；③对支持的利用度，指个体对社会支持的主动利用程度。该量表共有10个条目，包括客观支持（3条）、主观支持（4条）和对社会支持的利用度（3条）三个维度。总分：即10个条目评分之和。客观支持分：2、6、7条评分之和。主观支持分：1、3、4、5条评分之和。对支持的利用度：第8、9、10条评分之和适用范围，了解受测者社会支持的特点及其与心理健康水平、精神疾病和各种躯体疾病的关系。

表4-4　社会支持评定量表

指导语：下面的问题用于反映您在社会中所获得的支持，请按各个问题的具体要求，根据您的实际情况进行选择，谢谢您的合作。

1.您有多少关系密切，可以得到支持和帮助的朋友？（只选一项）

（1）一个也没有　　（2）1~2个　　（3）3~5个　　（4）6个或6个以上

2.近一年来您：（只选一项）

（1）远离家人，且独居一室

（2）住处经常变动，多数时间和陌生人住在一起

（3）和同学、同事或朋友住在一起

（4）和家人住在一起

3.您和邻居：（只选一项）

（1）相互之间从不关心，只是点头之交

（2）遇到困难可能稍微关心

（3）有些邻居很关心您

（4）大多数邻居都很关心您

4.您和您的同事：（只选一项）

（1）相互之间从不关心，只是点头之交

（2）遇到困难可能稍微关心

（3）有些同事很关心您

（4）大多数同事都很关心您

5.从家庭成员得到的支持和照顾（在合适的框内标上"　"）

	无	极少	一般	全力支持
A夫妻（恋人）				
B父母				
C儿女				
D兄弟姐妹				
E其他成员（如嫂子）				

6.过去，在您遇到急难情况时，曾经得到的经济支持和解决实际问题的帮助的来源有：

（1）无任何来源

（2）下列来源（可选多项）

A.配偶　　　B.其他家人　　　C.亲戚　　　D.同事　　　E.工作单位　　　F.党团工会等官方或半官方组织　　　G.宗教、社会团体等非官方组织　　　H.其他（请列出）

7.过去，在您遇到急难情况时，曾经得到的安慰和关心的来源有：

（1）无任何来源

（2）下列来源（可选多项）

A.配偶　　　B.其他家人　　　C.亲戚　　　D.同事　　　E.工作单位　　　F.党团工会等官方或半官方组织　　　G.宗教、社会团体等非官方组织　　　H.其他（请列出）

8.您遇到烦恼时的倾诉方式：（只选一项）

（1）从不向任何人诉讼

（2）只向关系极为密切的1–2个人诉讼

（3）如果朋友主动询问您会说出

（4）有困难时经常向家人、亲友、组织求援

9.您遇到烦恼时的求助方式：（只选一项）

（1）只靠自己，不接受别人帮助

（2）很少请求别人帮助

（3）有时请求别人帮助

（4）有困难时经常向家人、亲友、组织求援

10.对于团体（如党组织、宗教组织、工会、学生会等）组织活动，您：（只选一项）

（1）从不参加　　（2）偶尔参加　　（3）经常参加　　（4）主动参加并积极活动

（5）量表五：健康调查简表（SF-36）（表4-5）。健康调查简表
（the MOS item short from health survey，SF-36）是在1988年Stewartse研
制的医疗结局研究量表（medical outcomes study-short from，MOS SF）
的基础上，由美国波士顿健康研究发展而来。1991年，浙江大学医学
院社会医学教研室翻译了中文版的SF-36。SF-36是一个多条目的简短
形式的调查表，一般只需5~10分钟即可填答完毕。其测量模型包括36
个条目、8个领域和2个综合测量。36个条目中，第2个条目是自我对
健康状况改变的评价，其余35个条目分别归属8个不同领域：躯体功
能（PF，10条）、躯体功能引起的角色受限（RP，4条）、机体疼痛
（BP，2条）、总体健康评价（GH，5条）、活力（VT，4条）、社会
功能（SF，2条）、情感原因引起的角色受限（RE，3条）、心理健康
（MH，5条），这8个领域又形成了两个不同的测量，即生理内容综合
测量（PCS）和心理内容综合测量（MCS），其中PF、RP、BP3个领域
对PCS贡献最大，SF、RE、MH3个领域则对MCS贡献最大。

SF-36的8个领域和2个综合测量的信度已经用内部一致性和复测信
度进行了评价。在出版的文献中，信度的统计值已经超过了推荐标准
0.7。SF-36简洁多维、灵敏度、分辨率高、信度效度好、适用性强，在
国外已被广泛地应用于慢性病防治领域的研究。

表 4-5　健康状况问卷（SF-36）

指导语：本量表用于了解您的健康状况及生活质量。请您仔细阅读每一项，
根据最近一周的情况，在最适合您的选项上打"√"。答案没有"正确"或"错
误"之分，只需按照您的实际情况填写即可。如果某个问题您不能肯定，请您选
择最接近真实感觉的选项。也许有些问题过于敏感，可能会对您造成不适，敬请
谅解。

1.总体来讲，您的健康状况是：①非常好；②很好；③好；④一般；⑤差

2.跟1年前相比，您觉得您现在的健康状况是：①比一年前好多了；②比一
年前好一些；③和一年前差不多；④比一年前差一些；⑤比一年前差多了

3.以下这些问题都与日常活动有关。请您想一想，您的健康状况是否限制了这些活动？如果有限制，程度如何？

项目	有很多限制	有一点限制	根本没有限制
1.重体力活动，如跑步、举重、参加剧烈运动等			
2.适度地活动，如移桌子、扫地、做操等			
3.手提日用品，如买菜、购物等			
4.上几层楼梯			
5.上一层楼梯			
6.弯腰、屈膝、下蹲			
7.步行 1500 米以上的路程			
8.步行 800 米的路程			
9.步行约 100 米的路程			
10.自己洗澡、穿衣			

4.在过去的 4 个星期里，您的工作和日常活动有无因为身体健康的原因而出现以下这些问题？

（1）减少了工作或其他活动时间：①有；②没有

（2）本来想要做的事情只能完成一部分：①有；②没有

（3）想要干的工作或活动种类受到限制：①有；②没有

（4）完成的工作或其他活动困难增多（比如需要额外的努力）：①有；②没有

5.在过去的 4 个星期里，您的工作和日常活动有无因为情绪（如感到消沉或忧虑）而出现以下问题？

（1）减少了工作或活动时间：①有；②没有

（2）本来想要做的事情只能完成一部分：①有；②没有

（3）做工作或其他活动不如平时仔细：①有；②没有

6.在过去的4个星期里，您的身体健康或情绪不好在多大程度上影响了您与家人、朋友、邻居或集体的正常社交活动？①根本没有影响；②很少有影响；③有中度影响；④有较大影响；⑤有极大影响

7.在过去的 4 个星期里，您有身体疼痛吗？

①根本没有疼痛；②有很轻微疼痛；③有轻微疼痛；④有中度疼痛；⑤有严重疼痛 ⑥有很严重疼痛

8.在过去的 4 个星期里，您的身体疼痛影响了您的工作和家务吗？

①根本没有影响；②有一点影响；③有中度影响；④有较大影响；⑤有极大影响

9.以下这些问题有关过去一个月里您的感受如何以及您的情况如何。（对每一条 问题，请钩出最接近您的感受的那个答案）

在过去一个月里持续的时间	所有的时间	大部分时间	比较多时间	一部分时间	小部分时间	没有这种感觉
1.您觉得生活充实吗？						
2.您是一个精神紧张的人吗？						
3.您感到垂头丧气，什么事都不能使您振作起来吗？						
4.您觉得平静吗？						
5.您精力充沛吗？						
6.您的情绪低落吗？						
7.您觉得筋疲力尽吗？						
8.您是个快乐的人吗？						
9.您感觉疲劳吗？						
10.您的健康限制了您的社交活动（如走亲访友）吗？						

总体健康情况

10.请对下面的每一句话，选出最符合您情况的答案？

项目	绝对正确	大部分正确	不能确定	大部分错误	绝对错误
1.我好像比别人容易生病					
2.我跟我认识的人一样健康					
3.我认为我的健康状况在变坏					
4.我的健康状况非常好					

（6）量表六：心理资本问卷（表4-6）。积极心理资本（ positive psychological capital，PsyCap）是指个体在成长和发展过程中表现出来的积极心理状态和心理能量。研究表明，PsyCap和人力资本、社会资本一脉相承，也是影响个体和组织的绩效、适应及成功的重要因素。目前学术界比较公认的心理资本测量工具是由Luthans等于2005年开发的心理资本问卷（PsyCap questionnaire，PCQ）。该量表共有24个条目，包含自我效能（self-efficacy）、韧性（resilience）、乐观（optimism）、希望（hope）4个维度。采用Likert6级评分法，要求受测者结合当前自身的境况和想法做出选择。PCQ4个子问卷的Cronbacha系数分别为0.88、0.89、0.89、0.89。

表 4-6　心理资本问卷

心理资本是除了财力、人力、社会三大资本以外的第四大资本，包含自我效能感（自信）、希望、乐观、坚韧、情绪智力等。人的潜能是无限的，而其根源在于人的心理资本。

指导语：下面一些句子，它们描述了您目前可能是如何看待自己的。请采用下面的量表判断你同意或者不同意这些描述的程度。

1=非常不同意；2=不同意；3=有点不同意；4=有点同意；5=同意；6=非常同意

项目	1	2	3	4	5	6
自我效能						
1.我相信自己能分析长远的问题，并找到解决方案						
2.与管理层开会时，在陈述自己工作范围之内的事情方面我很自信						
3.我相信自己对公司战略的讨论有贡献						
4.在我的工作范围内，我相信自己能够帮助设定目标/目的						
5.我相信自己能够与公司外部的人（例如，供应商、客户）联系，并讨论问题						

续表

项目	1	2	3	4	5	6
6.我相信自己能够向一群同事陈述信息						
希望						
7.如果我发现自己在工作中陷入了困境，我能想出很多办法来摆脱出来						
8.目前，我在精神饱满地完成自己的工作目标						
9.任何问题都有很多解决方法						
10.眼前，我认为自己在工作上相当成功						
11.我能想象出很多办法来实现我目前的工作目标						
12.目前，我正在实现我为自己设定的工作目标						
韧性						
13.在工作中遇到挫折时，我总是很快从中恢复过来，并继续前进						
14.在工作中，我无论如何都会去解决遇到的难题						
15.在工作中如果不得不去做，可以说，我也能独立应战						
16.我通常对工作中的压力能泰然处之						
17.因为以前经历过很多磨难，所以我现在能挺过工作上的困难时期						
18.在我目前的工作中，我能感觉自己能同时处理很多事情						
乐观						
19.在工作中，当遇到不确定的事情时，我通常期盼最好的结果						
20.对于工作中发生不利的事情，认为是暂时的和有办法解决的						

续表

项目	1	2	3	4	5	6
21.对自己的工作，我总是看到事情光明的一面						
22.对我的工作未来会发生什么，我是乐观的						
23.在我目前的工作中，事情就是像我希望的那样发展						
24.工作时，我总相信"黑暗的背后就是光明，不用悲观"						

（7）量表七：PSTR心理应激自测表（表4-7）。家庭护理人员承受巨大工作压力，如果家庭护理人员想了解自己的压力有多大，那么这份经典的PSTR心理应激自测量表能够有所帮助。PSTR心理压力量表由瑞士心理学家爱德沃兹于1983年编制，以德国心理学家穆瑞在1968年提出的心理压力因素理论为基础。评定标准：43~65分，表示压力适中；低于43分，表示压力过小，需要适度增加压力；高于65分，表示压力过大，需要适当降低。具体标准：93分以上，表示处于高度应激反应中，身心遭受压力伤害，需要去看心理医生，进行必要的心理调整。82~92分，表示正在经历较多的心理压力，身心健康正在受到损害，人际关系出现问题。71~81分，表示压力相对适中，可能刚刚开始出现对健康不利的情况。60~70分，表示压力适中，偶尔能出现压力较多，但有能力应付，心理趋向于平静。49~59分，表示能够控制压力反应，心理处于相对放松状态。38~48分，表示来自外界的压力影响很小，工作与生活缺少适度压力和兴奋。27~37分，表示生活沉闷，即使发生刺激或有趣的事情也很少做出反应，需要增加反应，增加社会活动或娱乐活动。16~26分，表示在工作与生活中经历的压力经验不够，或是没有正确分析自己。

表 4-7   PSTR 心理压力量表

指导语：请您准备一支笔和一张纸，然后花大约15分钟时间做这个测试，根据自己的情况选择，不要在每一题上花太多时间考虑。总是=4分；经常=3分；有时=2分；很少=1分；从未=0分。

项目	总是	经常	有时	很少	从未
1.受背痛之苦					
2.睡眠无规律且不安稳					
3.头痛					
4.颚部痛					
5.如果需要等候会感到不安					
6.脖子痛					
7.比多数人更容易紧张					
8.很难入睡					
9.感到头部发紧或痛					
10.胃不好					
11.对自己没有信心					
12.对自己说话					
13.担心财务问题					
14.与人见面时感到窘迫					
15.担心发生可怕的事					
16.白天觉得累					
17.下午感到喉咙痛，但并非感冒所致					
18.心里不安，无法静坐					
19.感到非常口渴					
20.心脏有疾病					
21.觉得自己非常无用					
22.吸烟					
23.肚子不舒服					

续表

项目	总是	经常	有时	很少	从未
24.觉得不快乐					
25.流汗					
26.喝酒					
27.很自觉					
28.觉得自己像四分五裂了					
29.眼睛又酸又累					
30.腿或脚抽筋					
31.心跳加速					
32.怕结识人					
33.手脚冰凉					
34.便秘					
35.未经医生处方乱吃药					
36.发现自己很容易哭					
37.消化不良					
38.咬手指					
39.耳朵有嗡嗡声					
40.小便次数多					
41.有胃溃疡					
42.有皮肤方面的疾病					
43.咽喉很紧					
44.有十二指肠溃疡					
45.担心工作					
46.为小事所烦恼					
48.呼吸急促					
49.觉得胸部紧迫					
50.很难做出决定					

五、家庭成员对家庭成员的支持

1.案例分享

齐××，女，57岁。7年前被诊断出有糖尿病；5年前因胆管结石行胆囊切除术；4年前被诊断患子宫内膜癌，行子宫+附件切除术+部分盆腔淋巴清除术，术后接受放疗和化疗，并发右下肢淋巴水肿。齐女士原本性格外向，对人和自己的疾病持积极态度，但几次患病以后情绪低落、自卑，认为自己多种疾病缠身，没有恢复的可能，不能回到以前的健康状态，认为自己没有存在的价值，活着只会拖累家人，几次有自杀的念头。作为齐女士的主要护理人员，其女儿细心地发现了她的改变，同家人一起商量，家人坐在一起召开家庭会议，耐心倾听她内心的想法，肯定她对家庭和社会的贡献和价值，鼓励齐女士积极联络同事和好友，家庭成员之间积极分担家庭事务。家人了解到齐女士偶尔想外出旅游的愿望，节假日还陪同齐女士外出旅游散心。为了齐女士情绪的转移，家人还特地买了烹饪书籍，添置绿植、鲜花，创造温馨舒适的环境。慢慢地，在家人的鼓励和关爱下，齐女士逐渐发生改变，她开始每日规律进食，坚持吃药和运动，定时监测血糖，学会淋巴水肿按摩操，坚持穿淋巴水肿弹力袜，不再需要女儿额外在家的帮助，齐女士定时返回医院复检。目前血糖控制得很好，术后癌症未复发，右下肢淋巴水肿控制良好。在家研究菜谱和制作美食成为她的爱好之一，这得到全家一致称赞。齐女士没有被疾病打倒，反而发展成为有信心、有能力、有爱心的人，她还不忘关心家人，时不时还会听到她爽朗的笑声和幽默的自嘲。现在，齐女士的女儿又回到了原来的单位上班，全家人又回到了原来的状态。

以上案例为我们帮助和支持家庭成员给出了参考。

2.案例剖析与启示

在该案例分享中，齐女士的家人及时细心发现了齐女士的改变，鼓励齐女士把深藏心中的烦恼和压抑向家庭成员倾诉，让家庭成为心理复原的港湾。其次，此案例中家庭护理人员充分运用家庭会议和叙事护理。家庭护理人员齐女士的女儿及时评估家庭人员齐女士的需求与能力，定制和分担家庭活动和任务，创造温馨、舒适的环境，并采取一系列行之有效的护理措施，充分提高齐女士应对压力和逆境的能力和信心，促进了齐女士疾病的恢复。而齐女士的恢复反过来又促进了整个家庭的复原。世界卫生组织关于健康的定义："健康乃是一种在身体上、精神上的完美状态，以及良好的适应力，而不仅仅是没有疾病和衰弱的状态。"所以，要达到健康，必须保持身体和心理、社会适应的完好状态，仅有生物医学手段和心理医生是不够的，还需要家庭成员之间相互的支持。

3.案例启示

家庭护理人员帮助家庭成员完善人际网络，加强家人、朋友、同事、邻居及社区之间的沟通，同时主动关注，对家庭成员进行心理疏导。有研究表明，在家庭遭遇危机或困难时，大家庭、社区与社会支持网络所提供的心理方面的安慰、鼓励和支持是家庭最真实、有效的支持，有助于消除家庭的无助感和失败感，提升家庭的安全感与凝聚力。家庭护理人员可以通过家庭会议引出家庭成员的个人叙事，然后共同构建一个赋予经历积极意义的家庭叙事，运用情感交流、清晰表达、换位思考等技巧及灵活应对的策略，建立家庭共同的信念，改善家庭沟通和支持，增强家庭凝聚力和灵活性，从而使家庭弹性水平和应对能力得以提升。家庭叙事已被广泛应用于遭受疾病、创伤等家庭的干预中，取得良好效果。家庭护理人员应多夸奖自己和赞扬家庭成员，增强自我效能，采用各种激励手段使家庭成员明确自己的优点，增加自信；通过赞扬家庭成员，缓和润滑家庭成员之间的关系，同时也能树立家庭成员战胜疾病的信心。家庭护理人员应学会微笑和幽默。在面临压力、逆境和疾病时，微笑和幽默能帮助家庭成员勇敢地将理想和实际对照，对差距感到坦然。在遇到突发事件而自己处于尴尬状态时，不要躲避现实或手足无措，甚至埋怨他人，而要自我解嘲，缓和气氛，避免冲突。

家庭成员应避免恶性循环。遭遇失败或束手无策时，难免会产生失落感，随之衍生的情绪反应会使人悲观、失望、没有信心，甚至抑郁，出现各种不平衡的心态。这时家庭成员要及时抽身，避免坏情绪的恶性循环，以达到心理放松和心理复原力的恢复。作为家庭护理人员要及时细心发现家庭成员的心理变化并帮助其从恶性循环中走出来。

家庭护理人员帮助家庭成员多参加喜欢的活动，受挫的心理自然会逐渐得到复原。生活中适当娱乐，选择自己的爱好如唱歌、下棋、打牌、绘画、钓鱼等。家庭护理人员帮助家庭成员培养有益的兴趣和爱好，不但能调节情绪、舒缓压力，还能增长知识、增添生活乐趣。

4.不心累的7点方法

（1）不责备自己。发生问题时，不要对与自己毫不相干的事情存在"都是我的错""是我不好"的想法。

（2）不悲观处世。如果过于思考"万一""怎么办""一定"等这种最坏的情况，不安和压力会进一步增加。

（3）不过度远虑。如果在没有确凿证据的情况下过度思考未来的事情，当事与愿违时不安就会增加，因此不要特别在意未来的事情。

（4）抛弃完美主义。怀着无论事情大小，必然都会有失败的想法。如果抛弃完美主义的话，就不会太介意失败。

（5）不与他人攀比。家庭人员的状况、家庭的经济状况等，护理的环境因人而异，无须与他人攀比，或者感到失落。

（6）对坏事不过激。发生纠纷时，如果反应过激将无法做出妥善的应对。过于轻视也是一个问题，但是要注意不要将事情想得太严重。

（7）家庭关系觉得不妙时拉开距离。即使是家庭人员，但是如果人际关系恶化便难以相处。试着请人代劳或者暂时使用护理服务等，拉开距离。

5.美国心理学会推荐

根据美国心理学会推荐，提升家庭及个人心理复原力需从以下方面入手：

（1）建立联系，包括家人、朋友、同事等。

（2）避免将危机看成不能解决的问题。

（3）直面挑战并将其看成是生活中的一部分。

（4）设立一些可及的目标，并朝之奋进。

（5）坚定地去完成自己的工作。

（6）找机会去实现自我的价值。

（7）发现自己的优点，增加自信。

（8）坚持一个好的愿望。

（9）照顾好自己，尊重自己的感觉。

（9）其他的措施，如记日记等。

6.家庭护理人员自我护理10条小技巧

（1）感恩与正念。

（2）井井有条地列出待办事项清单，并设置日常工作。

（3）寻求帮助，列出其他人可以提供帮助的方式。

（4）每天留有休憩时间和正确缓压释放。

（5）适度的体育锻炼。

（6）有自己的爱好和兴趣。

（7）吃健康的食物，获取均衡的营养。

（8）保障基本的睡眠。

（9）定期去看医生和体检。

（10）学习积累家庭护理技能和知识。

7.家庭护理人员常见护理误区

1）绝不可默不作声

言语的关怀是家庭护理人员和被护理人员之间的润滑剂，对双方都十分重要，不过随着护理时间的延长，很多事情就都会变得程序化，不少人在护理的时候变得沉默寡言了，可能是全神贯注于手中的动作，而忘了与对方交流，这是一个极为危险的现象，被护理人员可能因此感觉自尊心受到了打击。换个角度想想，假设突然有人默不作声地护理你，你是不是也会感到惊讶或厌烦呢，会不会感觉自己如同一件物品一样受人摆布，这会造成极大的心理打击，导致被护理者的身心受到损伤。此外，对于护理人员来说，在每一个护理动作开始前先与被护理者沟通也有助于意外发生时能够及时应对，所以在护理时千万不能忽视沟通交流。

2）要注意声音的大小高低及语速

"我每次都很注意和被护理者进行沟通，但为什么他好像总是听不明白我说什么呢?我一直很有耐心地和他进行交流，但他好像听不懂我说什么一样，真让人头疼。"如果遇到以上这些问题，那可能就要反省一下自己说话时的音量大小、声调高低以及语速快慢是否能让人听得清楚明白。虽然每一个被照顾者的情况不尽相同，但一般而言，老年人或受疾病的影响，听力都会发生或多或少的退化。虽然家庭护理人员很用心地想与被护理人员进行交流，但若过于小声，可能就会出现老人听不清楚的情况；反之虽然音量够大，但语速很快，那老人依旧会出现听不明白对方到底想要表达的意思。人类的思维速度慢于语言，如果感觉对方总是听不懂自己在说什么，那最好找个人问问自己的说话方式是否还有改进的空间。

3）不要将被护理人员当孩子对待

家庭护理人员同被护理人员交流时，可能会亲昵地为他们起爱称，说话方式也和教导孩子的口吻如出一辙，但这并非是被护理人员所愿。即便他们的身体不再灵活，需要接受他人照顾，但他们依旧是有着独特个性并值得尊重的独立个体。作为家庭护理人员，这一点万万不可忘记。试想，如果一个年纪比你小的人用跟孩子对话的语气和你说话，你会怎么想呢？你也许会感到很生气，甚至根本不想理睬对方。哪怕被护理人员有阿尔茨海默病或是精神疾病，如果你仅因为抱有"反正对方听不懂"的想法，就用跟孩子对话的口吻和他们讲话，也会严重伤害对方的尊严。在护理动作及交流的口吻、语气等方面，从整体来说，家庭护理人员要坚守"己所不欲，勿施于人"的原则。对被护理的人来说，这是双方建立信任关系的关键一步。

4）护理家庭人员时不要在出声提醒的同时发起动作

家庭护理人员不等被护理人员回答或听懂，突然就开始护理动作。你是否这样做过？比如在推动轮椅的时候，在说出"要开始推了哦"的同时，若是突然推动轮椅，则会发生什么呢？还没有做好心理准备的被护理人员不仅会吃惊，也许还会发生摔倒/跌倒等事故。打个比方，提醒就如同做接球游戏一样。在对方没有调整好姿势时就投球是没有意义的。与此类似，提醒也不是家庭护理人员单方面的行为。如果不确认对方的意思就进行下一个动作，是无法做到顺利护理的。没得到被护理人员的同意的提醒，不过是单纯的命令或信号而已。即使对方有发音障碍，无法顺利表达自己的意思，通过必要的熟悉和观察，也能够从身体的微小反应或视线中领会对方的意思。请不要忘记，家庭护理是建立在彼此的协助关系上的。

5）家庭护理不打断话茬，倾听到最后

家庭护理本意是积极地和被护理人员打招呼沟通，但如果遇上有语言障碍等疾病的人员，往往会出现无法好好说话或者无法立即回应问题。此时，你会怎么做呢？你是否在被护理人员还没有说完话的时候就迫不及待地说出下一句话，或者中途打断他们的话茬呢？如果你存在这样的行为，请立即改正。每个人的说话节奏各不相同，随着年龄的增长和疾病的影响，被护理人员也许会出现语言跟不上思维的情况。虽然他们很努力地想表达自己的想法，但是如果由于家庭护理人员自身的原因被单方面打断话茬，他们可能会畏畏缩缩或者有愧疚感，接着便对表达想法持有消极的态度了。家庭护理人员和被护理人员之间要构建良好的关系，首先就需要家庭护理人员心胸开阔，谈话中通不打岔，耐心听完被护理人员的话，并采取相应的对策。

6）家庭护理中应让被护理人员随时在视线范围内

在家庭护理过程中，你是否曾经收到手机信息，无意中视线离开被护理人员或背向被护理人员？此类细微的事情，都可能导致重大事故。在家庭护理过程中发生的事故，多数是发生于护理人员"视线稍微离开的那瞬间"。例如，照顾沐浴时被护理人员正泡在浴缸里。此时，家庭护理人员看到空洗发水瓶子，想将其移到他处而暂时转身离去，然而，如果就在这一刹那间被护理人员的姿势垮掉，该如何是好？即便被护理人员沉到浴缸里，也无法立即采取措施，最糟糕的情况将可能导致溺水而亡。那么，遇到存在绊倒隐患的空洗发水瓶时，该如何处理呢？针对此类情况，应在沐浴前检查好浴室。在护理过程中，家庭护理人员应随时把握周围状况，将视线始终放在被护理人员身上。

7）避免穿戴妨碍家庭护理工作的服装

在进行各种家庭护理动作时，家庭护理人员需要整理着装，穿上方便活动的服装来接触被护理人员。留长指甲，戴手表、戒指、项链及耳环等饰品都可能会伤害被护理人员的皮肤，最坏的情况可能会由于指甲或首饰上的细菌引发感染。此外，护理时留长发可能会出现头发碰到被护理人员的脸上或者掉入食物中等情况。在这种情况下，将头发扎起或者梳好，不使被护理人员出现不愉快的心情是非常重要的。

在着装方面，穿着太过肥大的服装或带有华美装饰的服装进行护理工作的话，有钩到家具的突出的部位或者出现过长部分被脚踩到等危险。请家庭护理人员穿贴身、方便活动的服装。

参考文献

［1］Sheldon K M，King L. Why positive psychology is necessary[J]. Am Psychol，2001，56(3): 216–217.

［2］Rutter M. Psychosocial resilience and protective mechanisms[J]. Am J Orthopsychiatry，1987，57(3): 316–331.

［3］American Psychological Association Health Center. The road to resilience: what is resilience? [EB/OL].(2005–11–09) http: //www.apa.org/helpcenter/road resilience. aspx.

［4］陈长香，刘玉珍，安思琪，等 . 唐山市高龄失能老人孤独感与家庭社会支持的相关性 [J]. 护理研究，2018，32（7）：1057–1060.

［5］包晓燕，丁洁，李珺 . 家庭社会支持干预在老年血液透析患者中的应用 [J]. 循证护理，2021，7（9）：1202–1205.

［6］朱建芬 . 家庭社会支持对乙肝患者的影响 [J]. 临床合理用药，2011，4（6C）：95.

［7］颜彦，张智 . 家庭复原力对老年脑梗死患者负性情绪和生活质量的影响 [J]. 解放军护理杂志，2017，34（23）：6–10.

［8］Walsh F. Family resilience: a framework for clinical practice[J]. Fam Process，2003，42(1): 1–18.

［9］戴艳，蒋林洁 . 家庭复原力研究综述: 全国心理学学术大会，2009[C].

［10］Walsh F. Family resilience: a developmental systems framework[J]. European Journal of Developmental Psychology，2016(3): 1–12.

［11］Henry C S，Morris A S，Harrist A W. Family Resilience: Moving into the Third Wave[J]. Family Relations，2015，64(1): 22–43.

［12］Tugade M M，Fredrickson B L，Barrett L F. Psychological resilience and positive emotional granularity: examining the benefits of positive emotions on coping and health[J]. J Pers，2004，72(6): 1161–1190.

［13］Tugade M M，Fredrickson B L. Resilient individuals use positive emotions to bounce back from negative emotional experiences[J]. J Pers Soc Psychol，2004，86(2): 320–333.

［14］McCubbin M，Balling K，Possin P，et al. Family Resiliency in Childhood Cancer[J]. Family Relations，2002，51(2): 103–111.

［15］Walsh F. A Family Resilience Framework：Innovative Practice Applications[J]. Family Relations，2002，51(2): 130–137.

［16］赵西西, 孙霞, 王雪芳, 等. 家庭复原力的研究进展及其对危机家庭的护理启示 [J]. 中华护理杂志, 2015, 50（11）: 1365–1368.

［17］戴艳. 中学生家庭复原力的结构及其与心理健康的关系研究 [D]. 北京师范大学发展与教育心理学 心理咨询与测量, 2008.

［18］蔡颖. 心理弹性与压力困扰、适应的关系 [D]. 天津师范大学, 2010.

［19］秦润. 军校大学生家庭功能、自我接纳和心理复原力的关系研究 [D]. 河北师范大学, 2012.

［20］Carvalho I G，Bertolli E D，Paiva L，et al. Anxiety，depression，resilience and self-esteem in individuals with cardiovascular diseases[J]. Rev Lat Am Enfermagem，2016，24: e2836.

［21］Sun X，Dai X，Yang T，et al. Effects of mental resilience on neuroendocrine hormones level changes induced by sleep deprivation in servicemen[J]. Endocrine，2014，47(3): 884–888.

［22］褚国琴, 占开花, 胡成琛. 住院老年人健康信念与睡眠质量的关系及心理弹性的中介作用 [J]. 中国慢性病预防与控制, 2018, 26（09）: 696–699.

［23］Zhao F，Guo Y，Suhonen R，et al. Subjective well-being and its association with peer caring and resilience among nursing vs medical students: A questionnaire study[J]. Nurse Educ Today，2016，37: 108–113.

［24］Schumacher A，Sauerland C，Silling G，et al. Resilience in patients after allogeneic stem cell transplantation[J]. Support Care Cancer，2014，22(2): 487–493.

［25］Rutter M. Resilience：some conceptual considerations[J]. J Adolesc Health，1993，14(8): 626–631，690–696.

［26］郑雲华, 杨翠容. 对手术室护士进行心理弹性培养的做法和成效 [J]. 当代护士（上旬刊）, 2013（05）: 38–40.

［27］邓梅娟, 孙盼盼, 姜喆, 等. 家庭韧性干预策略的研究进展 [J]. 中国护理管理, 2018, 18（07）: 1004–1008.

［28］赵西西. 脑瘫患儿家庭复原力的影响因素及干预模式雏形研究 [D]. 郑州大学, 2016.

［29］Folkman S, Lazarus R S, Gruen R J, et al. Appraisal, coping, health status, and psychological symptoms[J]. J Pers Soc Psychol, 1986, 50(3): 571–579.

［30］廖友国. 中国人应对方式与心理健康关系的元分析 [J]. 中国临床心理学杂志, 2014, 22（5）: 897–900.

［31］赵上萍, 刘玲. 护士职业幸福感的研究进展 [J]. 全科护理, 2013, 11（22）: 2091–2093.

［32］Esther M. L. Changa J W B A, Amanda Johnsona H W V A. A survey of role stress, coping and health in Australian and New Zealand hospital nurses[J]. International Journal of Nursing Studies, 2007, 8(44): 1354–1362.

［33］Caverley N M. Mapping Out Occupational Resiliency and Coping in a Public Service Work Setting[D]. Victoria: University of Victoria, 2005.

［34］刘芳, 卢国华, 张瑛, 等. 护士的复原力和应对方式及健康状况的相关分析 [J]. 全科护理, 2013, 11（03）: 268–269.

［35］杨艳杰, 曹枫林. 护理学（第四版）[M]. 北京: 人民卫生出版社, 2017.

［36］于肖楠, 张建新. 自我韧性量表与 Connor-Davidson 韧性量表的应用比较 [J]. 心理科学, 2007（05）: 1169–1171.

［37］Vaishnavi S, Connor K, Davidson J R. An abbreviated version of the Connor-Davidson Resilience Scale （CD-RISC）, the CD-RISC2: psychometric properties and applications in psychopharmacological trials[J]. Psychiatry Res, 2007, 152(2–3): 293–297.

［38］Giulia M. Narrative Medicine: Bridging the Gap between Evidence –based Care and Medical Humanities[M]. Switzerl and Springer International Publishing, 2016: 93–103.

［39］王文慧, 姜喆, 杨芷, 等. 癌症患者家庭适应性与家庭坚韧力、社会支持的相关研究 [J]. 护理管理杂志, 2016, 16（04）: 232–234.

［40］Saltzman W R. The FOCUS Family Resilience Program: An Innovative Family Intervention for Trauma and Loss[J]. Fam Process, 2016, 55(4): 647–659.

［41］米山淑子. 家庭看护全书（手绘图解版）[M]. 孙成志, 译. 北京: 人民邮电出版社, 2018.

附　录
国外社区护理发展的历史和现状

一、美国社区护理发展史

1.美国社区护理产生的背景

1970年，美国的露丝·依思曼提出"社区护理"一词，以区别公共卫生护士与社区护士，特别指出社区护士的重点是社区，主要是以增进社区居民健康和预防疾病为根本的服务宗旨，达到关心整个社会居民的身体健康为目的。社区护理是将公共卫生学及护理学理论相结合，为社区居民、家庭、个人提供健康保健服务，同时也提供居住、工作或学校环境的基础医疗保障。

在美国，社区护理有悠久的历史。1877 年，France Root 成为美国纽约第一个受雇的职业家庭护士。社区护理的效应很早就得到了美国社会的承认。纽约都市人寿保险公司认识到家访护理在预防疾病和降低死亡率方面的成就，因此从1909 年开始将家访护理纳入保险项目中，同时护士也领会到了护理专业与商业之间的联系。

2.美国社区护理的现状

美国社区护理发展时间长，体系十分完善，基本实现全面网络化。

社区护理机构完善，涵盖家庭健康服务、救护中心、临终关怀、社区精神健康中心、老人院等。社区护理机构一般为独立的医疗机构，护士占比80%以上。随着医疗技术的提高，社区护士越来越多地参与二、三级医疗保健，学历趋向硕士及以上。社区健康护士一般由本科以上学历、具有3~5年临床经验，且具有较强决策、合作和管理能力以上的注册护士担任。表附录–1为美国不同学历层次护工的不同工作分配情况。

表附录 –1 美国不同学历层次护士的不同工作分配

中专	大专	本科	硕士	博士
生活护理等基本生活服务	医院临床工作	可从事医院、诊所、社区护理工作	有处方权，可开设专科门诊，可从事护理教育和科研工作	高级护理管理工作、教学和科研工作

3.美国社区护理的工作体制

美国社区护理主要是采取责任整体负责制度，责任护士根据患者的基本情况拟定整体的护理计划，协作护士遵照护理计划实施护理工作。责任护士在上班时段和协作护士全面负责患者的护理工作，下班时段交由协作护士负责。

4.美国社区护理的运作模式

美国社区护理运作模式见图附录—1。

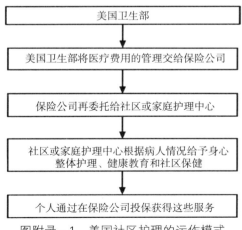

图附录 – 1 美国社区护理的运作模式

5.美国社区护理的分级保健制度

一级医疗保健：一级医疗保健制度是美国社区分级保健制度中最重要的疾病预防保健措施，即预防保健、健康体检和常见疾病的治疗等。二级保健制度：主要是开展日间手术治疗，如胆囊切除、阑尾切除、疝气修补术等，也包括一些有创的操作诊疗，如胃肠镜、动脉造影等。三级医疗保健：三级医疗保健也在社区中开展，如慢性的、复杂的、长期性的疾病在社区中处理。

6.美国社区护理的职能

美国的社区护士工作范围较广，常需对个人或家庭进行访问并开展护理工作，除了要运用医学、心理学、社会学、关系学等学科知识去护理患者外，还需运用流行病学的知识去发现社区中存在的健康问题，同时护理工作中更注重人文关怀。因此，对社区护士综合素质要求很高，主要的护理职能如下：

（1）护理患者。在社区中的具体护理工作（患者评估、打针、换药、插管、静脉注射、记录等）仍是社区护士工作的重要组成部分。

（2）患者和家属宣教。专业的操作技术和深入的健康宣教都是高质量的护理体现。患者在有限的住院时间内所接受到的宣教内容是有限的，因而对患者和家属的宣教就成为社区护士最重要的任务。宣教的重点放在健康维护、威胁健康的因素和健康生活方式的选择上。学校和职业健康护士花30%～40%的时间做宣教工作；学校和护士向学生宣教个人卫生、口腔卫生、青少年性教育和性病的传播和预防；职业健康护士向职工宣教事故的预防、防护器械的使用、戒烟、体育运动和体质等；家庭护士向患者宣教自身护理的技术，比如换药、糖尿病的控制（血糖监测、饮食、锻炼、服药、皮下注射）、人工肛门的护理等。

（3）患者和家属咨询。社区护士需要向患者和家属提供疾病相关的咨询服务，解答患者和家属提出的疑问。如，慢性癌痛患者的处理，引起便秘和食欲缺乏的相关处理措施等。

（4）保护患者。保障社区居民和弱势群体享有医疗权利的义务，为其提供相关的医疗诊疗内容。

（5）管理和合作。包括计划、组织、协调、市场、控制、提供和评估护理，与其他部门专业人员商讨方案和计划，制定相关的方案和措施。

（6）职业模范。在社区护理中，社区护士在接触患者、家属、护理学生和其他专业人员时要起到职业模范作用。

（7）科研。社区护士有能力分析和判断科研报告的质量和临床运用的可能性，开展新技术的创新活动，促进学科的发展。

（8）组织管理工作。社区护士除需要做好专业护理工作，如对患者开展的护理评估、护理计划等系统化护理外，还需要具有综合管理能力，包括具有与患者沟通协调、团队合作等管理能力。

二、英国社区护理发展史

1.英国社区护理产生的背景

在第二次世界大战期间，英国大部分的地方医院被军方控制，造成许多民众就医困难，特别是一些身心障碍患者、老年慢性疾病患者就医优先次序非常靠后。因此二战结束后，构建一个良好的社会福利体制成为当时联合政府的共识。1950—1960年，在精神疾病患者和老年患者的照顾上，社区照顾已逐渐成为一种观念上的共识，这种模式于患者而言可以让他们的生活过得更有质量；于政府而言，患者在家中接受照顾，减少了政府的财政支出。1968年，蒂特马斯指出社区照顾真正开始被认同且将视为一种政策长期执行。

2.英国社区护理的现状

英国的国家医疗服务体系（national health service，NHS），历经多次改革，发展成为以初级保健信托（primary care trust，PCT）为基础的全球规模最大的公费健康服务体系，曾被全球权威评级机构Commonwealth Fund评为全世界最优秀的医疗系统。英国的国家医疗服务体系（national health service，NHS）分为以全科医生为基础的初级保健制度和以医院专科医生为辅的二级保健制度。英国的每个地区、城市、社区都有相对应的全科诊所，与地区的公立医院形成"家庭—初级保健（全科医生GP）—院外治疗（一般专家）—院内治疗（专科专家）"医疗保健系统。

3.英国社区护理的管理体系

（1）团队协作。以全科团队运作模式进行，团队由全科医生、诊所护士、诊所经理、健康服务助手、诊所接待员以及地区护士、健康访视护士组成，职责分工明确。

（2）多样化模式。患者不但可以通过医院、全科医生诊所、牙医诊所、眼科诊所、家庭访视电话咨询热线和随到随诊等获得医疗保健服务，还可以通过网络获得。

4.英国护士层级管理

英国护士共分为9级，不同级别护士从事护理工作权限有着明显差异，不同层级护士收入水平也存在较大差异。1~4级是护士的初级阶段，没有学历要求和技能水平要求；5级护士就必须要在大学接受护理相关专业的教育；从5级往上晋升的过程中，有管理和专科化2个发展方向。管理方向：注册护士（staffnurse，5级）、护理组长（sister，6级）、护士长（wardmanager，7级）、科护士长/部门主任/护理部副主任（matron/lead nurse/deputy nursing director，8级）护理部主任（nursing director，9级）；专科化方向：注册护士（staffnurse，5级）、专科护士/开业护士（clinical nurse specialist/nurse Practitioner，6级或7级）、护理顾问（nurse consultant，8级）。见表附录-2：

表附录 -2 护士层级管理

护士层级	工作权限
1~4级	健康服务助手
5级	可进行家庭访视等工作
6级	可在诊所工作
7级	可独立开业
8级	承担管理和教学
9级	国家健康卫生部门管理人员

5.英国社区护士的权限及工作内容

英国是社区护理发展最早的国家之一，在发展过程中逐渐出现了地段护士、全科护士、健康访视护士、学校保健护士、职业保健护士等不同分科的社区护士。英国早已实现了社区医疗全覆盖，社区护理工作在初级卫生保健体系中发挥了巨大作用，社区护士在居民心中具有较高地位，社区护士拥有相对独立的工作环境，并拥有一定的处方权、单独坐诊服务和独立开业资格等。门诊时，护理人员可独立开具常规化验单，对一些长期用药患者，诊所坐诊护士可开具处方，但需医生签字。社区护士可开设预约门诊，为了方便快捷，很多病情稳定的患者更愿意约诊社区护士，有时全科医师还会将一些糖尿病患者转诊到专科护士处就诊。见表附录-3：

表附录 -3 英国社区护士权限及工作内容

人员类型	人员要求	工作内容
助理护士	短期培训	协助实践护士进行简单工作
社区护士	注册护士、成人护理专业、2年专业实践	上门医疗服务，服务项目广泛

续表

人员类型	人员要求	工作内容
实践护士	注册护士，具有一定的临床验	协助GP（全科医生）预约接诊
健康随访员	专业培训的注册护士	擅长解决儿童护理、家庭护理等专业问题
开业护士	注册护士6级本科以上	单病种处方权
助产士	独立专业	孕产妇保健工作
高级实践护士	注册护士6级，硕士以上	等同全科医生接诊
临终关怀护士	临终关怀护理相关经验	临终患者及亲属的心理精神支持

6.英国社区护理类型

（1）教区护理。英联邦教区护理中最重要的服务形式主要由辖区内通科医生（GP）或诊所及所雇护士担任，实行全天护理，半数还开展夜间护理。服务内容主要是以患者家庭护理、术后护理、患者出院后护理、保健中心护理及其他社区护理为主，并对高血压、糖尿病等慢性病及活动受限患者进行护理。教区护理也是护理职工人数在各种社区护理中最高、经费最多的类型。

（2）健康访视。健康访视服务范围涵盖儿童发育发展、儿童监护检测、防止药物滥用、协助免疫接种、儿童及其父母正确生活方式及产前保健等。对75岁以上老人提供疾病筛检、卫生劝告、丧失亲人劝慰及患者出院后随访等。目前主要为患者家庭签署合同服务，约占服务时间75%。护理职工人数和经费开支仅次于教区护理。服务主要由GP（全科医生）和社区诊所、卫生中心所雇护士、社区卫生队护士提供。

（3）学校护理。主要是对学生实施筛检工作，对学生进行卫生保健劝告及健康促进。护士受雇于学校所在诊所或基层组织，一人负责多个小学或中学。但这种学校护理类型从事的护士级别较低，专业护士数量较少。

三、德国社区护理发展史

1.德国社区护理产生的背景

在20世纪以前，德国的基层医疗服务为个体或法定医疗保险地区医师协会经营，医疗行业的局面较为混乱。1931年，海因里斯·布吕宁签署了一项旨在平息医师与医疗保险基金之间纠纷的紧急法令，促成了德国医师协会的成立。经过了近一个世纪的发展，社区诊所在联邦政府的管理下，社区医疗护理在德国卫生行业上得到了较快的发展。

2.德国社区护理职能范畴

德国社区护理职能范畴见图附录-2：

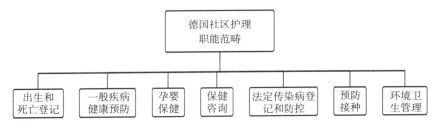

图附录-2　德国社区护理职能范畴

3.德国社区护理服务的内容

（1）社区医疗服务。主要由私人开业诊所提供门诊服务，费用支付和结算由计算机管理，定价由健康保险机构和医生协会协商。

（2）急救医疗服务。社区是德国急救医疗网络的组成部分和基本单位，主要是在最短时间内使需要急救资源的患者得到快速救治，帮助患者脱离生命危险，再转诊到对应的转诊医院，并帮助患者实现后期的康复治疗。

（3）社区护理。主要在患者家庭中进行，由社交站负责，主要工作是社区健康教育、心理咨询、健康指导、家庭访视、家庭护理等工作。

（4）劳动卫生服务。德国法律规定，工厂单位必须配备对应的卫生保健人员，大型的工厂单位还必须设立劳动卫生服务中心。

4.德国社区护理工作的标准及形式

德国社区护士同中国社区护士工作制度相近，德国社区护士也是根据医院或家庭医生医嘱来执行护理工作，每项护理所使用的时间需记录在表格上，以便评定护理质量，确定收费标准。若患者的病情需调整输液或注射剂量时，需与家庭医生电话联系，并及时记录在社区护理病历上。费用主要来源于医疗保险公司、护理保险公司、社会局或个人。在德国，每7个护理站归一总部管理，由总部负责与护理保险公司协调费用。每名护士均配有传呼机，遇事随时联络。每名护士负责一定的患者，每周碰头2~3次，共同讨论护理过程中出现的问题。各区设有护理质量监测协会，定期抽查各护理站护理质量。一般考核2年，再制订其收费标准。

5.德国社区护理的现状

德国有1/2以上的护士都在从事社区护理相关工作，德国已全面实行了社区首诊和社区双向转诊制度。社区机构医务人员类型配备丰富，既有全科医生，也有专科医生，以社区诊所为设施载体，为居家老人提供社区医疗服务和门诊医疗保健服务。

四、日本社区护理发展史

1.日本社区护理产生的背景

1980年日本政府制定了社区医疗保健计划，作为社区医疗的重要保障补充。1986年4月正式出台了家庭医师制度。1993年日本颁布了《老年人保健法》，对家庭访问护理工作实行制度化管理，由医院、诊所的护士给在家疗养的精神康复患者提供援助。

2.日本社区护理服务的内容

日本社区护理服务的内容包括预防、医疗、护等一系列服务。日本的社区是指社区居民在需要医疗护理服务时，医疗卫生资源能够在30分钟以内到达的距离，具体一点就是以中学校区（约1万人）为一个社区单位。因为日本是老年化非常严重的国家，预防的服务重点主要是针对健康的老年患者，鼓励老年患者积极参与社会生活，防止老年人提前进入需要社会医疗支持状态；社区医疗主要是针对老人提供上门的诊疗服务，病情相对严重时再转诊到医院进行住院治疗；社区护理主要包括机构日托服务、上门服务和复合型服务，不管是哪种服务模式都是为让居家老年患者在熟悉的生活环境中得到多样化的社区医疗护理服务。根据老年人的身体健康状况可提供随时上门和留宿相结合的社区护理服务。为确保老年人生活稳定、安全、健康，在日常生活场所也综合提供医疗、护理、预防，以及包括福利服务在内的生活支援服务。

3.日本社区护理的运作模式

日本的社区综合护理体系强调发挥市町村的主导作用，市町村作为最基层的政府机构，将社区护理服务的中心下沉到市町村这一级别能更为细致地了解到社区的一些基础情况。日本中央政府将护理经费拨付给地方政府，由地方政府负责本辖区内的长期护理服务，市町村一方面负责了解和调查本社区内的居民需求，发现现存的主要问题；另一方面主要是负责医疗保险费用的征收、医疗保险申请手续的办理和制订相应的护理保险计划等内容。

4.日本社区护理的现状

（1）社会制度方面。日本的社区保健是根据《地域保健法》，为日本国民健康实施全民保健工作，其中非常重视老人和孕期保健工作，为此，在社区人员进入40岁即开始建立"健康手册"，开展基本的健康教育、健康诊查等。

（2）医疗保险方面。强制性地实现全民医疗保险制度，保险基金多元化，为推动和实现社区保健、家庭护理的多元化养老打下了坚实的经济基础。

（3）居民健康意识方面　日本是全世界预期寿命最长的国家，国民非常注重个人的身体健康，无论是在饮食方面还是健康保健方面都有较高的标准，以至于对社区的健康需求和质量不断增加。

五、新加坡社区护理发展史

1.新加坡社区护理产生的背景

新加坡政府主张减少医疗消费，因而70%的住院患者是急诊入院，大量慢性病患者集中在社区内治疗和康复，社区康复和家庭护理多由护士承担，因此社区服务被摆到重要的位置。

2.新加坡社区护理的现状

（1）医疗服务体系有完善的延续性护理服务。新加坡是实行全民免费医疗的国家之一，拥有完善的医疗服务体系，主要是包括社区医疗服务、公共卫生服务和中高级的私人医疗服务。社区医疗服务主要包括社区医院、养老院、慢性病医院、家庭护理机构等延续性护理服务。

（2）多种类型的医疗费用保障制度。新加坡医疗费用主要是有以下三种类型：第一种，强制性的医疗储蓄制度，全民参保，主要是用于各类慢性疾病、日常体检和住院费用等；第二种，政府方面的医疗保障计划，主要是用于一些重大疾病的特殊治疗，如肿瘤疾病放化疗、血液透析治疗等；第三种，医疗基金，主要是用于一些没有经济能力的新加坡居民，实现全民享受平等医疗服务。

3.新加坡社区护理的内容

社区医院主要是作为医院的双向转诊机构，主要是针对一些未完全康复出院的患者帮助其实现延续性护理服务机构。新加坡的社区医院有定岗的社区护士，但没有定点的社区医生，医生通常是每周看访患者2~3次。

4.新加坡社区医疗服务模式

（1）医疗保健联盟制度。新加坡最早有保健团和保健服务网2个医疗保健联盟，后因医疗需求的不断增长，重组为5个医疗保健联盟机构，每个联盟都有完整的医疗护理服务体系，包括公立医院、社区医院、慢性病医院等。新加坡居民可就近选择相应的机构就诊。

（2）医疗资源共享制度。新加坡目前共有5个医疗保健联盟，每个联盟患者的信息资源是共享的，可以帮助患者减少重复的检查，节约国家医疗资源。

（3）双向转诊。社区医院、慢性病医院、专科医院等可以向公立医院实现双向转诊，除急诊外，全面实行预约就诊，缓解医疗资源紧缺的问题。

六、国外社区护理特点及经验可借鉴之处

1.国外社区护理的特点

（1）有系统和规范的社区护理机构。尽管不同国家对社区护理机构的称呼不同，社区护理机构所属的部门和性质不同，以及组成社区护理网络的结构不一样，但是所有机构都具有严格的管理制度和管理措施，有明确规范的收费标准、服务项目和相关的法律条文作保障，并逐步形成了"医院—社区护理机构—家庭护理机构"的一条龙服务，建立了"疾病护理—预防保健生活照顾"为一体的网络系统。

（2）有多元化服务模式。国外社区护理服务形式和项目丰富多

彩。如美国社区护理就包括家庭健康护理、临终关怀护理以及老年人护理等多个方面的服务项目，为不同人群、不同层面的人们提供各种疾病的护理、饮食指导、用药指导、精神支持、语言治疗、健康访问、健康诊查、精神调理、缓解疼痛、临终顾问以及生活照顾等服务内容，使全体民众在家中或社区即可得到优质、高效的护理服务，从而缓解医院人满为患的情况，降低了医疗费用，满足了整个社会人群的健康保健需求。

2.国外经验可借鉴之处

（1）开展专科化的社区护理技术。首先，国内社区护理的重点主要是在预防保健方面，很少开展一些专科化的操作，很难满足广大社区居民的健康需求，应加大社区护士的继续教育，与时俱进，便于新技术在社区护理得到广泛发展；其次是进一步提高社区护士的福利待遇，吸引更多专业化护理人才，整体提高社区护理的质量和管理。

（2）明确社区护理机构与公立医院的工作内容。从我国的基本国情出发，划分社区护理机构与大型公立三甲医院的工作范畴，明确双向转诊制度，缓解社区医院门可罗雀与三甲医院人满为患的局面，解决社会居民"看病难，看病贵"的问题。

（3）提高社区护理人员整体综合素质。国外对社区护士的普遍要求较高，社区护士不仅要掌握熟练的护理操作技能，更重要的是要有一定的辨认能力和解决问题能力，具有较高的独立性和自主性；在大学的护理学院也早已开展社区护理专业，其社区护士的普遍学历水平为本科及硕士以上。而在我国普遍存在社区护士整体学历水平偏低、社区护士科研能力薄弱、创新性不强等劣势。

（4）扩大社区医院工作内容。在新冠疫情期间，我国社区医务人员提供上门核酸检测、流行病学史调查、溯源追查等疫情防控工作，对疫情的防控起到了巨大作用。应逐步将社区护理工作从基础的预防保健扩展到传染病防控、社区康复、精神卫生、慢性疾病的专科治疗、饮食卫生、营养指导、疾病科普等工作上，为社区居民提供全方位的卫生保健和疾病治疗、康复等服务内容。

　　由于我国医护资源短缺，借鉴国外社区护理发展经验，患者家庭成员以及患者自身对疾病的控制及持续治疗显得尤为重要。

（唐　璐）

参考文献

[1] Jolvey B. Assuring the health of the public in the 21st century. Advanding healthy populations: The Pfizer guide to careers in public health[M]. New York: Pfizer Pharmaceuticals Group, Pfizer Ine, 2002: 4.

[2] 马宝林, 李伟. 美国社区护理模式值得我国社区护理借鉴[J]. 中国中医药现代远程教育, 2008(09): 1136.

[3] 王茜, 王薇, 胡燕. 中美社区护理现状的比较及对我国的启示[J]. 全科护理, 2014, 12(08): 679-682.

[4] 吴冬晓, 胡翠环. 英国社区护理的现状及对我国的启示[J]. 智慧健康, 2019, 5(15): 54-55.

[5] 韩斌如, 王庆玲, 赵晓维, 等. 英国"以人为本"的护理管理模式及对我国的启示[J]. 护理管理杂志, 2018, 18(02): 149-152.

[6] 吴冬晓, 胡翠环. 英国社区护理的现状及对我国的启示[J]. 智慧健康, 2019, 5(15): 54-55.

[7] 付丽萍. 英国护士的分级管理及高级护理实践[J]. 中华现代护理杂志, 2015, 21(20): 2479-2480.

[8] 刘腊梅, 李慧兰, 周兰妹, 等. 国内外社区护理团队的发展现状及对我国的启示[J]. 解放军护理杂志, 2008, 25(19): 37-38.

[9] 尚建英. 英国护理见闻[J]. 基层医学论坛, 2015, 19(01): 134-135.

[10] 李明帅. 德国社区居家养老照护服务设施体系研究[D]. 北方工业大学, 2021.

[11] 赵永生.《日本医疗保障制度与中日比较》专栏(6)日本社区卫生服务的发展与护理保险的首创[J]. 中国医疗保险, 2009(07): 63-66.

[11] 刘瑞霜, 蔡中艳, 赵慧. 由日本社区护理的现状引起的思考[J]. 国外医学. 护

理学分册, 2000（04）: 192–193.

[12] 田香兰. 日本社区综合护理体系研究 [J]. 社会保障研究, 2016,（06）: 71–75.

[13] 张倩. 日本老龄护理制度改革及社区综合护理体系的建立 [N]. 中国社会报,
2019–11–04（007）

[14] 夏晓萍. 中日社区护理及护理教育现状 [J]. 中国全科医学, 2004（11）: 799–
801.

[15] 薛平. 新加坡社区护理管理见闻 [J]. 全科护理, 2015, 13（04）: 367–368.

[16] 刘冰新. 从新加坡的护理实践看我国延续性护理的开展 [J]. 全科护理, 2019,
17（10）: 1277–1278.